四川护理职业学院新型数字化创新教材
供护理、助产专业使用

基 础 护 理

JICHU HULI

主　审　张先庚

主　编　付能荣

副主编　邓清红　来平英　陈薇嘉

编　者　（按姓氏汉语拼音排序）

陈柯如　陈薇嘉　淳　玲　邓清红

方　婷　付能荣　胡高俊　来平英

李　红　李熹雯　刘珈利　刘玉雪

罗梅慈　徐　涛

编写秘书　刘玉雪

U0263366

科学出版社

北　京

内 容 简 介

本书是四川护理职业学院新型数字化创新教材中的一本。本教材内容包括医院和住院环境，患者入院和出院的护理，舒适与安全，休息与活动，医院感染的预防和控制技术，清洁护理技术，生命体征的观察与护理，饮食与营养的护理，排便和排尿护理，冷、热疗技术，给药技术，静脉输液和输血，标本采集技术，危重患者的护理及抢救技术，临终患者的护理，医疗护理文件的书写与保管等。本教材以护理程序为框架组织内容，配套教学课件、视频、动画、思路解析、考一考等数字化资源，适应新媒体时代的要求。编写内容与临床最新护理标准一致，注重护士执业资格考试的要求。教学内容既科学、严谨，又形象、生动。

本书可作为高职护理和助产专业学生教材，也可供其他健康服务人员参考使用。

图书在版编目（CIP）数据

基础护理/付能荣主编．—北京：科学出版社，2018.8
四川护理职业学院新型数字化创新教材
ISBN 978-7-03-058435-9

Ⅰ.基… Ⅱ.付… Ⅲ.护理学－医学院校－教材 Ⅳ.R47

中国版本图书馆CIP数据核字（2018）第175528号

责任编辑：池 静/责任校对：张凤琴
责任印制：赵 博/封面设计：铭轩堂

科 学 出 版 社 出版

北京东黄城根北街16号
邮政编码：100717
http://www.sciencep.com

天津文林印务有限公司 印刷

科学出版社发行 各地新华书店经销

*

2018年8月第 一 版 开本：787×1092 1/16
2021年1月第五次印刷 印张：22 插页2
字数：580 000

定价：65.00元
（如有印装质量问题，我社负责调换）

QIAN YAN 前 言

　　为了进一步全面贯彻落实《国务院关于加快发展现代职业教育的决定》和《教育部关于深化职业教育教学改革全面提高人才培养质量的若干意见》等系列配套文件精神，顺应信息技术革命，满足新媒体时代的要求，我院主动适应教育教学"互联网＋"行动，推动信息技术与职业教育教学教材的深度融合，启动了学院第一批新型数字化教材的编写工作。《基础护理》是本次第一批规划教材之一。

　　《基础护理》是护理教育体系中的专业核心课程，对护理专业学生职业能力的培养起着至关重要的作用，是从事护理工作必备的基本知识和基本技能。

　　本教材编写坚持思想性、科学性、先进性、启发性、实用性原则，突出基本理论、基本知识、基本技能。在编写中，体现高等职业教育最新精神，以专业培养目标为导向，以职业技能的培养为根本，满足岗位需要、学教需要、社会需要。坚持以学生为主体，注重全人的发展。

　　本教材主要以体现临床护理工作过程的护理程序为基本框架组织内容，配套教学课件、视频、动画、图片等数字化资源，适应新媒体时代的要求。编写内容与临床最新护理标准一致，注重护士执业资格考试的要求。教学内容既科学、严谨，又形象、生动且为可及化。

　　本书可作为高职护理和助产专业学生的教材，也可供其他健康服务人员参考使用。

　　本教材的编写是在学院学术委员会和专业建设委员会指导下进行的，得到了学院领导的大力支持，参编老师的通力合作及学院相关人员的积极协助。在此，一并致以诚挚的谢意！

　　在使用本教材时，可根据实际情况对教学内容和学时做适当调整。

　　由于编者的能力和水平有限，书中若有疏漏之处，恳请使用本教材的师生给予指正。

编　者
2018 年 6 月

目 录

第 **1** 章

医院和住院环境

📖 **学习目标**

1. 掌握医院的任务、门急诊护理工作的内容、病区的环境管理。
2. 熟悉医院的分类。
3. 了解医院的组织结构。
4. 具有良好的护患沟通能力，具有慎独精神，操作规范。
5. 能够正确实施各种铺床方法。

医院（hospital）是社会系统的一个组成部分，它是提供给患者卫生保健服务的机构，承担着预防、治疗、护理及康复等维护并增进健康的重要职能。良好的医院环境与合理的设置布局将会对患者的治疗、护理、康复有着积极的影响作用。因此，医院要以患者为中心，努力创造并维护一个最佳的住院环境，以满足患者的健康需求，促进其身心健康。

第一节 医院概述

情景导入　　患者，男性，58岁。因反复咳嗽、胸痛、呼吸困难，到当地医院就诊，医生检查后将其安排入院治疗。

请思考： 1. 此患者所在病室适宜的温度、湿度是多少？
2. 针对该患者的情况，护士应为其准备哪种床单位？

医院是对广大人民群众或社会特定人群进行防病、治病的场所，备有一定数量的病床设施、医疗设备和医务人员等，通过医务人员集体协作，运用医学科学理论和技术，对住院或门急诊患者实施科学、正确地诊治与护理的医疗卫生事业机构。

一、医院的性质和特点

（一）性质

原卫生部颁发的《全国医院工作条例》中明确规定："医院是防病治病、保障人民健康的社会主义卫生事业单位，必须贯彻党和国家的卫生工作方针政策，遵守政府法令，为社会主义现代化建设服务"。这是我国医院的基本性质。

（二）特点

医院的服务对象是广大人民群众，特别是患病的人群，医院应始终围绕人民群众的健康开展工作，从而决定了医院工作的特点如下。

1. 以患者为中心　要促进患者康复，医院的所有工作必须围绕患者进行。医院应保证患者的安全，满足患者基本需要，强调医疗质量和效果。

2. 科学、人文和技术相结合　医院以医学科学技术为服务手段。现代医学模式认为人是一个复杂的系统，必须接受整体医疗护理。因此，要求医护人员不仅要有全面的理论知识、熟练的技术操作能力和丰富的临床经验，还要有团结协作精神和高尚的职业道德。因此，医院要重视人才培养，还要进行设备的更新和管理，以保证医疗工作的科学性、技术性和人性化。

3. 随机性大、规范性强　医院面对的疾病种类多，病情千变万化，需要医护人员严密观察和及时处理；一些突发事件和难预测性灾害的发生，又需要随时应对和及时抢救。同时，医院工作又关系到人的生命安全，医院必须有完善的规章制度和科学的管理机制，在医疗、护理工作程序、技术操作上达到规范化，符合医疗质量标准。

4. 时间性、连续性强　时间就是生命，医疗救治要分秒必争，以挽救患者生命；由于疾病是一连续过程，因此医院工作常年日夜不断，医护人员必须连续观察病情变化，特别是在急救过程中。

5. 社会性、群众性强　医院是一个复杂的开放系统，服务范围广，联系着社会、家庭和个人，要求医务人员发扬救死扶伤的人道主义精神，满足社会对医疗、护理的需求。同时医院工作受到社会各种条件与环境的制约，也离不开社会各方面的支持。

6. 脑力劳动和体力劳动相结合　医院工作是复杂的创造性劳动，不仅需要医护人员进行脑力劳动，如学习医学知识和制定治疗、护理计划等，还要求医护人员从事体力劳动，如移动卧床患者等。因此，医院要不断地提高医护人员的综合能力，调动医护人员的积极性、主动性和创造性。

二、医院的任务

原卫生部颁发的《全国医院工作条例》中指出医院作为治病防病的卫生机构，医院的基本任务为"以医疗工作为中心，在提高医疗质量的基础上，保证教学和科研任务的完成，并不断提高教学质量和科研水平。同时做好扩大预防、指导基层和计划生育的技术工作"。

1. 医疗工作　医疗是医院的主要任务。医疗工作以诊治疾病和护理服务两大业务为主体，与医院医技部门密切配合，形成一个医疗整体为患者服务。

2. 教学工作　医院是进行医学临床教育的重要场所。教学是医院的重要任务，各专业、各层次的卫生技术学生，都必须通过临床实践，使理论知识与行业实践紧密结合，从而培养和提高学生的综合素质。同时，医院也是在职医务人员不断接受新知识、新技术、新业务的重要场所，通过进修、学习和培训，提高医疗护理队伍的整体素质，以满足医学科学发展和社会对医疗保健的需求。

3. 科学研究　医院是医疗实践的场所，也是医学研究的重要基地。通过科学研究既可解决医疗、护理中的难题，又能为临床实践提供新技术、新方法、新手段，将科研成果转化为生产力，推动医学事业的发展。

4. 预防保健和社区卫生服务　医院除医疗服务外，还需进行预防保健服务。如为基层医院提供计划生育、疾病普查和健康咨询等指导；开展社区和家庭卫生保健服务，进行健康教育，倡导健康生活方式，增强人们健康意识，延长寿命，提高生活质量。

三、医院的种类

（一）按收治患者范围分类

可分为综合医院、专科医院。

（二）按分级管理分类

目前，我国医院根据原卫生部提出的《医院分级管理标准》实行标准化分级管理。医院按功能、任务、技术质量水平、管理水平、规模、设施条件划分为三级（一、二、三）、十等（每级分为甲、乙、丙三等，三级医院增设特等）。

1. 一级医院　是直接向具有一定人口（≤10 万）的社区提供医疗、预防、保健和康复服务的基层医疗卫生服务机构。主要指农村乡镇卫生院、城市街道卫生院、企事业职工医院。主要功能是直接提供服务区域内人群的一级预防，并进行常见病、多发病患者的管理，对疑难重症患者做好向上一级医院转诊的工作，协助高层次医院搞好住院前后的服务。

2. 二级医院　是向多个社区（其半径人口在 10 万以上）提供全面连续的医疗、护理、预防保健、康复服务的卫生机构。主要指一般市、县医院，省辖市的区级医院和相当规模的厂矿、企事业单位职工医院。主要功能是提供医疗护理、预防保健和康复服务，对高危人群进行监测、接受一级医院的转诊，对一级医院进行业务指导，能与医疗相结合开展教学科研工作。

3. 三级医院　是指国家高层次的医疗卫生服务机构，是全国或省级医疗预防、教学和科研相结合的技术中心。主要指全国、省、市直属的市级大医院及医学院的附属医院。主要功能是提供全面连续的医疗护理、预防保健、康复服务和高水平的专科服务，解决危重疑难病症，接受二级医院的转诊，对下级医院进行技术指导和培训，承担教学和科研任务。

（三）按特定任务（服务对象）分类

根据特定任务及服务对象不同，可分为军队医院、企业医院等。

（四）按所有制分类

可分为全民所有制医院、集体所有制医院、个体所有制医院和中外合资医院。

（五）按经营目的分类

根据医疗机构的经营目的、服务任务以及执行不同的财政、税收、价格政策和财务会计制度，分为非营利性医院和营利性医院。

四、医院的组织结构

我国医院组织部门基本上是按照工作性质和任务来划分的。虽然各医院所承担的社会职能和服务功能有所不同，但机构设置基本相同。目前医院的主要组织结构模式，大致可分为三大系统，即诊疗部门、辅助诊疗部门和行政后勤部门（图 1-1）。各部门之间既分工明确、各尽其责，又相互协调、相互合作。

1-1 医院的组织结构

第二节　门诊部的设施及护理工作

门诊部是医院面向社会的窗口，是医疗工作的第一线，是直接对人民群众进行诊断、治疗、护理和预防保健的场所。门诊部的医疗护理工作质量直接影响公众对医院的认识和评价。门诊部包括门诊和急诊。

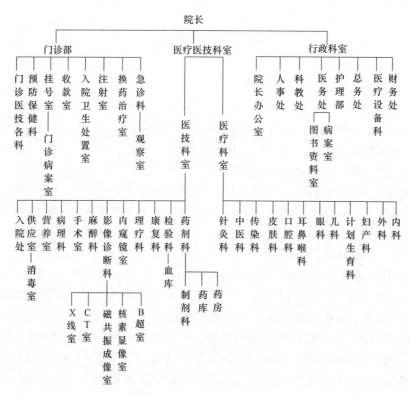

图 1-1　医院组织结构图

一、门　　诊

门诊具有患者聚集、病种复杂、交叉感染的可能性大、季节随机性强、工作人员流动性大、就诊时间短等特点。因此，对门诊的设施、布局、组织管理、医疗护理工作提出了较高的要求。

（一）门诊的设施与布局

医院应根据门诊的特点，创造良好的门诊环境。门诊的候诊、就诊环境以方便患者为目的，突出公共卫生为原则，应做到布局合理，设施安全，标志路牌醒目，就诊程序简便快捷。同时保持环境的安静、整洁、美观，使患者感到舒适、亲切，从而建立对医院的信任感，易于主动合作。

门诊大厅（图 1-2）设置总服务台或预检分诊室（图 1-3）和导医处，条件允许时配置多媒

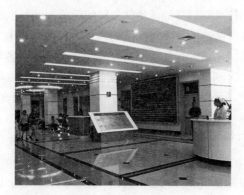

图 1-2　门诊大厅

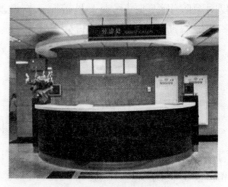

图 1-3　预检分诊

体查询触摸屏及电子显示屏，使各种医疗服务项目清晰透明，及时向患者提供咨询、查询等医疗服务信息。并设有挂号处、收费处、药房、化验室、影像检查室、综合治疗室和各科诊室与候诊室，候诊室应设在诊室附近，光线充足，空气流通，要有足够座位，并为患者提供电视、宣传册、书报、杂志、饮水等专科健康教育、文化和生活服务。

每间诊室以设置1~2张诊察桌、2~4张坐椅、1~2张诊断床为宜，床前应有遮隔设备，室内设洗手池（感应式或脚踏式水龙头），桌面摆放整洁，常规检查用具及化验单、检查申请单、处方等应放置有序。

综合治疗室内设有必要的急救设备，如氧气、电动吸引器和急救药品等。

（二）门诊护理工作

1. 预检分诊 预检工作需由实践经验丰富的护士担任。应主动、热情地接待来院就诊的患者，在扼要询问病史，观察病情的基础上，做出初步判断，给予合理的分诊指导和传染病管理。做到先预检分诊，后挂号诊疗。

2. 安排候诊与就诊 患者挂号后，分别到各科候诊室（图1-4）依次就诊。护士应做好候诊、就诊患者的护理工作。

（1）开诊前检查候诊环境和就诊环境，准备好各种检查器械和用物等。

（2）分理初诊和复诊病案，收集整理化验单和检查报告等。

（3）根据病情测量体温、脉搏、呼吸和血压等，并记录于门诊病案上。

（4）按先后次序叫号就诊。主动配合医生进行诊查工作。

（5）随时观察候诊患者的病情，遇有高热、剧痛、呼吸困难、出血、休克等患者，应立即安排提前就诊或送急诊科处理；对病情较重或年老体弱者，可适当调整就诊顺序。

（6）做好诊疗后各诊室和候诊大厅用物的终末消毒工作。

3. 健康教育 利用候诊时间开展灵活多样的健康教育，其形式有展板（图1-5）、图片、录像、宣传小册子或口头讲解等。同时，应耐心热情地解答患者提出的有关问题。

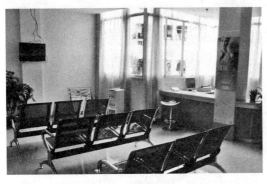

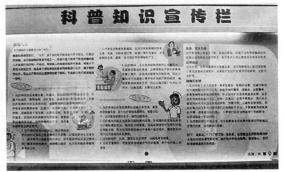

图1-4 候诊室   图1-5 宣传栏

4. 治疗工作 依据医嘱执行治疗，如注射、换药、导尿、灌肠和穿刺等。必须严格执行操作规程，认真执行查对制度，确保治疗安全、及时、有效。

5. 消毒隔离 门诊患者流量大而且集中，易发生交叉感染。因此，要认真做好消毒隔离工作。门诊空间、地面、墙壁、桌椅、诊察床、平车和担架等，应定期进行清洁、消毒处理。各种治疗后的物品应立即按要求处理。对传染病或疑似传染病的患者，应分诊到隔离门诊就诊，并及时做好疫情报告。

6. 保健工作　经过培训的护士可直接参与各类保健门诊的咨询或诊疗工作，如健康体检、疾病普查、预防接种、健康教育和心理咨询等保健工作，以满足人们日益增长的健康和卫生保健需求。

1-2 门诊的设置和护理工作

二、急　　诊

急诊科是医院接收和救治急、危、重症患者的场所，是抢救患者生命的第一线，实行 24 小时开放制。急诊科的特点：患者病情急、周转快、时间紧，护理工作范围广、任务繁重而复杂。急诊科护士要求有良好的职业素质、严格的时间观念、高度的责任心、扎实的医学知识、敏捷的动作、敏锐的临床思维、娴熟的抢救技术，才能胜任高质量、高效能的急救工作。因此，急诊的管理工作应达到标准化、程序化、制度化。

（一）急诊科的设置和布局

急诊科布局以方便就诊、易于抢救为原则。一般设有预检室、诊疗室、抢救室、监护室、观察室和手术室等。此外，还配有药房、化验室、X 线室、心电图室、挂号室及收费室等，从而形成一个相对独立的单元。

（二）急诊护理工作

1. 预检分诊　急诊患者到达急诊科，应有专人负责出迎。预检护士要掌握急症就诊标准，做到一问、二看、三检查、四分诊的顺序，初步判断疾病的轻重缓急，迅速将患者分诊到相应的诊室、抢救室进行诊治或抢救。遇有危重患者立即通知值班医生及抢救室护士；意外灾害事件应立即通知护士长及医务部；法律纠纷、刑事案件、交通事故等情况，应迅速报告医院保卫部门或直接与公安部门取得联系，请家属或陪送者留下，以配合工作。

2. 抢救工作

（1）物品准备：备好各种急救药品和抢救设备是挽救患者生命的关键。急诊常用的抢救物品包括一般用物、无菌用物、急救包、急救设备、急救药品和通讯设备（表 1-1）。一切抢救物品应做到"五定"，即定品种数量、定点安置、定人保管、定期消毒灭菌和定期检查维修。护士需熟悉抢救物品的性能和用法，并能排除一般性故障，使所有急救物品处于完好备用状态，急救物品完好率要求达 100%。

表 1-1　急诊常用的抢救物品

物品种类	物品名称
一般物品	血压计、听诊器、张口器、压舌板、舌钳、手电筒、止血带、输液架（或输液轨道）、输液泵、氧气管、吸痰管和胃管等
无菌物品及急救包	各种型号注射器和针头、输液器、输血器、静脉切开包、气管插管包、气管切开包、开胸包、导尿包、各种穿刺包、无菌手套及无菌敷料等
急救设备	中心供氧系统或氧气筒、中心吸引装置或电动吸引器、心电监护仪、除颤器、心脏起搏器、呼吸机、超声波诊断仪、洗胃机等，条件许可备移动式（手提）X 线机、手术床、多功能抢救床
急救药品	中枢兴奋药、升压、降压药、强心药、止喘药、抗休克和心律失常药、血管扩张和止血药、镇痛药、镇静药、解毒药、抗过敏药、抗惊厥药、脱水利尿药、激素、纠正水、电解质紊乱及酸碱平衡失调药、各种静脉液体、局部麻醉药及抗生素药等
通讯设备	设有自动传呼系统、专用电话和对讲机等

（2）配合抢救：抢救过程中医护人员协调一致、积极有效地配合，可以赢得宝贵的抢救时间，提高危重患者抢救的成功率，降低伤残率和死亡率。

1）及时抢救：严格按抢救程序和操作规程实施抢救措施，做到分秒必争。医生到达前，护士应根据病情作出初步判断，给予紧急处理，如测量血压、吸氧、吸痰、止血、配血、建立静脉通路、进行人工呼吸和胸外心脏按压等；医生到达后，立即汇报处理情况，积极配合抢救，正确执行医嘱，密切观察病情变化，为医生提供及时有效的信息。

2）做好抢救记录：记录的内容包括患者和医生到达的时间；抢救措施落实和停止的时间；执行医嘱的内容及病情的动态变化。要求字迹清晰、及时且准确。

3）严格执行查对制度：抢救过程中，凡口头医嘱必须向医生复述一遍，双方确定无误后尚可执行。抢救完毕后，请医生在 6 小时内补写医嘱和处方。各种急救药品的空安瓿需经两人核对后，方可弃去；输液袋、输血袋等用后均应统一放置，以便统计、查对，核实与医嘱是否相符。

（3）病情观察：急诊科设有一定数量的观察床。收治已明确诊断但因各种原因暂时不能住院的患者；或暂时不能确诊的患者；或只需短时间观察，病情稳定后即可返家的患者。留观时间一般为 3～7 天。留观室护理工作如下。

1）入室登记，建立病案，详细填写各项记录，认真书写病情报告。

2）主动巡视和观察患者病情，及时执行医嘱，做好晨晚间护理及各项基础护理工作，加强心理护理。

3）做好患者及家属的管理工作，保持观察室整洁安静。

1-3 急诊科的设置和护理工作

第三节　病　区

病区是医院的重要组成部分（图 1-6），是患者接受诊疗、护理及休养的场所，是医护人员开展医疗、护理、教学、科研的重要场所。病区的布局、设置和管理的质量，直接影响着上述各项工作的质量。因此，创造一个良好的病区环境，实行科学化管理，对完成医院的各项任务，促进患者早日康复非常重要。

一、病区的设置与布局

每个病区设有普通病室、危重病室、抢救室（应设定在与护士工作站距离最近处）、治疗室、换药室、污物处理室、护士工作站、医生办公室、主任办公室、库房、配膳室、盥洗室、洗涤间、医护人员休息室及示教室、必要时设浴室和公共厕所等。有条件的病区还应设置患者学习室、娱乐室、会客室和健身房等。

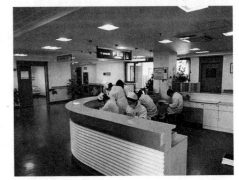

图 1-6　病区

每个病区设 30～40 张病床为宜，每间病室设 2～4 张病床，两床之间的距离不得少于 1m。病床单位应配有拉帘或屏风，以便必要时遮挡患者，以维护患者的隐私权、满足患者自尊的需要。病室内医疗基础设施完善、服务设施齐全。条件允许时配备中心供氧装置、中心吸引装置、呼叫系统、电视、电话及网络服务，24 小时供水，每间病室配有洗手间、卫生间、浴室、壁柜，充分体现人性化服务理念。

二、病区的护理工作

病区护理工作的核心是患者，运用护理程序对患者实施整体护理，提供优质服务，满足其生理、心理和社会需要，促进患者早日康复。病区主要的护理内容如下。

（1）迎接新患者：对于新入院的患者，护士应立即根据病情做好准备工作，如准备合适的床单位，建立住院病历，必要时准备抢救设备和物品等。

（2）做好患者入病区后的初步护理工作。

（3）做好住院期间的护理工作：包括正确执行医嘱，实施治疗和护理措施，观察病情变化，评估治疗与护理效果，及时解决患者的生理、心理及社会问题，做好患者的各项护理工作。

（4）做好出院、转出及死亡患者的护理工作。

（5）做好病区的环境管理工作，避免和消除一切不利于患者康复的环境因素。

（6）开展临床护理科研，不断提高临床护理工作的质量和水平。

三、病区的环境管理

（一）病区物理环境的调节

病区的物理环境是影响患者身心舒适的重要因素，直接关系到治疗效果及疾病的转归。病区的物理环境包括病室的温度、湿度、安静、通风等，而这些因素非患者自身所能控制，又与日常的要求有所不同。因此，在医院范围内，适当地调节环境，保持整洁、美观、安静、舒适和安全的物理环境，是护士的重要职责。

1. 整洁　主要是指病区的护理单元和医疗护理环境应整洁，以免污垢积存，细菌滋生。

（1）病区陈设：齐全，规定统一，布局合理，摆放整齐，方便取用，方便操作和护理，并保证患者有一个适当的空间。

（2）清理环境：保持患者及床单位清洁，及时更换床单、被套及衣裤；及时清除治疗护理后的废弃物及患者的排泄物等；病区内墙、地面及所有物品采用湿式清扫法；非患者生活和医疗护理必需品不得带入病区。

（3）工作人员：服装整洁，仪表端庄，大方得体。

2. 安静　安静的医院环境可使患者减轻焦虑，得到充分的休息和睡眠，促进其早日康复。根据 WHO 规定的噪声标准，白天病区较理想的强度在 35～40dB；一般噪声强度在 50～60dB 时，就能产生相当大的干扰；当噪声高达 120dB 时，即可造成暂时性听力丧失，甚至永久性耳聋。长时间处于 90dB 以上环境中，可导致耳鸣、血压升高、血管收缩、肌肉紧张、头痛、失眠和焦躁等症状。

医院噪声主要包括各种医疗仪器使用时所发出的机械声和人为的噪声，如在病区内大声喧哗、重步行走、开关门窗和车、椅、床轴处锈涩而发出的响声等。医护人员应努力为患者创造安静而舒适的环境。

（1）在病区的医疗护理工作中，护士需做到"四轻"。即说话轻、走路轻、操作轻、关门轻。

说话轻：说话声音应轻柔、清晰，但不可耳语，因为耳语会使患者产生疑虑、误解与恐惧，令患者极不舒适。

走路轻：在病区行走时应柔步无声；工作时，应穿软底鞋，防止走路时发出过大的响声。

操作轻：操作时动作轻稳，处理物品与器械时避免相互碰撞，尽量避免制造不必要的噪声；推车的轮轴应定时滴注润滑油，以减少摩擦发出的噪声；电话、手机、呼叫系统等有声响的设备应使用消声设置或将音量调至适量；开关门窗时，随时注意轻开轻关，不要人为地发出噪声。

（2）加强对患者及家属的宣传工作，共同保持病房安静。护士应向患者及其家属告知保持病室安静的重要性，以取得他们的配合，共同创造一个安静的疗养环境。

绝对的寂静可使人产生"孤寂"的感觉，适宜的音量，可让患者有安全感。悦耳动听的乐曲对大脑是良好的刺激，对神经、消化、内分泌等系统起到调节作用，能解除患者紧张感，使之心情舒畅。患者床头可增设耳机装置，根据患者的喜好，选择合适的音乐或电视节目等，以便及时接受各种信息，活跃患者的疗养生活，提高治疗效果。

3. 舒适　主要指病室的温度、湿度、通风、采光、色彩和绿化等方面对患者的影响。

（1）温度：温度指冷热的程度。适宜的温度有利于患者休息、治疗和护理工作的进行。在适宜的室温中，患者可感到舒适、安宁、减少消耗等。室温过高会使神经系统受到抑制，干扰消化及呼吸功能，不利于体热的散发，使人烦躁，影响体力恢复。室温过低则使人畏缩，在治疗和护理时，容易受凉。一般情况下适宜的室温为18～22℃，新生儿室、老年病房、手术室、产房、ICU、CCU等则应保持在22～24℃为宜。

病室内应备有室温计，以便随时评估室内的温度并及时加以调节。根据季节的变化采用不同的护理措施，满足患者身体舒适的需要。寒冷冬季，病室可使用暖气设备保持室温的相对恒定；实施护理措施时，应尽可能减少不必要的暴露，防止患者受凉。夏季较热时，有条件的医院可使用空调调节室温，也可采用电风扇使室内空气流通，从而增加身体的散热，促进患者的舒适。此外，还应注意根据气温的变化，及时增减患者的盖被及衣服。

（2）湿度：湿度是指空气中含水分的程度。病室湿度一般指相对湿度，即在单位体积的空气中，在一定的温度条件下，所含水蒸气的量与其达到饱和时含量的百分比。湿度过高和过低都会给患者造成不适感。当湿度过高时，有利于细菌繁殖，且机体散热慢，可抑制排汗，患者感到潮湿、闷热，尿液排出量增加，加重肾负担；湿度过低时，空气干燥，人体蒸发大量水分，引起口干舌燥、咽痛、烦渴等表现，对呼吸道疾患或气管切开的患者尤为不利。病室湿度一般以50%～60%为宜。

病室应备有湿度计，以便观察和调节。当室内湿度过高时，可利用空气调节器、风扇等调整湿度。无此设备时，可打开门窗使空气流通，降低湿度。室内湿度过低时，可在地面上洒水或使用空气加湿器，冬季可在暖气或火炉上安放水槽等蒸发水汽，以提高湿度。

（3）光线：病室内的光线亮度可影响患者的舒适感。适当的采光和照明可提供安全环境，有利于观察病情及治疗、护理操作的顺利进行。病室采光分为自然光源和人工光源两种。

自然光源主要指日光，是维持人类健康的要素之一，适量的日光照射可使照射部位温度升高，血管扩张，血流加快，改善皮肤和组织的营养状况，使人食欲增加。另外，日光中的紫外线有强大的杀菌作用，并可促进机体内生成维生素D。日光的照射还可减少患者与外界的隔离感。因此，病室应经常开启门窗，使阳光直接射入，或协助患者到户外接受阳光照射，以增进身心舒适感。但应注意避免阳光直射眼睛，以免引起目眩，午睡时应用窗帘遮挡光线。

人工光源常用于满足夜间照明及平时特殊检查、治疗和护理的需要。护理人员应根据不同需要对光线进行调节。楼梯间、治疗室、抢救室、监护室内的灯光要明亮；普通病室除一般吊灯外，还应有床头灯、壁灯或地灯，床头灯最好是光线可调节型，其开关应放置在患者易触及处。必要时，还可备有一定数量的鹅颈灯，以适用于不同角度的照明，为特殊诊疗提供方便。

夜间使用壁灯或地灯，既可方便夜间的巡视工作，又不影响患者的睡眠。

（4）通风：污浊的空气、氧气不足，可使患者出现烦躁、倦怠、头晕、食欲缺乏等表现。空气流通可以调节室内温度和湿度，增加空气中的含氧量，降低二氧化碳浓度及空气中微生物的密度。保持空气清新，是降低室内空气污染，减少呼吸道疾病传播的有效途径；新鲜的空气还可增加患者的舒适感，使患者精神振奋、心情愉快。为保持空气新鲜，病室内应定时开窗通风换气，或安装空气调节器，有条件者可设立生物净化室。通风效果因通风面积（门窗大小）、室内外温差、通风时间及室外气流速度而异。一般病室通风半小时即可达到换气目的。通风时应避免对流风直吹患者，以免着凉。

（5）色彩：色彩对人的情绪、行为及健康有一定影响。绿色使人感到安静、舒适；浅蓝色使人心胸开阔；奶油色给人以柔和、悦目和宁静感。合理的色彩环境，可使患者身心舒适，有助于恢复健康。以往医院多采用白色，易使患者产生单调、冷漠的感觉，同时白色反光强，易使眼睛感到疲劳。现在医院的装饰，根据不同护理对象的需求来选择适当的颜色。例如，儿科病房护士服可采用粉色等暖色调，以减少儿童恐惧感，增加温馨甜蜜的感觉；手术室可选用绿色或蓝色，给人一种安静、舒适、安全的感觉。病床、桌、椅、窗帘、被套、床单等也趋向家居化，以满足患者的需要。

（6）绿化：绿色植物可点缀美化环境，使人赏心悦目，增添生机，调节患者的精神生活。可在病室和病区内走廊摆设绿色盆景植物、花卉、壁画等，在病区周围建设草坪花坛、种植树木等，供患者散步、休息和观赏。

4.安全　安全需要是人的基本需要。当患病住院时，由于陌生的环境、对疾病知识的缺乏、病痛的折磨等，常导致患者的安全感下降。医院除为患者提供舒适的环境外，更需提供安全的环境。护理人员应把患者安全放在首位，积极评估患者就医环境的安全性，主动地采取各种措施，预防和消除一切不安全因素。

（1）物理性损伤及预防：物理性损伤包括机械性、温度性、压力性和放射性损伤等。其中病区常见的为机械性损伤和温度性损伤。

1）机械性损伤：病区最常见的机械性损伤是跌倒和坠床。虚弱或失去平衡的患者、幼儿、老人、感觉功能障碍、运动功能受损（如偏瘫、下肢麻痹、关节功能障碍）及直立性低血压等患者易发生跌伤；躁动不安、神志不清、年老虚弱、偏瘫、婴幼儿等患者易发生坠床意外。

对这类患者应及时采取各种保护措施：①为防止患者行走时跌倒，应保持地面清洁、干燥，移开暂时不需要的仪器设备，减少障碍物。通道和楼梯等进出口处应避免堆放杂物。②年老虚弱、偏瘫、长期卧床患者第一次下床活动时，要给予协助，可用辅助器具或扶助行走，以维持患者身体的平衡稳定。③患者常用物品应放于容易获取处，以防取放物品时失去平衡而跌倒。④病室的走廊、浴室、厕所都应设置扶手，供患者需要时使用。⑤浴室和厕所还应设置呼叫装置，供患者必要时呼唤援助。⑥躁动不安、神志不清、婴幼儿患者应使用床档等保护具，防止发生坠床等意外。⑦护理人员应对锐利医疗器械加强管理，以防患者接触发生危险。

2）温度性损伤：常见为患者实施冷热疗时，操作不当或疏忽大意造成损伤，如热水袋、热水瓶所致的烫伤，冰袋等所致的冻伤；易燃易爆物品，如氧气、液化气、乙醇等所致的烧伤；各种电器如烤灯、高频电刀等所致的灼伤。

预防措施：①对患者进行冷疗或热疗时，应按操作规程进行，注意倾听患者的主述，密切观察局部皮肤的变化，防止烫伤和冻伤现象的发生。②病区应加强易燃物品的管理，进行防火教育，设有防火设施，护理人员应熟练掌握各类灭火器的使用方法、火灾的逃生技巧和疏散程序。③对医电路和各电器设备应定期进行检查维修。④教育患者手机、充电器、电剃刀等的使用要符合规范。

3）压力性损伤：常见因长期受压所致的压疮，因高压氧舱治疗不当所致的气压伤等。

4）放射性损伤：主要是放射性诊断和治疗过程中处理不当所致，常见有放射性皮炎、皮肤溃疡，严重者可致死亡。对接受放射性诊断、治疗的患者，应尽量减少不必要的身体暴露，操作时严格掌握照射剂量和时间，教育患者要保持放射部位皮肤的清洁干燥，避免用力擦拭、肥皂擦洗及搔抓。

（2）化学性损伤及预防：医院使用化学性药物的种类多、数量大、频率高。在应用各种化学性药物时，由于药物剂量过大或浓度过高，用药次数过多，用药配伍不当，甚至用错药，均可引起人体化学性损伤。药物在治病的同时，也会给身体带来不同程度的损害。

因此，护理人员应具备用药的基本知识，掌握药物的保管及治疗原则，严格执行查对制度，熟练掌握药疗技能，熟悉药物配伍禁忌，注意观察用药后的反应，及时向患者和其家属讲解有关安全用药的知识，保证患者用药的安全。

（3）生物性损伤及预防：医院是各种病原体聚集的场所，病原体来源广泛，种类繁多。来院者可因感染细菌、病毒而致院内感染性疾病；蚊虫、苍蝇、蟑螂等昆虫的叮咬不仅影响患者的休息，更严重的是传染疾病，延缓康复，直接威胁患者的健康和生命。

护理人员应严格执行消毒隔离制度，遵守无菌技术操作原则，加强对危重患者的护理，增强患者的抵抗力；在相应的季节里，病室采取使用蚊帐或纱门、纱窗，喷洒杀虫剂等防范性措施，隔离或消除生物因素对患者的影响，预防生物性损伤的发生。

（4）医源性损伤及预防：由于医务人员的言行不当而致患者心理或生理上的损害。如医务人员对患者不够尊重，因用语不礼貌而冒犯患者；侵犯患者的隐私权；或缺乏耐心，造成患者情绪波动而加重病情；医务人员工作不负责任，或因技术性问题造成医疗差错事故，给患者心理和躯体造成痛苦，甚至致残或危及生命；消毒隔离技术、无菌技术操作不当，造成医院内的交叉感染，增加患者痛苦等。医院要不断进行医务人员的职业道德教育，加强医务人员的综合素质培养，坚持以患者为中心的人性化服务理念；医院要有严格的管理系统，建立健全医院的各项规章制度，严格执行各项操作规程，杜绝差错事故的发生；建立良好的医患关系，营造和谐的医疗护理环境，促进患者的身心健康。

（二）病区社会环境的调控

医院是社会的组成部分，随着社会政治、经济、文化及科学技术的发展，社会因素对人类健康与疾病的影响越来越明显。有害的社会心理因素是躯体和精神疾患的致病因素之一，良好的社会心理因素对于疾病的预防、治疗和康复有着积极的作用。医院聚集的人群中，多数是伤病体弱者，抵抗外界侵袭的能力较差，对环境的质量要求高于普通人。加之疾病使个人的控制力下降，患者可有明显的失落感，特殊的人际环境、陌生的医院环境及对医院规则不适应，使患者面临相当大的心理压力。如果强度过大、时间过久会使患者的心理活动失衡，继而导致神经活动的功能失调，甚至出现心理疾病。因此，护理人员不仅应为患者提供安全、舒适的治疗环境，同时也应为患者提供身心愉悦、温馨和睦的社会环境。

1. 规章制度　医院为了保证医疗、护理工作的顺利开展及预防院内感染等而制定了各种院规。如入院须知、探视规则、陪护制度等。医院规则既是对患者的保护，在一定程度上又是对患者的一种约束。每个患者都有不同的生活习惯，但住院后不能完全按照自己的意志进行活动，需遵守医院规章制度，服从医生和护士的安排，容易使患者产生压抑感。患者与外界接触减少，只能在规定的探视时间内见到家属和亲友，易产生孤寂、焦虑感。需他人照顾的患者，由于无家属陪护，生活不便而加重心理负担等。因此，护士应根据患者的不同情况和适应能力，给予帮助和指导。护士应热情接待患者，主动自我介绍并耐心向患者及家属介绍医院规章的内容，耐心解释各项规则的必要性，以获得理解并使其自觉遵守，使患者尽快地适应医院规则，从而维持较好的身心状态，促进康复。在维护院规的前提下，尽可能让患者拥有其个人的环境，并对患者的居住空间表示尊重。如在进入病室时应先敲门；帮助患者整理床单位时，应先取得患者的同意等。要尊重前来探视的患者亲属和朋友。但要加强探视者、陪客者的管理，使其遵守有关制度，不影响患者的休息和医疗护理。

2. 人际关系　人际关系（interpersonal relationship）是在社会交往过程中形成的，建立在个人情感基础上的，彼此为寻求满足某种需要而建立起来的人与人之间的相互吸引或排斥的关系。病区医护人员与病员以及他们的亲属之间，医生与护士之间，由于工作的需要，构成了一个特殊的社会人际环境。

患病后，由于疾病和对医院环境的适应障碍，患者往往会感到害怕、焦虑和孤独等，期望得到心理上的支持。护理人员应做好病区人际环境的管理工作，创造和谐温馨的医院气氛，帮助患者解除不良心理反应。

（1）护患关系：护患关系是一种特殊的人际关系，是在护理工作中，护理人员与患者之间产生和发展的一种工作性、专业性和帮助性的人际关系，是护理实践中人际关系的主要方面，护理人员在这一关系中处主导方面。良好的护患关系有助于患者身心的康复。

因此，护理人员在实施护理活动中，要做到不分民族、信仰、年龄、性别、职业、文化背景、职位高低、远近亲疏，均应一视同仁。一切以患者为中心，从患者利益出发，满足患者的身心需求，尊重患者的权利与人格；并善于用语言，通过恰当的交谈、端庄的仪表、积极的情绪、娴熟的技术，严肃认真、一丝不苟的工作态度，去感染患者，赢得患者的信任，从而帮助患者正确认识和对待疾病，消除疑虑，化消极情绪为积极情绪，不断增进护患关系。通过护患之间友好、健康的沟通，创造和维护一个良好的医院社会环境。

（2）患者与其他人员的关系：在医院的特定环境中，除了护患关系外，患者还有与病区其他患者、医务人员、家属、工作单位之间的关系等。和睦的人际关系，有利于形成积极的社会氛围。病友们在交谈中常涉及有关疾病疗养的常识、医院生活的规律等，起到了义务宣传的作用。病友间的相互帮助和照顾，有利于消除新患者的陌生感和不安情绪，增进病友间的友谊和团结。家属、亲人、好友、单位是患者重要的社会支持系统，他们对患者的理解、支持和关心，可减少患者的寂寞和孤独，增强患者战胜疾病的信心，有助于患者的康复。

护理人员是患者所处环境的主动调节者，应主动将其他医务人员和病友介绍给患者，鼓励患者与他们接触和沟通，协助病友间建立良好的情感交流，引导病室内的群体气氛向积极的方向发展，调动患者的乐观情绪，更好的配合医护工作的开展。护理人员还应注意调整患者与家属、单位之间的关系，同时护理人员也应注意根据病情轻重不同，尽量分别安置患者，以避免不良刺激。

四、病床单位及其设备

病床单位是指医疗机构内提供给患者使用的家具与设备，是患者住院期间用以休息、睡眠、饮食、排泄、活动与治疗等的基本生活单位（图1-7）。由于患者多数时间均在患者单位内活动，因此必须注意患者单位的整洁、舒适与安全，并能保证足够的日常生活活动空间。病床单位的固定设备包括：床、床垫、床褥、枕芯、棉胎或毛毯、大单、被套、枕套、橡胶单和中单（需要时）、床旁桌、床旁椅及跨床小桌，墙壁上有照明灯、呼叫装置、供氧和负压吸引管道等设施。

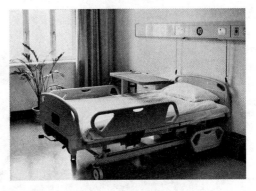

图 1-7　床单位

（一）病床

病床是患者休息的用具，是病室中的主要设备。规格一般为长 200cm、宽 90cm、高 60cm。主要分为以下几种。

1. 不锈钢床　床头和床尾可支起或摇起，以方便患者更换卧位。床脚有小轮，便于移动，可固定。

2. 半自动病床　床头或床尾设有可升降的手摇摇柄，以方便患者更换卧位。床两侧有半自动床挡，可按需升降。

3. 电动控制的多功能床　可通过控制钮控制床的升降、改变患者姿势、移动床档。控制钮设在患者可触及的范围内，以便清醒患者根据需要自行调节。

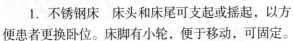

1-4 病床单位及设备

（二）床上用品

1. 床垫　长、宽与床的规格相同，厚 9～10cm，以棕丝、棉花或海绵等为垫芯，垫面选择坚牢的布料制成。由于患者绝大多数时间卧于床上，所以床垫宜软硬适宜，透气性好，以免因身体重力发生凹陷。

2. 床褥　长、宽与床垫规格相同，一般用棉花作褥芯，棉布作褥面，铺于床垫之上，让患者感觉温暖舒适，并可防床单的滑动。

3. 枕芯　长 60cm，宽 40cm，内装木棉、人造棉或高弹腈纶丝绵等，以棉布作枕面。

4. 棉胎　长 210cm，宽 160cm，多用棉花胎，也可用人造棉或羽绒被。

5. 大单　长 250cm，宽 180cm，用棉布制作。

6. 被套　长 230cm，宽 170cm，用棉布制作，开口于尾端，并钉有布带或尼龙褡扣。

7. 枕套　长 75cm，宽 45cm，用棉布制作。

8. 中单　分为 2 种：①橡胶中单：长 85cm，宽 65cm，两端各加白布 40cm。②布中单：长 140cm，宽 85cm，用棉布制作。

（三）床旁用品

1. 床旁桌　放在患者床旁，通常放置一些患者个人所属的物品或护理用具。

2. 床旁椅　患者单位至少有一张床旁椅，供患者或探视者坐用。探视者来访时，应坐于床旁椅，不可坐在床上，以防细菌散播。

3. 床上桌　床上桌是一个小桌面，一种是由附着地面的金属架支托，可以自由推动。另一种是直接驾放在两侧床缘，可以上下活动，不用时放在床尾，用时拉起来即可。患者可在床上桌进食、阅读、写字或从事其他活动。

（四）铺床法

病床是患者休息、接受治疗和护理的主要阵地。床单位必须符合实用、耐用、平紧、舒适、安全的原则。病床根据需要可铺为3种主要形式：备用床（图1-8）、暂空床（图1-9）、麻醉床（图1-10）。

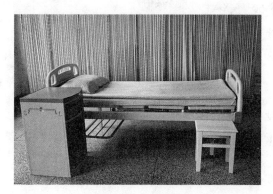

图1-8　备用床

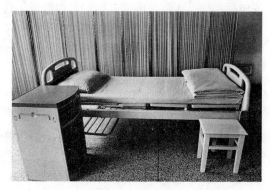

图1-9　暂空床

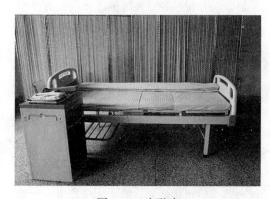

图1-10　麻醉床

1．备用床（closed bed）

【目的】

保持病室整洁、美观，随时准备接受新入院患者。

【操作程序】

（1）评估

1）床单位设备是否齐全，病床有无损坏和不安全因素。

2）床上用品是否符合病床规格要求、适应季节的需要。

3）周围环境是否适宜进行备用床的操作。

（2）计划

1）护士准备：护士应熟知铺床中运用的人体力学原理，并能在操作中保持良好的姿势，做到节时省力，提高工作效率。着装整齐，取下手表，洗手，戴口罩。

2）用物准备：床、床垫；床上用品按照铺床顺序从下到上依次为：枕芯、枕套、棉胎或毛毯、被套、大单（或床垫罩）、床褥；床旁用物；床刷及湿布套（半干为宜）等。在铺床前应将床单、被套等按正确的方法折叠备用。既可节省时间，又可节省体力。

3）环境准备：病室内无患者进餐或治疗。

知识拓展

床上用物纵折折叠方法

大单：正面朝内（上），纵向对折2次后，边与中心线对齐，再横折2次。

橡胶中单：正面朝内，纵向对折2次后，再横折1次。

布中单：同橡胶中单。

被套：反面向内，折叠法同大单。

棉胎：纵向3折，横向"S"形3折。

枕套：横折或纵向对折，再横折。

（3）实施（表 1-2）。

表 1-2　铺备用床

操作流程	操作步骤	要点说明
核对检查	按使用先后顺序将用物置于护理车上，推至床旁 检查床及床垫，必要时反转床垫	有脚轮的床应先固定，调整床的高度 防止床移动和方便护理操作
移床旁桌椅	移开床旁桌，距床旁约 20cm；移椅至床尾正中，离床尾约 15cm。用物按使用顺序置于椅上	便于操作
平铺床褥	按需铺床褥，床褥齐床头，平铺于床垫上，向床尾方向平铺展开	床褥中线与床中线对齐
铺大单		
大单法	将大单横纵中缝对齐床横纵中线，先展开近侧再展开对侧，再分别向床头和床尾展开	正面向上
	铺近侧床头，一只手将床头的床垫托起，一只手伸过床头中线将大单塞入床垫下	注意接力，身体保持平衡，动作轻巧、平稳，减少来回走动
	铺床角：在距床头约 30cm 处，向上提起大单边缘，使其同床边垂直，呈一等边三角形，以床沿为界将三角形分为两部分，将上半部分置于床垫上，下半部分平整地塞于床垫下。再将上半部分翻下平整塞入床垫下。用斜角法（将上半三角形塞于床垫下，使之成为一斜角）或直角法（将上半三角形底边拉出，拉出部分的边缘与地面垂直，将拉出部分塞于垫下，使之成一直角）铺好床角	
	双手握住大单边缘，向床尾方向用力拉平，同法铺近侧床尾的大单，两手将大单中部边缘拉紧，平整塞于床垫下	铺对侧床尾角时双手用力绷紧大单，使大单及四个角平紧扎实
	从床尾转至对侧，同法铺好对侧床头大单。对侧的床尾在开始折叠前，沿对角线的方向用力拉平大单，同法铺好床尾和中部大单	
床垫罩法	将布制床垫罩横、纵中线对齐床面横、纵中线放于床垫上，一次性将床垫罩展开，从床头套向床尾。目前临床上趋向用床垫罩代替大单	此法操作简单，即节力又省时
套被套		
"S"式	将被套正面向外，平铺于床上，封口端齐床头，开口端朝床尾，纵中线与床纵中线对齐，分别向床尾、近侧、对侧打开。将被套开口端上层打开至 1/3 处，将折好的"S"形棉胎放于开口处，拉棉胎上缘至被套封口处，对好两上角，再将竖折的棉胎两边打开和被套平齐，系带。盖被上缘与床头平齐，两侧边缘向内折和床沿平齐，铺成被筒，尾端塞在床垫下（或内折与床尾平齐）	有利于放棉胎 顺序：先铺床头，再铺对侧、近侧，最后铺床尾 被角充实，棉胎与被套平齐，避免被头空虚
卷筒式	将被套内面向外，分别向床的对侧、近侧床头展开，展开床尾时只拿住被套上层开口拉向床尾。将棉胎铺在被套上，上缘齐床头，将棉胎展开。将棉胎与被套的两角对齐中线折好，一并自床头卷至床尾，自开口处翻转、向床头展开，将床头棉胎和被套两角拉出，于床尾处拉平棉胎及被套、系带	卷动盖被时保持中线与床中线一致 按"S"形法折成被筒
	盖被上缘与床头平齐，两侧边缘向内折和床沿平齐，铺成被筒，尾端塞在床垫下（或内折与床尾平齐）	一手按压被套中线
套枕套	在床尾处，将枕套套于枕芯上，四角充实；轻拍枕芯，系带，枕头横立于床尾，再平拖至床头	四角充实、平整 枕头开口处背门
桌椅归位	将床旁桌椅放回原处，检查病床单元	保持床单位整洁美观

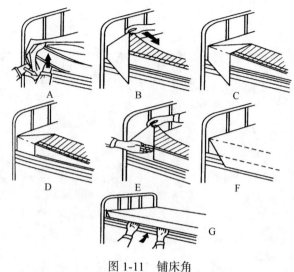

图 1-11　铺床角

（4）评价

1）病床符合实用、耐用、舒适、安全的原则。大单、被套、枕套达平、整、紧、实、齐、美等要求。

2）手法正确，动作轻稳，注意节力。

3）病室及床单位环境整洁、美观。

【注意事项】

（1）患者进食或做治疗时应暂停铺床。

（2）动作轻稳，避免抖动、拍打等动作，以免微生物传播。

（3）注意应用节力原则。能升降的床，应将床调整至适当高度，以免腰部过度弯曲；铺床时护士身体靠近床边，上身保持直立，两脚与肩同宽，两膝稍屈，两脚根据活动情况前后、左右分开，有助于扩大支撑面，降低重心，增强身体稳定性；操作时使用肘部力量，动作平稳、连续、有节律；铺床时应先铺床头后铺床尾，先铺近侧后铺远侧。避免多余动作，减少走动次数，以节力省时。

1-5 铺备用床

2. 暂空床 （unoccupied bed）

【目的】

（1）为即将入院的新患者准备。

（2）供暂离床活动的患者使用。

（3）为保持病区整洁、美观。

【操作程序】

（1）评估

1）患者的病情、诊断、神志、伤口及引流管情况。

2）患者的病情是否可以暂时离床。

（2）计划：同备用床。必要时另备中单、橡胶单，放置位置在被套和大单中间。

（3）实施：见表 1-3。

表 1-3　铺暂空床

操作流程	操作步骤	要点说明
改备用床为暂空床		
折叠盖被	先将床旁椅移至床尾将备用床盖被上端扇形三折于床尾	方便患者上下床 根据病情需要准备橡胶单及中单的数量
铺橡胶单中单	根据病情需要，铺橡胶单和中单，中线和床中线对齐，上缘距床头 45～50cm，床缘的下垂部分一起平整地塞于床下	避免皮肤直接接触橡胶单而引起不适
直接铺暂空床		
铺橡胶单中单	先铺好近侧大单，再铺橡胶单和中单，然后转至对侧同法铺各单	根据病情需要铺橡胶单及中单
折叠盖被	盖被铺好后直接将盖被上端扇形三折于床尾 其余步骤同备用床	方便患者上下床

（4）评价

1）病床应符合实用、耐用、舒适和安全的原则。大单、被套、枕套达平整紧实，美观等要求。

2）手法正确，动作轻稳，注意运用节力。

3）病室及患者单位环境整洁、美观。

4）用物准备符合病情需要。

5）便于患者上下床。

【注意事项】

同备用床。

1-6 铺暂空床

3．麻醉床（anesthetic bed）

【目的】

（1）便于接收和护理麻醉手术后的患者。

（2）使患者安全、舒适，预防并发症。

（3）保护被褥不被排泄物、血液及呕吐物等污染。

【操作程序】

（1）评估

1）患者的病情及诊断。

2）患者的手术部位、手术名称和麻醉方式。

3）术后所需抢救物品、药品及治疗器械齐全、性能完好等。

（2）计划

1）护士准备：衣帽整洁，洗手并戴口罩。

2）用物准备：①床上用物：同备用床，另备橡胶单和中单（数量可根据需要准备）。②麻醉护理盘（图 1-12）：无菌巾内：开口器、压舌板、舌钳、牙垫、治疗碗、镊子、输氧导管或鼻塞管、吸痰导管和纱布数块。无菌巾外：血压计、听诊器、护理记录单和笔、弯盘、棉签、胶布、手电筒、别针等。③根据病室设施及需要备用物品：输液架、吸痰器、氧气筒、胃肠减压

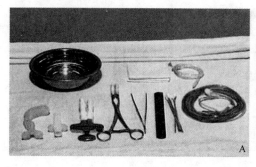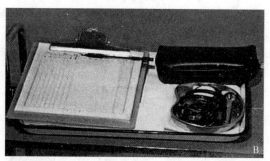

图 1-12 麻醉盘
A. 无菌巾内物品；B. 无菌巾外物品

器、心电监护仪等；天冷时按需备热水袋加布套、毛毯等。

3）环境准备：同病室内无患者在进餐，无医护人员正为患者进行治疗护理等活动。

（3）实施（表 1-4）。

表 1-4 铺麻醉床

操作流程	操作步骤	要点说明
撤除用物	撤除原有枕套、被套、大单等，放于污物袋内	若是新入院的患者则直接铺成麻醉床
备齐用物	同铺备用床，另备橡胶中单和中单	便于操作，节约时间
翻转床垫	同铺备用床	
移床旁桌	同铺备用床	
铺大单、橡胶中单、中单	按铺备用床的方法先铺近侧大单，然后根据患者的麻醉方式和手术部位，按需要铺橡胶中单和中单。 先将一橡胶中单及中单分别与床中线对齐，依次铺在床中部，使其上缘距床头 45～55cm；将近侧下垂边缘部分一并塞于床垫下。	
	根据病情和手术部位的需要。可将另一橡胶中单及中单分别对好中线，铺在床头或床尾处。铺在床头时，上缘平齐床头，下缘压在中部橡胶中单及中单上，下垂边缘部分一并塞入床垫下。铺在床尾时，则下缘齐床尾，余法同上。转至对侧用同样的方法依次铺好大单、橡胶中单及中单	两脚分开，稍屈膝，降低重心，扩大支撑面 如需将橡胶中单及中单铺于床尾，则先铺床尾，再铺中部
套被套	同铺备用床铺好盖被，盖被上端与床头平齐，两侧内折与床边缘对齐，尾端内折与床尾平齐。将盖被扇形 3 折叠于接收患者的对侧床边，开口朝向床面，以便于接收术后患者	方便手术后患者移至床上
套枕套	将枕套套于枕芯上，四角充实。轻拍枕芯，系带，将枕头横立于床头，开口端背门	横立床头，避免患者躁动时头部碰撞床栏而受伤
整理用物	移回床旁桌，将床旁椅放在接收患者床侧的对侧床尾处。麻醉护理盘放置于床旁桌上，其他物品按需要放置	便于操作，节约时间 便于抢救、治疗和护理

（4）评价

1）病床符合易于接受患者、实用、耐用、舒适和安全的原则。

2）床单位整洁、美观。

3）患者感觉舒适、安全。

4）用物准备齐全，性能完好，术后患者能及时得到抢救和护理。

【注意事项】

（1）铺麻醉床时应使用清洁被单，以预防感染。

（2）据手术部位灵活掌握铺橡胶单和中单的位置和数量，头颈、胸部手术应铺一块在床头，腹部手术铺在床中部，下肢手术应铺一块在床尾。中单要完全遮盖橡胶单，避免橡胶单与患者皮肤接触，引起不适。靠近床头的橡胶单和中单要压住近床尾的两层单，以防患者重力下移而使单子翻转，致患者不舒适。

（3）全麻未清醒的患者应去枕仰卧，头侧向一边。枕头横立于床头，以防患者躁动，撞伤头部。

（4）其他同铺备用床。

1-7 铺麻醉床

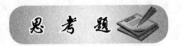

患者，女性，38岁。因患胆囊炎、胆石症入院待手术。患者性格内向、胆小、多疑，爱干净。

请问：

（1）病区护士应如何帮助她尽快适应病区这一特定的社会环境？

（2）日间病室的噪声应控制在多少为宜？为什么？

（3）术后护士应为其准备哪种床单位？

思路解析

考一考

（陈柯如）

第 **2** 章

患者入院和出院的护理

📖 **学习目标**

1. 掌握住院患者的分级护理及各种搬运术。
2. 熟悉患者入院、出院护理工作的主要内容，力学原理在护理实践中的运用。
3. 了解入院、出院的目的；出院的方式。
4. 能够正确搬运患者；根据患者的具体情况正确实施分级护理。
5. 具有良好的护患沟通能力；具有慎独精神，操作中态度认真，技术娴熟，保证患者的舒适和安全。

　　在门诊或急诊就诊的患者，经医生初步诊断后，确定需要住院进一步检查或治疗时，由医生签发住院证。需要住院治疗的患者都要经历入院和出院两个过程。护理人员对处于此过程的患者进行护理，必须掌握入院和出院护理的一般程序。按照整体护理的要求，护士应评估和满足患者的身心需要，使之尽快适应医院环境，遵守医院规章制度，积极参与和配合医疗护理工作，从而加速其康复过程。同时护士还应通过鼓励和健康教育，努力提高患者自护能力，使之出院后能继续巩固疗效，保持健康。

第一节　患者入院的护理

情景导入　　　患者，男性，49 岁。因颅脑外伤急诊入院，患者烦躁不安，面色苍白，四肢厥冷，血压 76/46mmHg，脉搏 110/min，患者体型偏胖。

请思考： 1. 接到住院通知后护士首先应该怎样处置？
2. 患者需进行 CT 检查，采取什么方式搬运？
3. 医嘱根据患者的病情给予患者一级护理，应如何做好护理？

　　入院护理（admitting patients to hospital）是指患者入院时，护士对其进行的一系列护理工作。其目的是协助患者了解和熟悉环境，使患者尽快适应医院生活，消除紧张、焦虑等不良情绪；观察和评估患者健康状况，为制订护理计划提供依据；满足患者的各种合理需求，以调动患者配合治疗的积极性；建立良好的护患关系，为护理工作顺利开展奠定基础。

一、入　院　程　序

　　入院程序是指门诊或急诊患者根据医生签发的住院证，从办理入院手续至进入病区的全过程。

（一）办理入院手续

　　患者或其亲属持医生签发的住院证，到住院处办理入院手续，如填写登记表格、缴纳住院保证金等。住院处接收患者后，立即通知病区值班护士。病区值班护士根据病情做好接纳新患者的准备。对急危重症患者，可先抢救再补办入院手续。

（二）实施卫生处置

护士评估患者并根据患者的病情及身体状况，在卫生处置室对其进行卫生处置，如给患者理发、沐浴、更衣、修剪指（趾）甲等。对急危重症患者、即将分娩的孕妇、体弱者可酌情免浴；对有头虱或体虱者，先行灭虱，再进行卫生处置；对传染病患者或疑似传染病的患者应送隔离室特殊处置。患者换下的衣服、贵重物品和不需用的衣物可交家属带回，或办理手续暂存于住院处。

（三）护送患者入病区

住院处护士携病历护送患者入病区。根据患者病情可选用步行、轮椅、平车或担架等方式，安置合适的卧位。护送时应注意保暖和安全，并且不能停止必要的治疗和护理（如输液、给氧等）。护送患者入病区后，应与病区值班护士就患者的病情、个人卫生及物品等进行详细地交接。

二、患者入病区后的初步护理工作

（一）一般患者的入院护理

1. 准备床单位，备齐用物　病区护士接到住院处通知后，立即根据病情需要准备患者床单位，将备用床改为暂空床。备齐患者所需用物，如面盆、漱口杯、痰杯和热水瓶等。传染病或疑似传染病患者安置在隔离室。

2. 迎接新患者　以热情的态度、亲切的语言接待患者，主动向患者做自我介绍，说明自己将为患者提供的服务内容及职责。介绍同室病友，消除患者的不安情绪，增强患者的安全感和对护士的信任，为患者佩戴标识腕带。

3. 填写住院病历和有关护理表格（详见护理文件书写）

（1）排列住院病案，顺序为体温单、医嘱单、入院记录、病程记录（手术、分娩记录单）、会诊单、护理病案、各种检验报告单、病案首页及住院证、门诊病案。

（2）用蓝笔逐页填写住院病历眉栏及有关表格。

（3）用红笔在体温单 40～42℃ 之间的相应时间栏内纵行填写入院时间，记录首次体温、脉搏、呼吸、血压、身高及体重值。

（4）填写入院登记本、诊断卡（一览表卡）、床头（尾）卡。

4. 测量生命体征　测量患者的体温、脉搏、呼吸和血压，对能站立的患者测量体重，必要时测量身高，并将测量的结果按要求记录于体温单上。

5. 通知医生，协助体检　通知医生诊查患者，必要时协助体检。

6. 实施相关治疗及护理　根据医嘱确定饮食的种类，通知营养室准备膳食，在不违反饮食原则的情况下，尽量准备可口的食物。执行入院医嘱，按照分级护理采取护理措施。

7. 入院护理评估　评估患者入院时的健康状况，了解其基本情况和身心需要，填写患者入院护理评估单（详见护理相关文件记录），确定护理诊断，拟订初步护理计划。尤其是患者的安全评估应加以重视，如意识、年龄及自主活动能力等。

8. 介绍与指导　向患者及家属介绍主管医生、护士、病区护士长，病区、病室环境及设施，医院的规章制度（生活制度、探视制度、卫生制度等），床单位及其设施的使用方法，指导患者留取常规标本（详见标本采集）。目的在于帮助患者及其家属尽快地熟悉住院环境，遵守住院制度，配合治疗及护理。

（二）急诊、危重患者的入院护理

病区接收的急诊、危重患者多从急诊室直接送入或由急诊室经手术室手术后转入，护士接到通知后应立即做好以下工作。

1. 通知医生　接到住院处通知后，护士应立即通知有关医生做好抢救准备。

2. 准备床单位　根据病情需要准备床单位，危重患者应置于抢救室或危重病室，将备用床改为暂空床，床上加铺橡胶单和中单，对急诊手术后的患者，应备好麻醉床。

3. 备好急救药品和物品　如氧气、输液器具、吸引器和急救车等。

4. 观察病情，协助抢救　患者入病室后，应密切观察病情变化，积极配合医生进行抢救，作好护理记录。

5. 保护患者安全　对昏迷、意识不清、躁动不安及老年人、婴幼儿，需安置床档加以保护，以防发生坠床等意外事故。

6. 酌情暂留陪护人员　对昏迷患者、精神障碍者或婴幼儿，须暂留陪送人员，以便询问病史等有关情况，协助医生尽快作出诊断。

> 2-1 患者进入病区后的初步护理

三、分级护理

患者在住院期间，医护人员根据患者病情和生活自理能力，确定并实施不同级别的护理。临床上一般分为四级：特级护理、一级护理、二级护理、三级护理（表2-1）。

表 2-1　分级护理

护理级别	适用对象	护理要点
特级护理	病情危重，随时可能发生病情变化需要进行抢救的患者；重症监护患者；各种复杂或者大手术后的患者；严重创伤或大面积烧伤的患者；使用呼吸机辅助呼吸，并需要严密监护病情的患者；实施连续性肾替代治疗（CRRT），并需要严密监护生命体征的患者；其他有生命危险，需要严密监护生命体征的患者	严密观察患者病情变化，监测生命体征；根据医嘱，正确实施治疗、给药措施；根据医嘱，准确测量出入量；根据患者病情，正确实施基础护理和专科护理，如口腔护理、压疮护理、气道护理及管路护理等，实施安全措施；保持患者的舒适和功能体位；实施床旁交接班
一级护理	病情趋向稳定的重症患者；手术后或者治疗期间需要严格卧床的患者；生活完全不能自理且病情不稳定的患者；生活部分自理，病情随时可能发生变化的患者	每小时巡视患者，观察患者病情变化；根据患者病情，测量生命体征；根据医嘱，正确实施治疗、给药措施；根据患者病情，正确实施基础护理和专科护理，如口腔护理、压疮护理、气道护理及管路护理等，实施安全措施；提供护理相关的健康指导
二级护理	病情稳定，但仍需卧床的患者；生活部分自理的患者	每2小时巡视患者，观察患者病情变化；根据患者病情，测量生命体征；根据医嘱，正确实施治疗、给药措施；根据患者病情，正确实施护理措施和安全措施；提供护理相关的健康指导
三级护理	生活完全自理且病情稳定的患者；生活完全自理且处于康复期的患者	每3小时巡视患者，观察患者病情变化；根据患者病情，测量生命体征；根据医嘱，正确实施治疗、给药措施；提供护理相关的健康指导

第二节　患者出院的护理

出院护理指患者出院时，护士对其进行的一系列护理工作。其目的是了解出院患者的生理、心理及社会再适应的情况，以协助其重返社会；指导患者及其家属，出院后仍须继续实施治疗和护理活动；整理医疗文件，清洁、消毒患者用过的一切物品；重新整理患者床单位，准备迎接新患者。

一、出院方式

（一）同意出院

患者经过治疗和护理，疾病已痊愈或好转，经医生决定可以出院。

（二）转院

根据患者的病情需转往其他医院继续诊治。医生需告知患者及家属，并开具转院医嘱。

（三）自动出院

患者的疾病尚需住院治疗，但因经济、家庭等因素，患者和其家属向医生提出出院要求。这种情况下，医生应讲清自行出院的后果。患者和其家属不接受医生的建议而坚持离院时，要求患者及家属在病历上签字，再由医生开具自动出院医嘱。

（四）死亡

患者因病情或伤情过重抢救无效而死亡，需医生开具死亡医嘱，并办理出院手续。

医生开具医嘱后，护士应协助患者办理出院手续。此时为护患关系终末期，护理人员应尽可能考虑患者离开后可能发生的问题，做好必要的准备。所以，出院指导是从患者入院开始并贯穿于患者的整个住院过程中。

二、患者出院前的护理工作

（一）通知患者和家属

医生根据患者的身体恢复情况，决定出院时间。护士应按医嘱，将出院日期提前通知患者及其家属，使之做好出院准备。

（二）评估患者身心需要，适时进行健康教育

出院前护士应评估患者身体状况，心理变化，预计出院后可能存在的问题，同时填写患者出院护理评估单（详见护理相关文件记录）。根据患者的情况进行健康教育，做好心理护理，指导出院的患者注意饮食、服药、休息、功能锻炼和定期复查等，并作好记录。必要时可为患者或家属提供有关方面的书面资料，教会患者及家属有关的护理知识、护理技能及护理要点。对于因经费或病床周转等问题，术后未拆线或病情相对稳定即出院者，护士应制订出院计划，以便患者回到社区或家庭病房后能得到连续性的医疗和护理，以帮助患者更快地康复。

（三）办理出院手续

1. 护士根据出院医嘱，填写出院通知单，结算患者在住院期间所用的药品及治疗护理费用。指导患者和家属到出院处办理出院手续。

2. 患者出院后仍需服药时，护士则凭出院医嘱处方到药房领取药品，交给患者带回并指导患者正确用药，说明用药的注意事项等。

3. 护士收到患者的出院证后，协助患者整理个人用物并给予物品带出证。

（四）征求患者及其家属意见

在患者出院前，征求患者及家属对医院工作的意见和建议，以便不断改进工作方法，提高护理质量。

（五）护送患者出院

根据患者具体情况，采用不同的方式护送患者出病区。

三、患者出院后的护理工作

（一）填写出院时间

在体温单 40～42℃相应时间栏内，用红笔纵行填写出院时间。

（二）注销各种执行单及卡片

出院后注销所有治疗、护理执行单，如服药单、注射单、治疗单和饮食单等；注销各种卡片，如诊断卡、床尾卡等。

（三）填写出院登记，整理病案

填写出院患者登记本，按要求整理病历，交病案室保存。排列出院病历的顺序：病案首页、住院证、出院记录或死亡记录、入院记录、病程记录（手术、分娩记录单及特殊治疗记录单等）、同意书、各项检验检查报告单、护理病历、告知书、医嘱单和体温单。

（四）处理病床单位

1. 撤去病床上的污被服，放入污衣袋，送洗衣房处理。
2. 床垫、床褥、枕芯、棉胎放在日光下曝晒 6h 或用紫外线照射消毒后，按要求放置。
3. 用消毒液擦拭病床及床旁桌椅。非一次性痰杯、面盆等须用消毒液浸泡后再做进一步处理。
4. 打开病室门窗，通风换气；或紫外线照射消毒。
5. 传染性疾病的床单位及病室，均按传染病终末消毒法处理。

（五）铺好备用床，准备接收新患者

知识拓展

出院患者电话回访

出院患者电话回访的对象是曾住院接受诊疗服务并已出院的患者。根据疾病种类于出院后 7～10d 进行电话回访。回访人员应首先表明身份及回访目的。回访前应了解对方出院时的病情、治疗情况，回访的内容包括目前情况、服药情况、锻炼情况、生活情况及健康指导等，征求患者对医院工作改进的意见。回访时对患者的提问应耐心听取，按照语言规范慎重回答，对治疗原理不清楚的不得随意敷衍，对当时不能马上解决的问题或电话解释不清的问题应采取另行答复、预约专家、回院复查等方法。对电话回访的情况要记录在案，不能回访的要注明原因。遇到可疑病情、特殊病情要立即向上级汇报。电话回访通过信息化工具在医院与患者及其家属之间建立有目的地互动，有利于维护和促进患者健康，是一项衡量医院护理工作质量的重要标尺，体现了医院的人文关怀，是医院优质服务的重要举措。

第三节　运送患者法

患者在入院、接受检查治疗、外出活动、出院时，凡是不能自行行走、移动的均需护理人员根据患者病情选用轮椅、平车、担架等运送工具进行运送。在运送过程中，护理人员应将人体力学原理正确运用于操作中，以减轻双方疲劳，避免发生损伤，提高工作效率，减少患者痛苦，保证患者安全、舒适。

一、轮椅运送法

【目的】

运送不能行走，但能坐起的患者入院、出院、检查、治疗及户外活动。

【操作程序】

1. 评估

（1）患者一般情况：病情、年龄、体重、意识状态、生命体征、活动耐受情况、病损部位与肢体活动情况。

（2）患者的认知反应：对轮椅运送技术的认识、心理状态、理解合作程度。

（3）轮椅各部件的性能是否良好。

2. 计划

（1）护士准备：衣帽整洁，洗手，戴口罩。

（2）患者准备：了解轮椅运送（离开床铺）的目的、过程和配合的注意事项。

（3）用物准备：轮椅、拖鞋，根据季节备毛毯、别针，需要时备软枕、外衣。

（4）环境准备：环境宽敞、整齐，地面干燥、平坦、通畅。温度适宜、阳光充足（户外活动时）。

3. 实施（表 2-2）。

表 2-2　轮椅运送法

操作流程	操作步骤	要点说明
核对解释	备齐用物，仔细检查轮椅的椅背、椅座、车轮、脚踏板及刹车各部件的性能，确保性能完好，将轮椅推至床边 核对患者床号、姓名，解释操作目的和配合要点	保证患者安全 确认患者，取得合作
固定轮椅	将轮椅推至床边，椅背平齐床尾，面向床头，拉起车闸固定车轮，翻起脚踏板，若无车闸，操作者应站在轮椅背后固定车轮	翻起脚踏板便于入座 固定车轮，保证安全
铺毛毯	天冷需要保暖时，可将毛毯单层两边平均直铺在轮椅上，毛毯上端应高过颈部约 15cm	保暖，防止受凉
协助坐起	放平床头、床尾支架，放下床档，将盖被扇形折叠于床尾。协助患者坐起，双腿垂下床沿，用手掌撑住床面维持姿势	身体虚弱者，坐起后应休息片刻，无特殊情况方可下地，以免发生直立性低血压
协助上椅	协助患者下床站立，嘱患者扶住轮椅的把手，转身坐入轮椅中 对于不能自行下床的患者，嘱其双手抱住操作者肩部，护士双手抱住患者腰部，协助患者下床站立，患者用靠近轮椅侧的手扶住轮椅外侧的把手，转身坐入轮椅中（图 2-1）	注意观察患者有无眩晕等不适
安置患者	放下脚踏板，让患者双脚置于其上，两手臂放在扶手上 嘱患者尽量向后靠，不可前倾、自行站起或下轮椅。身体不能保持平衡者，应系上安全带	使足部获得支托 扩大支撑面，保证安全，防止跌倒

续表

操作流程	操作步骤	要点说明
毛毯包裹	将毛毯上端边缘向外翻折10cm围于患者颈部，用别针固定，两侧用毛毯围裹双臂做成两个袖筒，用别针在腕部固定，再用毛毯包裹好上身、双下肢和双脚（图2-2）	保暖，美观
整理床铺	整理床单位，铺成暂空床	使病室整齐、美观
运送患者	打开车闸，运送患者至目的地	下坡应减速，上坡或过门槛时，应将前轮翘起，嘱患者头背部后倾，抓住扶手，以免发生意外
协助下椅	将轮椅推至床尾，椅背平齐床尾，面向床头，将闸制动，翻起脚踏板，操作者面向患者，两腿前后分开并屈膝，扶住患者的腰部，患者双手置于操作者的肩上，操作者用膝顶住患者的膝部，协助患者站立，转身后慢慢靠近床沿，坐在床边，脱去鞋子和外衣	顶住患者的膝部，保持重心，扩大支撑面，增加稳定性
整理观察	协助患者躺卧于床上，取舒适卧位，盖好盖被，整理床单位，观察患者病情变化，将轮椅放回原处	注意保暖 使病室整齐、美观
洗手记录	洗手，做好相应记录	

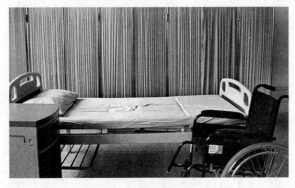

图2-1　轮椅的安放

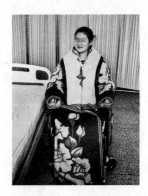

图2-2　毛毯包裹法

4. 评价

（1）患者感觉舒适安全。

（2）护士动作轻稳、节力且协调。

（3）护患沟通有效，患者乐于接受。

（4）患者持续治疗不受影响。

【注意事项】

1. 操作前应仔细检查轮椅的各个部件性能，保证患者安全。

2. 操作中注意运用节力原则：护士两脚分开，借助身体转身的力量移动患者，以达到节力目的。

3. 患者坐入轮椅后应告知其身体尽量向后靠，并紧握扶手，护送过程中不可自行站起或下轮椅，以确保安全。不能保持身体平衡的患者坐入轮椅后应系安全带。

4. 在推轮椅过程中应控制车速，保持平稳，并随时注意观察病情变化，以免患者感觉不适或发生意外。

5. 推车下坡时宜减慢速度，并嘱患者抓住扶手；过门槛时先翘起前轮，避免因过度震荡而发生意外。

6. 外出时注意为患者保暖，防止其着凉。

7. 保持治疗的持续性，如有导管应安置妥当，防止脱落及扭曲。

2-3 轮椅运送法

二、平车运送法

【目的】

运送不能起床的患者入院，做各种特殊检查、治疗、手术或转运等。

【操作程序】

1. 评估

（1）患者一般情况：病情、年龄、体重、意识状态、生命体征、病损部位与肢体活动情况。

（2）患者的认知反应：对平车运送技术的认识、心理状态、活动耐受情况和理解合作的程度。

（3）平车各部件的性能是否良好。

2. 计划

（1）护士准备：根据不同情况决定护士人数，衣帽整洁，洗手，戴口罩。

（2）患者准备：了解平车搬运的目的、方法和配合的注意事项。

（3）用物准备：平车（车上置以被单和橡胶单包好的棉褥和枕头）、盖被或毛毯。如为骨折患者，应有木板垫于平车上，并将骨折部位固定稳妥；如为颈椎、腰椎骨折患者或病情较重的患者，应备有帆布或布中单。

（4）环境准备：环境宽敞、整洁，走道干燥、平坦且通畅。

3. 实施（表 2-3）。

表 2-3　平车运送法

操作流程	操作步骤	要点说明
核对解释	备齐用物，仔细检查平车的性能，将平车推至床边 核对患者床号、姓名，解释操作的目的和配合要点	保证患者安全 确认患者，取得合作
处理导管	妥善处理并固定好患者身上的导管	避免导管脱落、受压或反流，保持通畅
移开桌椅	移开床旁桌椅	
搬运患者		根据患者体重和病情确定搬运方法
挪动法	松开盖被，指导患者自行移到床边	适用于病情较轻、能配合的患者
	将平车护栏拉下，紧靠床边，大轮向床头，拉起车闸固定车轮或抵住平车（图 2-3）	固定车轮，防止滑动，保证患者安全，大轮转动次数少，患者头部枕于大轮端可以减轻搬运过程中的不适
	调整病床使与平车同高	
	协助患者按上半身、臀部、下肢的顺序依次挪向平车，头部卧于大轮端，躺卧于平车中央	
一人搬运法	将平车推至床尾，拉下护栏，使其头端与床尾呈钝角，将车闸制动（图 2-4）	适用于小儿或体重较轻、病情允许者缩短搬运距离
	护士两脚一前一后，稍屈膝	固定车轮，保证安全
	一手从患者腋下伸至患者对侧肩外侧，一手伸至对侧大腿下，屈曲手指，嘱患者双臂交叉依附于搬运者颈后	扩大支撑面，节力 手臂插入时嘱患者稍抬起身体
	操作者抱起患者，移步转向平车，置患者于平车上，使其平卧于平车中央（图 2-5）	

操作流程	操作步骤	要点说明
二人搬运法	将平车推至床尾，拉下护栏，使其头端与床尾呈钝角，将车闸制动（图2-4） 操作者站于床的同侧，两脚一前一后，稍屈膝 将患者双手交叉于胸前，甲一手托起患者头、颈、肩部，另一手托住患者腰部；乙托住患者的臀部和腘窝处 两人同时抬起，使患者身体向操作者倾斜，同时移步转向平车，将患者稳妥地放于平车上，使其平卧于平车中央（图2-6）	适用于病情较轻，但自己不能活动、体重较重者 固定车轮，保证安全 扩大支撑面，节力 操作者用力要一致，以保持患者身体平直，避免受伤
三人搬运法	将平车推至床尾，拉下护栏，使其头端与床尾呈钝角，将车闸制动（图2-4） 操作者站于床的同侧，两脚一前一后，稍屈膝 将患者双手交叉于胸前，甲托住患者头、颈、肩胛部，乙托住患者的背、臀部，丙托住患者的腘窝和小腿处 三人同时用力抬起，使患者身体向搬运者倾斜，同时移步转向平车，将患者稳妥地放于平车上，使其平卧于平车中央（图2-7）	适用于病情较轻，但自己不能活动、体重更重者 缩短搬运距离 扩大支撑面，节力 操作者用力要一致，以保持患者身体平直，避免受伤
四人搬运法	在患者身下铺一帆布中单或大单 将平车推至床边，拉下护栏，使其纵向紧靠床缘，将车闸制动（图2-3） 调整病床使之与平车同高 操作者甲站于床头托住患者的头、肩部，颈椎骨折患者应保持头颈部中立位并制动，昏迷患者头偏向一侧；操作者乙站于床尾托住患者的脚和小腿；操作者丙、丁分别站于平车和病床的两侧，抓住帆布中单或大单的四角 由一人发出口令，四人同时用力抬起，将患者稳妥地放于平车中央（图2-8）	适用于颈、腰椎骨折，体重或病情较重者 注意检查大单的质量，保证患者的安全 颈椎骨折患者的头颈部应保持中立位并制动，可防止骨折断端移位所致的脊髓损伤；昏迷患者头应偏向一侧，保持呼吸道通畅
盖好盖被	用盖被包裹患者，先盖脚部，再盖两侧，露出头部，上层边缘向内折叠成衣领状	
拉上护栏	拉上平车两边的护栏	防止跌伤
整理床铺	整理床单位，铺暂空床	保持病室整齐、美观
运送患者	松开车闸，推送患者到指定地点	
搬运回床	做完检查回病房或者到达指定地点后，将平车推至床边，将车闸制动，松开盖被，以同样的搬运方法，将患者稳妥地搬回床上	
整理观察	协助患者取舒适卧位，盖好盖被，整理床单位，观察患者病情变化，将平车放回原处	注意保暖 使病室整齐、美观
洗手记录	洗手，做好相应记录	

4. 评价

（1）患者感觉舒适且安全。

（2）护士动作轻稳、节力且协调。

（3）护患沟通有效，患者乐于接受。

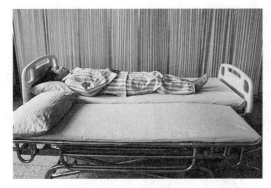

图 2-3　挪动、四人搬运法平车位置

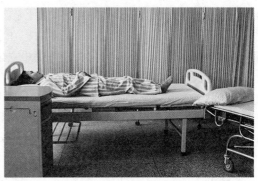

图 2-4　一人、二人、三人搬运法平车位置

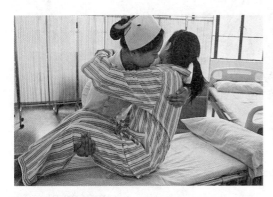

图 2-5　一人搬运法

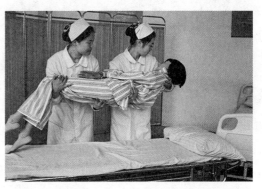

图 2-6　二人搬运法

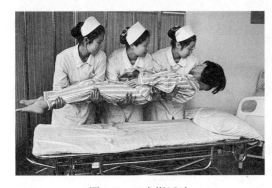

图 2-7　三人搬运法

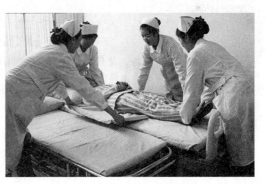

图 2-8　四人搬运法

（4）患者持续治疗不受影响。

【注意事项】

1. 操作前应仔细检查平车的各个部件性能，保证患者安全，如平车有大小轮，应让患者头部卧于大轮一侧，以减少转动和颠簸带来的不适。

2. 搬运患者时注意节力，护士应两脚前后分开站立，屈膝，保持重心稳定；尽量使用大肌群搬运，并将患者尽量靠近护士，以减轻身体重力线的偏移。

3. 多人搬运时动作应轻稳，协调一致，保证患者安全。

4. 推平车时车速适宜；护士应站于患者头端，注意观察患者的面色及脉搏等病情变化；推车进出门时，应先开门再推行；推患者上下坡（图2-9，图2-10）时，保持患者头部在高处，以免因头部低垂引起不适；搬运骨折患者时应在车上垫木板，并做好骨折部位的固定；如是颈椎损伤或疑似损伤患者，搬运时应保持头部中立位，并沿身体纵轴向上略加牵引颈部或让患者自己用手托起头部，缓慢移至平车中央。搬运后，患者取仰卧位，并在颈下垫小枕或衣物，在头颈两侧用枕头、砂袋、衣物等固定，保持头颈中立位，防止因颈椎、错位以致脊髓损伤而导致患者残疾，甚至危及生命；颅脑损伤、颌面部外伤及昏迷的患者，应使其将头偏向一侧；如有输液及引流装置时，应保持管道通畅。

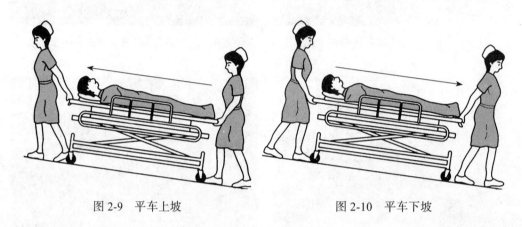

图2-9　平车上坡　　　　　　　　　图2-10　平车下坡

5. 外出时注意患者保暖，防止着凉。

2-4 平车运送法

知识拓展

过床易的使用

　　过床易又称过床器，是目前应用于临床辅助搬运过床的器具。它是由一次性滑动布套与垫板组成的滑移垫，利用两种不同特殊材料之间的滑动性，在护士的推动下，形成传动带效果，帮助患者平稳安全地过床。适用于不能自行活动的患者。使用方法：移开床旁桌椅，推平车与床平行并紧靠床边，使平车与床的平面处于同一水平，固定平车。两名护士分别站于平车与床的两侧并抵住，站于床侧护士协助患者向床侧翻身，将过床易平放患者身下1/3或1/4，向斜上方45°轻推患者。站于车侧护士向斜上方45°轻拉患者协助患者移向平车，等患者上平车后，协助患者向车侧翻身，将过床易从患者身下取出。过床易的使用可减轻患者的不适，甚或不必要的损伤，同时使护士搬运省力省时，大大减轻了劳动强度。

2-5 过床易

三、担架运送法

　　在急救过程中，担架是运送患者最基本最常用的工具（图2-11）。主要用于在无条件使用平车时转运患者，如战地、野外、上下急救车，其优点是体积小，上下交通工具方便，且不受地形、道路等条件限制。

　　担架运送的目的、评估、操作同平车运送法。通常用帆布担架，紧急情况下可以使用木板担架等。由于担架位置低，搬运时由两人抬起并使担架与床平齐，便于搬运患者。

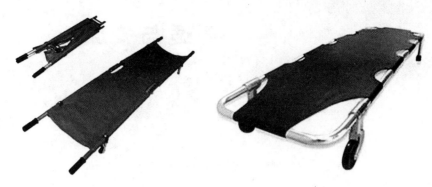

图 2-11　担架

抬担架运送患者时的注意事项如下。

1. 搬运时遵循节力原则，动作轻稳，协调一致，保证患者安全、舒适。

2. 搬运时的两人，稍高者在头端，稍矮者在脚端，尽量保持患者身体呈水平位或头部稍高位。运送时步伐一致，确保平稳。

3. 行走时，患者的足在前，头在后；上下楼梯时，患者头部始终在高处，注意使担架保持平衡；将患者抬入救护车时，应使患者头在前，脚在后，以使患者感到舒适。

4. 运送过程中，应密切观察病情变化。确保患者卧于担架中央，取仰卧位，颈下垫软枕或衣物，以保持呼吸道通畅。四肢不可靠近担架边缘，以免碰撞造成损伤。

5. 胸、腰椎损伤患者应使用硬板担架。有颈椎损伤或疑似损伤患者，由专人负责牵引、固定患者头颈部，不可使患者头颈部左右摇摆或转动。

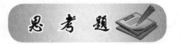

思　考　题

1. 患者，女性。因车祸致严重颅脑损伤，全身多处骨折，生命体征波动幅度较大，需随时观察病情和实施抢救。

　请问：

　（1）护士应该给予该患者何种等级的护理？

　（2）对此患者的护理要点有哪些？

2. 患者，男性，66 岁。因腰椎骨折入院，现用平车送往放射科检查。

　请问：

　（1）该护士正确搬运此患者的方法是哪种？

　（2）请简述该方法的操作步骤。

思路解析
考一考

（胡高俊）

第3章

舒适与安全

📖 **学习目标**

1. 掌握常用卧位的适用范围及临床意义，更换卧位的注意事项，保护具使用的目的及注意事项。

2. 熟悉舒适、主动卧位、被动卧位、被迫卧位的概念。

3. 了解促进患者舒适的护理措施，舒适卧位的基本要求。

4. 能够正确地安置卧位，协助患者更换卧位。

5. 具备正确选择和使用各种保护具的能力。

恰当的卧位能促进患者身心舒适，增强其安全感，并能减轻症状、协助诊断和治疗疾病。及时为患者翻身、更换卧位，还能预防压疮、坠积性肺炎等并发症的发生。而对容易发生意外的患者，如意识不清、烦躁不安者，采取床栏防止坠床或使用保护具限制患者的肢体活动，能确保患者安全以及治疗、护理工作的顺利进行。

情景导入

患者，女性，40岁。因多发性子宫肌瘤住院，拟今日上午在全麻下行子宫全切除术。

请思考：1. 术前准备做留置导尿，护士应指导患者取何种卧位？

2. 手术后，患者平安返回病房，全身麻醉未清醒，此时应为其安置何种卧位？

3. 术后协助患者翻身或者患者滑向床尾在协助将患者移向床头时，应注意什么？

4. 术后第2天，患者一般情况较好，护士应协助其取何种卧位？为什么？

第一节 舒 适

一、舒适的概念

舒适（comfort）是指个体身心处于轻松、满意、自在，没有焦虑，没有疼痛的健康、安宁状态的一种自我感觉。每个人根据自己的生理、心理、社会、精神、文化教育及生活经历差异，对舒适有不同的理解和体验。舒适是一种健康状态，表现为心理稳定，心情舒畅，精力充沛，感到安全且完全放松，生理和心理需要均能得到满足。舒适包括以下3个方面。

（一）生理舒适

生理舒适指个体身体上的舒适感觉。

（二）心理舒适

心理舒适指信仰、信念、生命价值等自我意识层面需求的满足。

（三）环境舒适

环境包括社会环境和物理环境。社会环境舒适包含人际关系、家庭与社会关系的和谐；物理环境舒适包括适宜的光线、颜色、音响、温度、湿度等使个体产生舒适的感觉。

以上 3 个方面相互联系、相互影响。生理的不舒适会影响心理的舒适；心理、环境的不舒适也会影响生理上的舒适。

二、影响舒适的因素

影响舒适的因素很多，常见的因素如下。

（一）身体因素

1. 疾病　疾病导致的疼痛、恶心、呕吐、发热、咳嗽、头晕、腹胀等使机体不舒适。疼痛是最常见、最严重的一种不舒适。

2. 姿势和体位不当　如肢体缺乏适当支托，关节过度的伸、屈，身体某一部位长期受压，或因疾病、治疗造成的强迫体位等，都可使肌肉和关节疲劳、麻木，从而引起不适。

3. 个人卫生　长期卧床、身体虚弱、昏迷的患者，自理能力降低，若得不到良好的生活护理，常常会出现皮肤瘙痒、恶臭等不适。

4. 活动受限　使用石膏、夹板、约束带限制患者活动时会造成不适。

（二）心理因素

1. 焦虑、恐惧　患者对疾病及死亡充满恐惧，担心疾病的危害，生存、治疗得不到保障等都会给患者带来心理上的压力，使患者表现为烦躁、紧张、失眠等心理不适症状。

2. 不被关心与尊重　如医护人员疏忽，使患者感到得不到医护人员的关心、重视与照顾；又如在护理操作过程中，患者被暴露身体隐私部分，感到不被尊重，自尊心受到严重伤害。

3. 角色改变　在适应患者角色的过程中，患者可能出现角色行为紊乱、角色冲突，如担心家庭、孩子或工作等，而不能安心养病，影响身体康复。

4. 应激　对必须面对的手术、检查及治疗感到担心、恐惧，对疾病的康复缺乏信心。

（三）环境因素

1. 社会环境　医院陌生的环境及与家人的隔离，饮食起居、生活习惯的改变，或被亲人好友忽视，缺乏经济支持，缺乏支持系统，使患者一时不能适应、缺乏安全感，从而产生焦虑、紧张的情绪。

2. 物理环境　病室内温度、湿度、光线、颜色、音响、气味等因素均会影响患者的舒适感，如室内空气不新鲜、有异味、噪声过强、被褥不整洁、床垫软硬不当等。

三、促进患者舒适的措施

患者由于受疾病、心理社会及周围环境等多种因素的影响，经常处于不舒适的状态，产生不舒适的感觉。护士为了促进患者的舒适，应为患者提供身心舒适的条件，并通过相关的护理活动，满足患者舒适的需求。

护士的言行举止对患者的心理舒适均有很大的影响。护士应具备良好的态度，尊重患者，随时观察患者的心理需要，不断听取患者对治疗、护理的意见，并鼓励他们积极主动地配合护理活动，尽快康复。

（一）去除诱因

加强观察，及时发现不舒适的诱因。不舒适属于自我感觉，客观估计比较困难，但通过细致地观察和科学地分析，可以大致估计患者不舒适的原因及不舒适的程度。护士应认真倾听患者的主诉和家属提供的线索，同时细心观察患者的非语言行为，如面部表情、体态、手势、姿势、活动或移动能力、饮食、睡眠、皮肤颜色和有无出汗等，判断患者不舒适的程度，并去除影响舒适的因素。

（二）预防为主

护士应熟悉舒适的相关因素及导致不舒适的原因，从身心等方面对患者进行全面地评估，做到预防为主，积极促进患者舒适。如协助重症患者更换并采用舒适卧位，保持个人清洁卫生，建立良好的病室环境，让患者感觉舒适和安全。

（三）清除或减轻不舒适

身体不适的患者，应针对诱因采取有效措施，如腹部手术后的患者给予半坐卧位或必要的支撑物以缓解切口疼痛、减轻不适，促进伤口愈合；对发生尿潴留的患者，采取适当的方法诱导排尿或及时导尿，可解除膀胱高度膨胀引起的不适。

（四）心理支持

护士和患者、家属建立相互信任的关系是心理护理的基础。对心理、社会因素导致不舒适的患者，护士可以采取耐心的倾听方式，使患者将不良的情绪得以宣泄；通过有效的沟通，正确指导患者调节情绪；主动与家属沟通联系，共同做好患者的心理护理。

第二节　患者的卧位

卧位（decubitus）是指患者休息和适应医护工作需要而采取的卧床的姿势。

临床上常根据患者的病情、治疗与护理的需要，为之调整相应的卧位。护理人员在临床工作中应协助和指导患者采取正确、舒适和安全的卧位。

一、卧位的性质

（一）根据卧位的自主性分类

1. 主动卧位　指患者身体活动自如，根据自己的意愿主动采取的卧位，常见于轻症患者。

2. 被动卧位　指患者自己无变换卧位的能力，卧于他人为其安置的卧位，常见于极度衰弱、昏迷或瘫痪患者等。

3. 被迫卧位　指患者意识清楚，也有变换卧位的能力，但由于疾病的影响或治疗检查的需要而不得不采取的卧位，如急性左心衰竭的患者为了缓解呼吸困难而采取的端坐位等。

（二）根据卧位的平衡稳定性分类

卧位的平衡稳定性与人体的重量、支撑面成正比，与重心高度成反比。

1. 稳定性卧位　支撑面大、重心低，平衡稳定，患者感到舒适的卧位，如仰卧位。

2. 不稳定性卧位　支撑面小、重心较高，难以平衡的卧位。患者为保持一定的卧位，使大量肌群处于紧张状态，易疲劳，不舒适。如两脚并齐伸直，两臂也在两侧伸直的侧卧位。

3-1 卧位的分类

二、常用卧位的安置

临床常见的卧位有仰卧位（supine position）、俯卧位（prone position）、侧卧位（lateral position）、半坐卧位（fowler position）、端坐位（orthopnea position）、头低足高位（foot-high horizontal position）、头高足低位（dorsal elevated position）、膝胸位（knee-chest position）和截石位（lithotomy position）等，根据患者病情是需要正确地安置患者的卧位能有效地促进患者的舒适与安全。

（一）仰卧位

又称平卧位，是一种常用的自然休息姿势。患者仰卧，头下放枕，两臂放于身体两侧，双腿伸直自然放置。根据病情或检查、治疗的需要可分为去枕仰卧位、屈膝仰卧位和中凹位。

1. 去枕仰卧位

（1）适用范围

1）昏迷或全身麻醉未清醒的患者。取此卧位的同时，将头偏向一侧，防止呕吐物误吸入呼吸道而引起窒息或肺部并发症。

2）椎管内麻醉或腰椎穿刺术后的患者。预防由于脑脊液自穿刺处漏出至蛛网膜下腔外，造成脑压降低而引起的头痛。

（2）安置要点：患者去枕仰卧，将枕横立置于床头，两臂放于身体两侧，双腿自然伸直（图 3-1）。

2. 屈膝仰卧位

（1）适用范围

1）配合腹部检查，使腹肌放松，便于检查。

2）女患者导尿术、会阴冲洗，以充分暴露外阴。

（2）安置要点：患者仰卧，头下垫一枕头，两臂放在身体两侧，双膝屈曲略向外分开（图 3-2）。

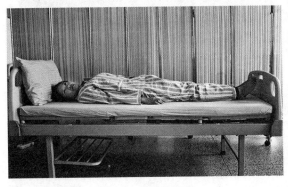　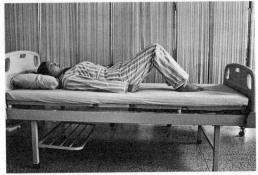

图 3-1　去枕仰卧位　　　　图 3-2　屈膝仰卧位

知识拓展

椎管内麻醉或脊髓腔穿刺后的患者去枕仰卧位以防头痛

患者在脊髓腔穿刺或蛛网膜下腔麻醉后 1～3d 内会出现头痛。由于硬脊膜和蛛网膜被穿破，脑脊液可从穿刺孔漏入硬膜外。当头部抬高时，脑脊液受重力作用而外漏，当脑脊液的外漏速度超过它的生成速度时，则脑脊液减少，颅内压下降，脑组织由于失去支撑而下沉，造成对脑膜、颅脑神经和血管的牵拉，而产生头痛。患者采取去枕仰卧位，可减少脑脊液的外漏，继而可以减少术后头痛的发生。一般蛛网膜下腔麻醉大约12h后，破损的蛛网膜可自行修复，患者可逐步抬高头部，但如果出现头痛则应继续去枕仰卧。

3. 中凹位（休克卧位）

（1）适用范围：休克患者。抬高头胸部，有利于保持气道通畅，改善呼吸和缺氧症状；抬高下肢，有利于静脉血回流，增加心输出量，缓解休克症状。

（2）安置要点：抬高患者头胸部10°～20°，抬高下肢20°～30°（图3-3）。

（二）侧卧位

1. 适用范围

（1）灌肠、肛门检查、臀部肌内注射、配合胃肠镜检查。

（2）预防压疮。侧卧与平卧交替可避免局部组织长期受压，同时便于擦洗和按摩受压部位。

（3）对单侧肺部病变者，根据病情采取患侧卧位或健侧卧位。患侧卧位可阻止患侧肺部的活动度，有利于止血和减轻疼痛；健侧卧位有利于咯痰和引流。

2. 安置要点 患者侧卧，两臂屈肘，一手放于胸前，一手放于枕旁，下腿略伸直，上腿弯曲（臀部肌内注射时，应下腿弯曲，上腿略伸直，使臀部肌肉放松）；在胸腹前、后背及两膝之间可放置软枕，以扩大支撑面，增加稳定性，使患者感到舒适安全（图3-4）。

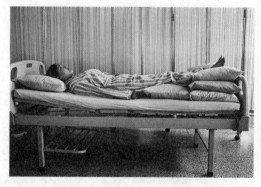 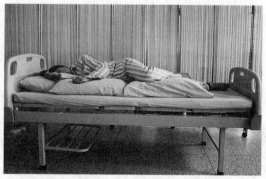

图3-3　中凹位（休克卧位）　　　　图3-4　侧卧位

（三）半坐卧位

1. 适用范围

（1）心肺疾患所引起的呼吸困难患者。半坐卧位时，由于重力作用可使膈肌位置下降，胸腔容积扩大，减轻腹内脏器对心肺的压力；有利于呼吸肌的活动，增加肺活量，促进气体交换，改善呼吸困难。半坐卧位还可以使部分血液滞留在下肢和盆腔脏器内，可使静脉回流量减少，从而减轻肺部瘀血和心脏负担，缓解呼吸困难。

（2）胸腔、腹部（含腹腔）、盆腔手术后或有炎症的患者。半坐卧位利于液体引流，如可使腹腔渗出物流入盆腔，促使感染局限化并减轻中毒反应（因为盆腔腹膜抗感染性能较强而吸收性能较差，可减少炎症扩散和毒素吸收）；同时还可以防止感染向上蔓延引起膈下脓肿。此外，腹部手术后患者，可降低术后伤口缝合处的张力，缓解疼痛，增进舒适感，有利于伤口愈合。

（3）某些面颈部手术后的患者，可减少局部出血。

（4）恢复期体质虚弱的患者，使患者逐渐适应体位改变，利于向站立姿势过渡。

2．安置要点

（1）自动、半自动或手摇床法：患者仰卧，先摇高床头使上半身抬高与床水平成30°～50°，再抬起膝下支架10°～20°，防止患者下滑。必要时可在患者足底放一软枕，增进患者的舒适感，防止足底触及床尾床栏。放平时，先放平膝下支架，再放平床头，防止引起患者不适（图3-5）。

（2）靠背架法：将患者上半身抬高，在床头垫褥下放一靠背架，下肢屈膝，用中单包裹膝枕垫在膝下，将中单两端用带子固定于床两侧，以免患者下滑，足底垫软枕。放平时应先放平下肢，再放平头部。

（四）端坐卧位

1．适用范围　急性心力衰竭、大量心包积液及支气管急性哮喘发作和极度呼吸困难的患者。由于呼吸极度困难，患者被迫端坐。其机制与半坐卧位减轻患者呼吸困难的机制相同。

2．安置要点　患者坐于床上，身体稍向前倾，床上放一跨床小桌，桌上垫软枕，并摇高床头支架或使用靠背架抬高床头70°～80°，使患者既可以伏桌休息，又可背部向后依靠坐正。同时膝下抬高10°～20°，防止患者身体下滑（图3-6）。必要时加床栏，保证患者安全。如用于急性肺水肿患者时，在病情允许的情况下可使患者两腿向一侧床缘下垂，由于重力作用，使下肢静脉回流减少，减轻心脏负荷。

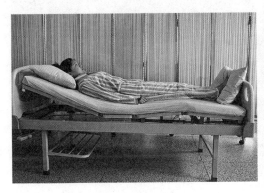

图 3-5　半坐卧位

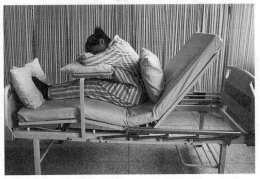

图 3-6　端坐卧位

（五）俯卧位

1．适用范围

（1）腰、背部检查、手术或配合胰、胆管造影检查。

（2）腰、背、臀部有伤口，或脊椎手术后不能平卧或侧卧的患者。

（3）暂时缓解胃肠胀气导致的腹部胀痛的患者。因俯卧位时，腹腔容积相对增大可减轻疼痛。

2．安置要点　患者俯卧，头偏向一侧。两臂屈曲，放于头的两侧，两腿伸直，可在胸部、髋部及踝部各放一软枕，必要时在腋下用一小软枕支托（图3-7）。如果为俯卧患者臀部肌内注射时，可让患者足尖相对，足跟分开，保持肌肉放松。气管切开、颈部受伤、呼吸困难者不宜采取此种姿势。男性患者，应用"丁"字带支托阴囊处，减少压迫，以防阴囊水肿。

（六）头低足高位

　　1. 适用范围

　　（1）肺部分泌物引流，使痰液顺位向低处引流，易于咳出。

　　（2）十二指肠引流术，有利于胆汁引流。

　　（3）下肢骨折作跟骨、胫骨结节牵引时，利用人体重力作为反牵引力，达到牵引效果。

　　（4）妊娠时胎膜早破，防止脐带脱垂。可使膈肌上移，减轻腹压，提高宫口的位置，降低羊水流出的冲力，防止脐带滑入阴道内而致脐带脱出，避免危及胎儿生命。

　　2. 安置要点　患者仰卧，将枕头横立于床头，防止撞伤头部，床尾用木墩或其他支托物垫高 15～30cm（图 3-8）。十二指肠引流术患者身体略偏向右侧。此体位易使患者感到不适，使用时间不宜过长。颅内高压患者禁用此体位。

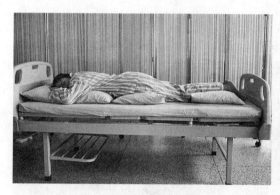
图 3-7　俯卧位

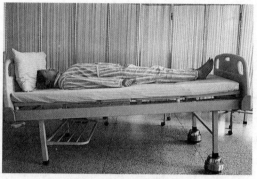
图 3-8　头低足高位

（七）头高足低位

　　1. 适用范围

　　（1）颈椎骨折进行颅骨牵引时，利用人体重力作反牵引力。

　　（2）颅脑手术后或颅脑损伤的患者，减低颅内压，预防脑水肿，并可减少颅内出血。

　　2. 安置要点　患者仰卧，床头用木墩或其他支托物垫高 15～30cm 或视病情而定，如使用电动床可调节整个床面向床尾倾斜，足下垫一软枕，防止患者足部触及床尾床栏（图 3-9）。

（八）膝胸位

　　1. 适用范围

　　（1）作肛门、直肠或乙状结肠镜检查及治疗。

　　（2）矫正胎儿臀位及子宫后倾。

　　（3）促进产后子宫复旧。

　　2. 安置要点　患者跪姿，两腿稍分开，两小腿平放床上，大腿与床面垂直，胸及膝部紧贴床面，腹部悬空，臀部翘起，头转向一侧，两臂屈肘放于头的两侧（图 3-10）。孕妇采取此卧位矫正胎位时，每次不应超过 15min，注意观察胎动情况。有心、肺、肾疾病的孕妇慎用此卧位。

（九）截石位

　　1. 适用范围

　　（1）会阴、肛门部位的检查、治疗或手术，如膀胱镜检、阴道冲洗或妇科检查等。

　　（2）产妇分娩。

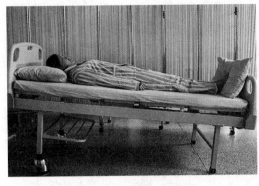

图 3-9　头高足低位

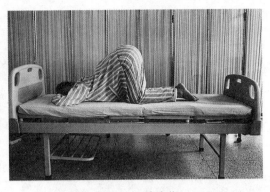

图 3-10　膝胸位

2. 安置要点　患者仰卧于检查台上，两腿分开放在支腿架上，双腿套入脚套，臀部齐床边，两手放在胸部或身体两侧（图 3-11）。操作中注意保暖和遮挡。

【评价】

1. 患者身体各部位和关节维持良好的功能位置。

2. 定时协助患者更换卧位，无压疮或其他与卧位有关的并发症发生。

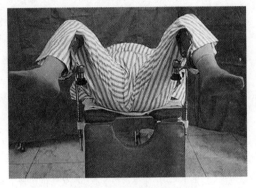

图 3-11　截石位

3. 患者和其家属对所取卧位目的充分理解，主动配合卧位安置。

4. 护士能运用人体力学原理，操作轻稳、节力、安全，多人操作时动作协调一致。

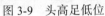
3-2 卧位安置要点

第三节　协助患者更换卧位的方法

患者由于疾病或治疗的限制，长期卧于一种姿势，无法自由翻身更换卧位，容易出现疲劳、精神萎靡、便秘、关节僵硬、肌肉萎缩等不良后果，更有甚者，还易造成压疮、坠积性肺炎等并发症。因此，护士应定时协助卧床患者翻身或协助患者恢复舒适卧位。

一、协助患者翻身法

【目的】

1. 协助因各种原因长期卧床，不能自行翻身的患者变换姿势，增进其舒适感。

2. 预防并发症，如压疮、坠积性肺炎等。

3. 满足治疗、护理的需要，如背部皮肤护理、便于更换床单或整理床单位。

【操作程序】

1. 评估

（1）患者一般情况：患者病情、年龄、体重、意识状态、生命体征、配合能力、局部皮肤受压情况、手术部位、伤口及引流情况、医嘱及诊断治疗要求。

（2）患者及家属认知反应：对更换卧位的作用和操作方法的了解程度、心理接受程度及患者配合度。

2. 计划

（1）护士准备：根据患者情况决定护士人数。护士应衣帽整洁，了解患者病情。

（2）患者准备：事先了解翻身的目的、过程和配合的注意事项。

（3）环境准备：整洁、安静、舒适，必要时进行遮挡。

（4）用物准备：软枕，根据患者意识状态准备床栏。

3. 实施（表 3-1）。

表 3-1　协助患者翻身法

操作流程	操作步骤	要点说明
核对解释	核对患者床号、姓名，向患者及其家属解释操作目的及配合要求	确认患者，取得合作
安置导管	移开床旁桌、椅，将各种导管及输液装置等安置妥当，必要时将盖被折叠至床尾或床的一侧	保证患者安全
协助翻身		根据患者病情、年龄、意识状态等选择护士人数
一人协助患者翻身法	适用于患儿或体重较轻的患者（图 3-12）护士站在患者左或右侧，将枕头移向对侧，必要时对侧加床栏。护士双脚前后分开，屈膝屈髋；将患者肩部、臀部分别移向护士侧床缘；一臂放在患者的臀下，另一臂放在患者的双脚踝下，再将双下肢移近并屈膝 一手扶肩部，一手扶膝部，轻轻将患者转向对侧，使患者背对护士	患者仰卧，双手放于胸腹部，双腿屈曲 让患者身体尽量靠近护士 注意节力原则
二人协助患者翻身法	适用于体重较重或病情较重的患者（图 3-13）两位护士站于床的同一侧，一人托住患者颈肩部和腰部，另一人托住患者臀部和腘窝处，两人同时将患者移向近侧，注意动作应轻稳，两人协调一致。 分别扶住患者的肩、腰、髋和膝部，同时将患者翻至对侧	两名护士操作时动作应保持协调一致，移动时应将患者抬起，避免拖、拉、拽现象
检查安置	按照侧卧位要求摆放体位，检查并安置患者肢体各关节处于功能位置，身上置有的多种导管保持通畅	安置患者处于功能位
整理记录	整理床单元，移回床旁桌椅，记录翻身时间和皮肤情况	注意记录皮肤情况，预防压疮的发生

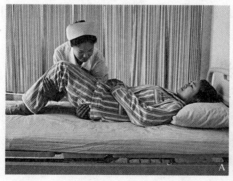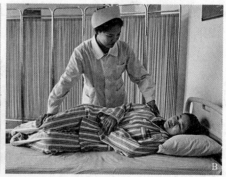

图 3-12　一人协助患者翻身

4. 评价

（1）护患沟通有效，患者积极配合。

（2）患者舒适、安全，无并发症产生。

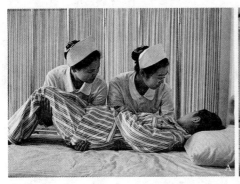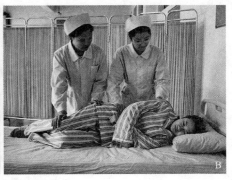

图 3-13　二人协助患者翻身

（3）患者及家属了解翻身的基本过程及技能。

（4）护士能运用人体力学原理，操作轻稳、节力、安全，多人操作动作协调一致。

【注意事项】

1. 操作中要注意患者安全，防止坠床。

2. 护士应注意节力原则。两名护士操作时动作应保持协调一致，移动时应将患者抬起，避免拖、拉、拽现象。

3. 根据患者病情及皮肤受压情况，确定翻身间隔时间。如患者皮肤有红肿或破溃时，应及时变换体位或增加翻身次数，同时做好记录。

4. 为特殊患者翻身时应注意

（1）患者身上置有各种导管：应先将导管安置妥当，翻身后检查各导管是否扭曲，保持导管通畅。

（2）手术后患者：翻身前先检查伤口敷料是否有潮湿或脱落的情况，若有应先换药后翻身。

（3）颅脑手术后的患者：一般只能卧于健侧或平卧。翻身时注意头部翻转动作要轻稳，头部翻动过剧可引起脑疝，压迫脑干，导致突然死亡。

（4）颈椎或颅骨牵引的患者：翻身时不可放松牵引，翻身后注意牵引位置、方向及牵引力是否正确。

（5）颈椎损伤患者，翻身时要固定好头部，沿纵轴向上略加牵引，保持头中立位，翻身时保持头、颈、躯干平行一致缓、慢移动。

（6）腰椎损伤的患者：翻身时注意保持身体平直，以维持脊柱的生理弯度，避免由于躯干扭曲加重损伤。

（7）石膏夹板固定或伤口较大的患者：翻身后应将患肢安放于适当位置，防止受压。

3-3 协助患者更换卧位

二、协助患者移向床头法

【目的】

协助滑向床尾而自己不能移动的患者移向床头，恢复正确而舒适的卧位。

【操作程序】

1. 评估

（1）患者一般情况：患者病情、年龄、体重、意识状态、生命体征、手术部位、伤口及引流情况、肢体肌力。

（2）患者及家属认知反应：对操作方法的了解程度、心理接受能力及患者配合度。

2．计划

（1）护士准备：根据患者情况决定护士人数。护士应衣帽整洁，了解患者病情。

（2）患者准备：事先了解移向床头的目的、过程和配合注意事项。

（3）用物准备：软枕。

（4）环境准备：整洁、安静、舒适，必要时进行遮挡。

3．实施（表3-2）。

表 3-2　协助患者移向床头法

操作流程	操作步骤	要点说明
核对解释	核对患者床号、姓名，向患者及其家属解释操作目的及配合要求	确认患者，取得合作
安置导管	移开床旁桌、椅，将各种导管及输液装置等安置妥当，必要时将盖被折叠至床尾或床的一侧。视病情放平床头和膝下支架，将枕头横立于床头，防止撞伤患者头部	保证患者安全
移动患者		根据病人病情、年龄、意识状态等选择护士人数
一人协助患者移向床头法	适用于体重较轻，能够配合的患者（图3-14） 患者仰卧屈膝，双脚蹬床面，双手握住床头栏杆，也可抓住床沿或搭在护士肩部 护士一手托在患者肩下，一手托住臀部 嘱患者脚蹬床面，双手协同用力，抬起上身上移，同时护士顺势抬起患者向床头移动	注意节力原则 让患者身体尽量靠近护士
二人协助患者移向床头法	适用于体重较重，不能配合移动的患者（图3-15） 患者仰卧屈膝，双手放于胸腹部 两位护士分别站在床的两侧，双手交叉托住患者颈肩部和臀部，同时行动，协调地将患者抬起，移向床头。或两人同侧，一人托住患者肩和腰部，另一人托住臀部及腘窝处，两人同时抬起患者移向床头	两名护士操作时动作应保持协调一致，移动时应将患者抬起，避免拖、拉、拽现象
整理归位	将枕头放回原位，视病情抬起床头和膝下支架，整理床单元，移回床旁桌椅	安置患者处于舒适安全的体位

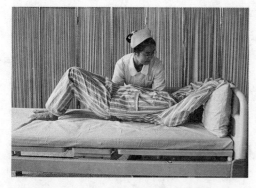

图 3-14　一人协助卧床者移向床头法

4．评价

（1）护患沟通有效，患者积极配合。

（2）患者舒适，无并发症产生。

（3）患者及其家属了解移向床头的基本过程及技能。

（4）护士能运用人体力学原理，操作轻稳、节力、安全，多人操作动作协调一致。

【注意事项】

1．护士操作中注意运用节力原则；两名护士操作时应交叉托住患者，便于患者体重平均分摊，保持平衡，并注意动作轻稳，保持协调一致。

2．移动患者时不可有拖、拉、推等动作，以减少患者与床之间的摩擦力，避免擦伤皮肤。

3．如有导管应安置妥当，防止脱落及扭曲。

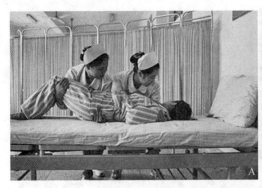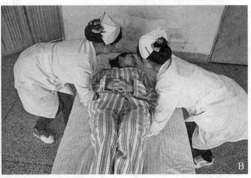

图 3-15 二人协助卧床者移向床头法

A. 两位护士站同侧；B. 两位护士站两侧

第四节 保护具的应用

保护具主要是用来限制患者身体或身体某部位的活动，以达到维护患者安全与治疗效果的各种器具。在临床中多用于易发生坠床、撞伤、抓伤或有自我伤害倾向的患者，如意识不清、躁动不安、未满 6 岁的儿童以及精神病患者等。

一、保护具常用种类

（一）床档

床档，也称床栏（图 3-16）。用于保护患者以防坠床。医院常用的床栏根据不同设计主要分为多功能床档、半自动床档、木栏床档。

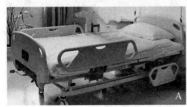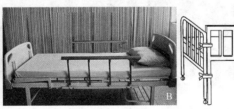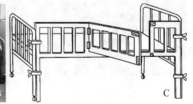

图 3-16 床档

A. 多功能床档；B. 半自动床档；C. 木栏床档

（二）约束带

约束带主要用于躁动不安或精神病患者，限制其失控的身体及肢体活动，或治疗时需要固定身体某部位，防止意外发生。根据使用部位的不同，可分为宽绷带约束带（图 3-17）、肩部约束带（图 3-18）、膝部约束带（图 3-19）。随着材料和设计的改进，约束带等保护具变得更为简便、实用，如利用尼龙搭扣约束带（图 3-20）代替系带，即方便又有利于分散局部的约束压力。

（三）支被架

支被架（图 3-21）主要用于肢体瘫痪或极度衰弱的患者，防止盖被压迫肢体而造成不适、足下垂和足尖压疮等；也可用于烧伤患者使用暴露疗法治疗，但需保暖时。

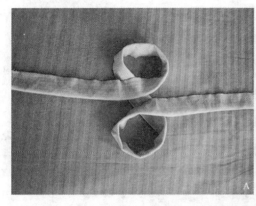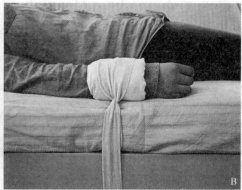

图 3-17　宽绷带约束带（双套结）

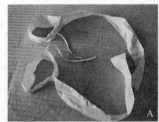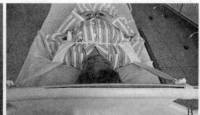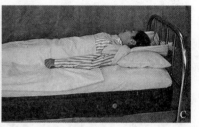

图 3-18　肩部约束带

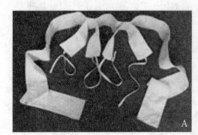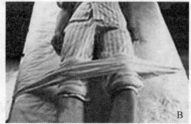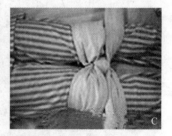

图 3-19　膝部约束带

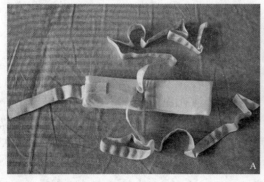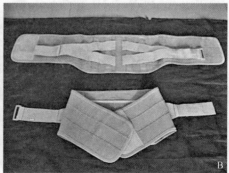

图 3-20　尼龙搭扣约束带

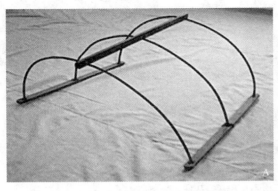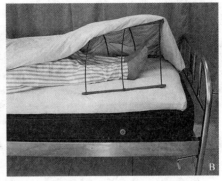

图 3-21　支被架

二、保护具使用技术

【目的】

1. 防止高热、谵妄、昏迷、躁动及危重患者因意识不清而发生坠床、撞伤及抓伤等意外，确保患者安全。

2. 确保治疗、护理的顺利进行。

【操作程序】

1. 评估

（1）患者的一般情况：患者病情、年龄、意识状态、生命体征、肢体活动及损伤情况，局部有无血液循环障碍、皮肤受损等。

（2）患者及家属的认知反应：对保护具使用的目的及方法的了解程度、心理接受能力及配合程度。

（3）需要保护具的种类、时间。

2. 计划

（1）护士准备：衣帽整洁，了解患者病情。

（2）患者准备：患者及其家属了解使用保护具的重要性、安全性，并能给予配合。

（3）用物准备：根据需要准备床栏、约束带、支被架和保护棉垫等。

（4）环境准备：整洁、安静、舒适、安全，温湿度适宜。

3. 实施（表 3-3）。

表 3-3　保护具的应用

操作流程	操作步骤	要点说明
核对解释	备齐用物至床旁，核对解释	确认患者，取得合作
保护具的使用		根据患者的具体情况选择保护具
床档	多功能床档：使用时可插入两边床沿防止患者坠床，不用时将床档插于床尾，当患者心搏呼吸骤停时还可垫于患者背部，在胸外心脏按压时使用	根据患者病情选择使用床档
	半自动床档：床栏可根据病情需要拉起或落下，同时可在床档上附加一配套横板作为桌子，以便患者在床上进餐或伏于其上休息	防止床档夹伤患者
	木栏床档：使用时将床栏稳妥固定于两侧床边，床档中间为活动门，操作时打开，用毕即关好	

续表

操作流程	操作步骤	要点说明
约束带	宽绷带约束：用于固定手腕及踝部，限制手、足活动，先用棉垫包裹手腕或踝部，再用宽绷带打成双套结，套在棉垫外稍拉紧，使其不脱出（松紧度以不影响肢体血循环为宜），然后将宽绷带固定于床缘（图3-17） 肩部约束带：用于固定肩部，限制患者坐起。①专用肩部约束带：用布制成两个袖筒，各宽8cm，长120cm，胸前订一细带。操作时，将患者两侧肩部分别套进袖筒，腋窝垫棉垫，两袖筒上的细带子于胸前打结固定，将下面两条较宽的长带系于床头。必要时枕头横立床头。②用大单替代：把大单斜着折成长条放在患者的肩背部下，将带的两端由腋下经肩前绕至肩后，从横在肩下的单子上穿出，再将两端系于床头横栏上。必要时枕头横立床头（图3-18） 膝部约束带：常用于固定膝部，限制患者下肢活动。①专用膝部约束带：宽10cm，长250cm，用布制成。操作时，两膝衬棉垫，将约束带横放于两膝上，宽带下的两头带各缚住一侧膝关节，然后将宽带两端系于床缘。②用大单替代：将大单斜着折成30cm宽的长条，横放在两膝下，拉着宽带的两端向内侧压盖在膝上，并穿过膝下的横带，拉向外侧使之压住膝部，将两端系于床缘（图3-19） 尼龙搭扣约束带：用于固定手腕、上臂、踝部、膝部，约束带由尼龙搭扣和宽布带构成，操作时，在被约束部位衬棉垫，将约束带置于关节处，对合尼龙搭扣，松紧度要适宜，然后将带子系于床缘（图3-20）	保证患者约束好的肢体处于功能位 约束过程中患者不发生其他损伤
支被架	根据需保护的部位及损伤的大小选择合适的支被架，使用时将支被架罩于防止受压的部位，盖好盖被（图3-21）	使用过程中应注意观察

4. 评价

（1）患者及其家属了解使用保护具的原因和目的，能理解并配合。

（2）患者肢体处于功能位，无血液循环不良、皮肤破损、骨折等意外发生。

（3）能满足患者身体的基本需要，并保证患者的安全和舒适。

（4）各项检查、治疗、护理能够顺利进行。

【注意事项】

1. 严格掌握保护具的使用指征，如非必须使用，则尽可能不用，维护患者自尊。必须使用应向患者及其家属说明使用保护具的原因、目的和方法，以取得患者及其家属的同意及配合，使用时做好心理护理。

2. 保护具只能短期使用，使用时应维持患者肢体的功能位置，保障患者肢体的活动度。

3. 使用约束带时，带下必须垫软垫并保证松紧适宜，以能伸进一、二根手指为宜。

4. 密切观察被约束肢体的温度、颜色、活动及感觉，若发现肢体苍白、麻木、冰冷时应立即放松约束带；需长时间约束者，应定期放松约束带，一般每2小时放松一次，并协助患者翻身及活动肢体，必要时给予局部按摩，促进血液循环。

5. 使用约束带时，呼叫器开关应放于患者或其家属手可触及处，确保可以随时呼叫护士。

6. 记录使用保护具的原因、目的、时间、部位、每次观察的结果，及执行护理措施情况和解除约束的时间。

3-4 保护具的使用

知识链接

"丁"字鞋在骨外科中的应用

　　"丁"字鞋在骨外科的应用非常广泛。如各种原因引起的股骨粗隆间骨折、股骨头、股骨颈骨折或合并腓总神经损伤者及人工髋关节、人工股骨头置换术后等需要患肢保持外展中立位的患者，均需常规穿"丁"字鞋固定患肢，以防足下垂、足内旋、足外旋、关节僵直和肌肉萎缩、假体脱位、畸形愈合等并发症（图 3-22）。

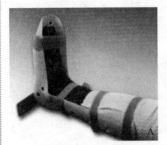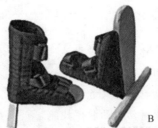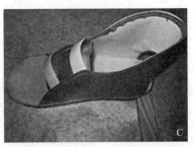

图 3-22　各种"丁"字鞋

思考题

1. 患者，男性，56 岁。因肝癌晚期入院治疗，患者入院后进行体格检查，为肝硬化失代偿期伴上消化道出血，患者入院时出血 800ml，面色苍白，脉搏细速。

    请问：

    （1）护士将其安置为中凹卧位，其目的是什么？

    （2）入院第 3 天，患者出现烦躁不安，意识不清。护士为其使用约束带，目的是什么？

    （3）护士为患者使用约束带时，应注意什么？

2. 患者，女性，48 岁。因多急性胆囊炎住院，今上午拟在全麻下行胆囊切除术。

    请问：

    （1）术前准备做留置导尿，护士应指导患者取何种卧位？

    （2）手术后，患者平安返回病房，全身麻醉未清醒，此时应为患者安置何种卧位？

    （3）术后协助患者翻身，并在协助将患者移向床头时，应注意什么？

    （4）术后第 2 天，患者一般情况较好，护士应协助其取何种卧位？为什么？

思路解析

考一考

（淳　玲）

第 **4** 章

休息与活动

📖 **学习目标**

1. 掌握休息的条件、促进患者休息的护理措施；对患者活动的指导和护理。
2. 熟悉活动受限的原因以及对机体的影响。
3. 了解休息的概念，休息与活动的意义。
4. 具备促进患者睡眠、协助患者活动的护理技能。
5. 具有良好的人文素养和职业道德。

在正常人的生活中，休息与活动是必不可少的。对健康人而言，适当的休息与活动能维持人体健康，使其处于最佳的生理和心理状态；对患者而言，适当的休息与活动是减轻病痛，促进康复的基本条件。因此，评估护理对象休息与活动的状况，减少疾病对休息和活动的影响，帮助患者维持休息和活动的动态平衡，成为护士的重要职责之一。

第一节　休息及睡眠

情景导入　　患者，男性，50岁，肝癌术后第1天，患者主诉伤口疼痛，并称病区噪音大，夜间难以入睡。

请思考：
1. 该患者要想获得良好的休息，需要哪些条件？
2. 导致该患者睡眠出现障碍的原因有哪些？
3. 护士可采取哪些护理措施以促进该患者睡眠？

休息（rest）是指在一定时间内相对地减少活动，使人从生理和心理上得到松弛，消除或减轻疲劳，恢复精力的过程。休息代表了一种精神放松、没有焦虑且身心平静的状态。

休息的方式有很多，对于不同的人来说，获得休息的方式也不同。所以，广义的休息既包括体力的恢复，也包括精神的放松。不同年龄、不同工作方式的人所采取的休息方式也不尽相同，但在所有的休息方式中，睡眠是最常见，也是最重要的一种，睡眠质量的好坏会直接影响休息的质量。

一、休息的意义

每个人都有休息的需要，充足的休息是维持机体身心健康的必要条件，是促进疾病康复的重要措施。休息对维护健康具有重要的意义，具体表现为：①可以减少能量的消耗，促进蛋白质的合成及组织修复；②可减轻或消除疲劳，缓解精神紧张和压力；③可以维持机体生理调节的规律性；④可以促进机体正常的生长发育。休息的方式因人而异，它取决于个体的年龄、健康状况、工作性质和生活方式等因素。无论采取何种方式，只要达到缓解疲劳、减轻压力、促进身心舒适和精力恢复的目的，就是有效的休息。

二、休息的条件

要获得良好的休息，至少需要满足以下 4 个条件。

（一）生理的舒适

生理的舒适对于促进放松有重要的作用。因此，对患者而言，消除不适的来源，减轻不适的感觉，如控制疼痛，对提高休息的质量有相当重要的作用。此外，满足个体的卫生需求、保暖等措施也可以提升个体的舒适程度。

（二）心理的放松

个体的心理状态同样会影响休息的质量。个体患病时通常会伴有情绪、行为及日常生活形态方面的变化，难以适应疾病给自身及家庭带来的各种不利影响。患者会出现恐惧、焦虑、烦躁不安、抑郁、沮丧、依赖等情绪变化和精神压力，这些都会直接影响患者的休息和睡眠型态。

（三）环境的适宜

医院的物理环境是影响患者休息的重要因素，环境性质可以决定患者的心理状态。环境中的空间、温度、湿度、光线、色彩、空气和声音等对患者的休息均有不同程度的影响。医疗卫生服务机构在设计病区时应全面考虑这些因素，积极为患者创造一个舒适的环境。

（四）睡眠的充足

充足的睡眠是获得良好休息的最基本条件。睡眠时间和质量是影响休息的重要因素，无论患者属于原发性睡眠障碍或住院后的继发性睡眠障碍，都可以引起睡眠时间的不足或质量的下降，从而影响患者的休息和疾病的康复。

三、睡　　眠

睡眠（sleep）是与觉醒交替循环的生理过程。睡眠是各种休息形式中最重要的一种，任何人都需要睡眠，通过睡眠可以使人的精力和体力得到恢复，可以保持良好的觉醒状态，这样人才能精力充沛地从事劳动或其他活动。睡眠对于维持人类的健康，尤其是促进疾病的康复，具有十分重要的意义。

过去，人们认为睡眠是一种"均匀安静的状态"，肌肉极度放松，对周围事物失去反应能力。但后来的研究结果表明，睡眠是一种知觉的特殊状态，由不同时相组成，睡眠时个体对周围环境的反应能力降低，但并未完全消失，人在睡眠中对特殊刺激会产生选择性的知觉。

（一）睡眠的评估

1. 影响睡眠因素的评估

（1）年龄因素：通常睡眠时间与年龄成反比，随着年龄的增长，个体的睡眠时间逐渐减少。

（2）生理因素：常见的生理性因素有以下几个方面。①内分泌变化，如妇女月经期常有嗜睡的现象；②过度疲劳会导致无法入睡；③当正常人因时差、轮班等原因导致昼夜性节律被扰乱时，会影响睡眠；④晚餐吃得过多、过于油腻或辛辣会导致消化不良继而影响睡眠。

（3）心理因素：由疾病的压力或其他生活中的矛盾和困难所造成的恐惧、焦虑、喜悦、悲哀、激动、紧张等情绪状态都会影响睡眠。患者可能努力想睡却无法入眠、或出现睡眠周期中经常觉醒或睡眠过多的现象。持续性的情绪应激可导致不良睡眠习惯的形成。

（4）病理因素：几乎所有的疾病都会影响原有的睡眠型态。患病的人需要更多的睡眠时间，因躯体疾病造成的不适、疼痛、心悸、呼吸困难、瘙痒、恶心、发热、尿频等症状均会影响正常的睡眠。此外，80%的失眠与精神障碍、精神疾病有关，如神经衰弱、精神分裂症、焦虑症、抑郁症等，同时可伴有中枢交感和胆碱能活动平衡紊乱，影响大脑对睡眠的调节功能。

（5）环境因素：睡眠的物理环境对睡眠的发动和保持有重要影响。良好的通风、温和的光线、适宜的湿度和安静的环境通常是高品质睡眠所必需的。此外，床的大小、软硬度、稳定性、和位置也会影响睡眠。研究发现，在新环境中慢波睡眠和快波睡眠的比例会发生变化，睡眠时间延长，快波睡眠会减少，觉醒次数会增加等。

（6）药物因素：药物会影响睡眠型态。长期使用安眠药物可导致药物依赖，对睡眠最终的作用可能弊大于利。应用利尿药可能会因为引起夜尿增多而影响睡眠。此外，乙醇和咖啡因也会影响睡眠。

（7）食物因素：一些食物及饮料的摄入也会影响睡眠。含有较多 L- 色氨酸的食物，如乳制品、豆类，肉类能促进入睡，缩短入睡时间，是天然的催眠剂。少量饮酒能促进放松和睡眠，可加速入睡，但大量饮酒会抑制脑干维持睡眠的功能，干扰睡眠结构，使睡眠变浅。浓茶、咖啡及可乐中含有咖啡因，饮用后使人兴奋难以入睡或易醒，而且总睡眠时间缩短，对睡眠不好的人应限制摄入，尤其在睡前 4h 应避免饮用。

（8）生活方式与个人习惯：长期处于紧张忙碌的工作状态，生活无规律，缺乏适当的运动和休息，或者长期处于单调乏味的生活环境中，缺少必要的刺激，都会影响睡眠的质量。良好的睡前习惯，如洗热水澡、喝牛奶、阅读报纸、听音乐等均有助于睡眠。不良的睡眠习惯，如处于饥饿、进食过度、饮水过多等都会影响睡眠的质量。

2. 睡眠障碍的评估　睡眠障碍是指睡眠质量异常，或在睡眠时出现某些临床症状，也包括正常入睡或保持正常睡眠能力的障碍，如睡眠减少或睡眠过多，以及异常的睡眠相关行为等。

（1）失眠：失眠是临床上最常见的睡眠障碍，是一种个体长期存在入睡和维持睡眠的困难（多醒、多梦、睡不深、早醒）或低质量睡眠的症状。根据引起失眠的原因不同，可分为原发性失眠与继发性失眠。原发性失眠，即失眠症；继发性失眠是由生理、心理或环境的因素引起的短暂失眠，可见于下列情况：①躯体因素引起的失眠；②精神因素引起的失眠；③环境因素引起的失眠；④药物因素引起的失眠，如利血平、苯丙胺、甲状腺素、氨茶碱等可引起失眠，停药后失眠即可消失。此外，长期不当地使用安眠药会造成药物依赖性失眠；⑤大脑弥散性病变引起的失眠。

（2）发作性睡眠：是一种特殊的睡眠障碍，指不可抗拒的突然发生的睡眠，并伴有猝倒、睡眠瘫痪和入睡幻觉。其特点是不能控制的短时间嗜睡，发作时患者可由清醒状态直接进入快波睡眠，睡眠与正常睡眠相似，脑电图亦呈正常的睡眠波形。单调的工作、安静的环境以及餐后易诱发。一般睡眠程度不深，易唤醒，但醒后又很快入睡。一天可发作数次至数十次不等，持续时间一般为十几分钟。猝倒是发作性睡眠最危险的并发症，约有 70% 的发作性睡眠患者会出现猝倒现象，发作时意识清晰，躯干及肢体肌张力突然低下而猝倒，导致严重的跌伤，一般持续 1～2min。发作性睡眠属于快波睡眠障碍，医护人员应正确地认识和处理发作性睡眠，不应将患者视为懒惰或情绪不稳定。对发作性睡眠的患者，应选择药物治疗，护士应指导患者学会自我保护，注意发作前兆；告诫患者禁止从事高空、驾车及水上作业等工作，避免发生危险。

（3）睡眠过度：是指睡眠时间过多或处于想睡的状态，表现为过多的睡眠，可持续数小时或几天，难以唤醒。睡眠过度可发生于多种脑部疾病，如脑血管疾病、脑外伤、脑炎、第三脑室底部和蝶鞍附近的脑瘤等，也可见于糖尿病、镇静药使用过量等，还可见于严重的抑郁、焦虑等心理疾病，患者通过睡眠逃避日常生活的紧张和压力。

（4）睡眠呼吸暂停：是以睡眠中呼吸反复停顿为特征的一组综合征，每次停顿10s及以上，每小时停顿次数通常在20次以上，临床上表现为时醒时睡，并伴有动脉血氧饱和度降低、低氧血症、高血压及肺动脉高压。睡眠呼吸暂停可分为中枢性、阻塞性和混合型呼吸暂停3种类型。目前认为中枢性呼吸暂停是由于中枢神经系统功能不良造成的，可能是与快波睡眠有关的脑干呼吸机能失调所导致的。阻塞性呼吸暂停发生在严重、频繁、用力地打鼾或喘息之后。打鼾在肥胖者中更为多见，几率为正常人的3倍。混合型睡眠呼吸暂停包含中枢性和阻塞性所具有的特征。睡眠呼吸暂停的危险因素包括肥胖、颈围增加、颅面部畸形、甲状腺功能减退和肢端肥大症等。研究表明，睡眠呼吸暂停是心血管疾病的危险因素，与高血压之间存在因果关系。对于睡眠呼吸暂停的患者，护士应指导其采取正确的睡眠姿势，以保证呼吸道通畅。

（5）睡眠剥夺：是睡眠时间和睡眠时相的减少或损失的一种睡眠状态。一般成年人持续觉醒15～16h，便可称为睡眠剥夺。在实际生活中，睡眠剥夺是许多人尚未认识到的一种常见公共健康问题。目前的研究发现，可能有1/3或以上的人因睡眠剥夺而罹患嗜睡。睡眠剥夺可引起睡眠不足综合征，出现心理、认知、行为等方面的异常表现。

（6）梦游症：梦游症又称夜游症、梦行症或睡行症。主要见于儿童，以男性多见，随着年龄的增长症状逐渐消失，提示该症为中枢神经成熟延缓所致。发作时患者于睡眠中在床上或床下活动，甚至到室外活动，面无表情，动作笨拙，走路不稳，喃喃自语，偶尔可见较复杂的动作如穿衣，每次发作持续数分钟后又上床睡觉，在活动过程中可含糊回答他人的提问，也可被强烈的刺激惊醒，醒后对所进行的活动不能回忆。对梦游症患者，应采取各种防护措施，将室内危险物品移走并锁门，避免发生危险。

（7）梦魇：表现为睡眠时出现噩梦，梦中见到可怕的景象或遭遇可怕的事情。如被猛兽追赶，突然跌落悬崖等，因而呼叫呻吟、突然惊醒，醒后仍有短暂模糊的意识，情绪紧张、心悸、面色苍白或出冷汗等。对梦境中的内容能回忆片断，发作后依然可入睡。常见原因有白天受到惊吓、过度兴奋，胸前受压、呼吸道不畅，或晚餐过饱引起胃部膨胀感等。梦魇发生于快速动眼期睡眠，长期服用抑制快速动眼期睡眠的镇静安眠药后突然停药后也可出现。梦魇多为暂时性的，一般不会带来严重后果，但若持续梦魇，则应予以重视。

（8）其他：如遗尿，多见于儿童，常在日间或夜间反复出现不自主的排尿，多与大脑发育尚未完善有关。一般随着年龄增长会逐渐消失。睡前饮水过多或过度兴奋也可诱发遗尿。

（二）促进睡眠的护理措施

1. 满足患者生理舒适的需要　只有在舒适和放松的前提下才能保持良好的睡眠，因此，护士应积极采取措施从根本上帮助患者消除影响躯体舒适的因素。在睡前协助患者完成个人卫生处置，做好晚间护理，避免不洁对身体的刺激和对舒适度的影响，查看身体上的引流管、牵引线、敷料等是否安置妥当，指导患者选取舒适的睡眠姿势，放松肌肉，保证呼吸道的通畅，为其控制疼痛并减轻躯体各种不适症状。

2. 满足患者心理舒适的需要　护士要善于观察，及时发现和了解患者的心理变化，找出影响患者睡眠的心理因素，通过有效沟通、正确引导，帮助患者消除恐惧、焦虑的情绪状态，协助其恢复平静、稳定的心态，建立对治疗的信心，这都有利于提高休息和睡眠的质量。当患者感到焦虑不安时，不要强迫其入睡，这样会加重失眠。如果患者入睡困难，护士应尽量转移患者对失眠问题的注意力，指导患者做一些放松活动来促进睡眠。针对不同年龄患者的心理特点制定个性化的护理措施。

3. 创造良好的睡眠环境　护士应尽可能根据患者的习惯，为其创造清洁、通风、干净、温湿度适宜、光线幽暗、没有噪音的良好的睡眠环境，护士可以将多人合住病区内患者之间的帘子拉起，调暗病室的灯光，有计划地安排护理工作，尽量减少打扰患者睡眠，在查房时做到走路轻、开房门动作轻，并尽量减少晚间交谈以降低环境对睡眠的影响。

4. 建立良好的睡眠习惯　鼓励、指导患者建立良好的生活方式和睡眠习惯，帮助患者消除影响睡眠的自身因素。良好的睡眠习惯包括：①根据人体生物节律性调整作息时间，合理安排日间活动，白天应适当锻炼，中午适当午休，晚间固定就寝时间；②睡前可饮用一杯热牛奶或进食少量易消化的食物，防止因饥饿而影响睡眠，但应避免饮用浓茶、咖啡、碳酸饮料以及含酒精的刺激性饮料或摄入大量不易消化的食物；③睡前可洗热水澡，根据个人爱好选择短时间的阅读、听音乐或做放松操等方式促进睡眠，视听内容要轻松、柔和，避免身心受到强烈刺激而影响睡眠。

5. 合理使用药物　对使用助睡眠药的患者，护士必须掌握药物的种类、性能、使用方法及副作用等，并注意观察患者在服药期间的睡眠情况及身心反应，但须注意防止患者产生药物依赖性和抗药性。

目前，临床上最常用的镇静、催眠、抗焦虑药为苯二氮䓬类，如地西泮（安定）、硝西泮（硝基安定）、艾司唑仑（舒乐安定）等，地西泮可明显缩短入睡时间，延长睡眠持续时间，减少觉醒次数。由于其安全范围较大，副作用较小，而广泛地应用于失眠症的临床治疗。但长期该药可产生依赖性和耐受性，停用后会出现戒断症状，如失眠、焦虑、兴奋、感冒样症状、心动过速、呕吐、出汗、震颤、感觉障碍，甚至引起惊厥，因此不宜长期服用，疗程一般控制在4周以内，并尽可能使用控制症状的最低剂量。老年人应慎用苯二氮䓬类药物，以防产生共济失调、意识模糊、反常运动、幻觉、呼吸抑制以及肌无力等。

在服用此类药物过程中，护士应对患者做好健康教育：①服药期间，不宜饮酒或同时服用中枢神经抑制药，否则会导致中枢抑制加重；②服药期间，不宜饮用含有咖啡因的物质，如茶叶和咖啡中含有咖啡因，同时服用会与地西泮发生药理拮抗而降低药效；③服药期间禁止患者吸烟，吸烟可使苯二氮䓬类药物在体内的半衰期缩短，镇静作用减弱，从而影响疗效。

4-1 睡眠

第二节　活　动

情景导入　患者，男性，76岁。因脑出血偏瘫入院治疗半月余，病情现已初步得到控制，但患者自觉右侧肢体无力，右下肢可水平移动和上抬，但不能承重，关节活动范围明显缩小。

请思考：
1. 该患者右下肢的肌力为几级？
2. 该患者目前的情况可能会导致哪些并发症？
3. 护士应采取哪些措施预防上述并发症？

　　活动（mobility）是人与生俱来的能力，也是人生存发展的基本需要之一，对维持健康非常重要。动物需要靠四处活动来寻觅食物，植物需要靠根系的活动吸收水分。人类也是如此，人们通过饮水、进食、呼吸、排泄等活动来满足基本的生理需要；通过人际交往满足爱与归属的需要；通过思考、学习维持意识和智力的发展；通过工作满足自我实现的需要。活动对维持健康的意义具体表现在以下四方面：①维持良好的肌张力，增加关节的灵活性，增强全身的协调性，增强运动系统的功能；②可以促进消化，预防便秘，控制体重，避免肥胖，减少慢性疾病的发生；③加速血液循环，增强心肺功能，提高机体氧合能力；④缓解心理压力，促进身心放松，有效改善睡眠，并能延缓老化进程。

　　由此可见，活动是个体维持身心健康的最基本条件之一。患者因病导致活动能力下降或丧失，而活动能力的下降和丧失转而又引发更多的健康问题，如被迫卧床不能活动的患者会产生关节僵硬、便秘等问题；肢体残缺的患者会导致个体的自我概念发生变化，产生自卑、抑郁、敏感等心理问题。因此，护士除了协助患者很好地休息之外，还要从患者身心需要出发，协助患者适当合理地活动，以预防各种并发症，促进早日康复。

一、活动受限的原因

　　活动受限是指身体的活动能力或身体任何一部分的活动由于某些原因受到限制。造成活动受限的原因很多，常见的有以下几个方面。

（一）疼痛

　　剧烈的疼痛往往限制了相应部位的活动。最常见的是手术后，患者因手术切口疼痛而不敢活动；类风湿性关节炎患者为避免关节活动时的疼痛，会被迫地减少活动。

（二）损伤

　　运动、神经系统功能受损，可造成暂时的或永久性的运动功能障碍，如脑血管意外、脊髓损伤造成的中枢性神经功能损伤，导致受损神经支配部分的躯体出现运动障碍。肌肉、骨骼和关节的器质性损伤，会导致活动能力的下降。此外，肌肉萎缩、重症肌无力的患者也会出现明显的活动受限，甚至不能活动。

（三）残疾

　　肢体的先天畸形或残疾导致的运动系统结构改变，会直接或间接地限制正常的活动。另外，由于疾病造成的关节肿胀、增生、变形等也会影响机体的活动。

（四）营养障碍

　　由于疾病造成严重营养不良、虚弱、疲乏等症状的患者，因不能提供身体活动所需的能量而活动无力。相反，营养过剩导致的过度肥胖患者也会出现身体活动受限。

（五）精神因素

　　某些精神病患者或极度忧郁者，由于精神紊乱，脱离了正常的思维活动，其机体活动能力也会下降，如抑郁性精神分裂症患者、木僵患者等，正常活动明显减少。

（六）医护措施的实施

　　为治疗某些疾病而采取的医护措施有时也会限制患者的活动。如骨折患者在实施牵引过程中或使用石膏绷带固定后，其活动范围会受到限制；大面积心肌梗死患者早期需要绝对卧床休息；为防止躁动患者坠床、抓伤等意外，需按照相关程序采用必要的约束。

二、活动受限对机体的影响

由于活动受限，人在生理、心理、社会交往方面都会受到影响，活动受限的程度越重，影响越大。

（一）对皮肤的影响

活动受限或长期卧床患者，皮肤抵抗力下降，易导致皮肤受损，甚至形成压疮。

（二）对运动系统的影响

人体肌肉组织、骨骼、关节长期处于活动受限的状态，会导致下列情况的出现：①腰背痛；②肌张力减弱、肌肉萎缩；③骨质疏松、骨骼变形，严重时会发生病理性骨折；④关节僵硬、挛缩、变形，出现足尖下垂、髋关节外旋、垂腕和关节活动范围缩小。

（三）对心血管系统的影响

长期卧床不活动，对心血管系统的影响主要是引起体位性低血压和静脉血栓两大并发症。

1. **体位性低血压**　是指患者从卧位到坐位或直立位时，或长时间站立出现血压突然下降超过20mmHg，并伴有头晕、视物模糊、乏力、恶心等症状。长期卧床的患者，第一次起床时常会感到眩晕、心悸、虚弱无力。发生这种现象的主要原因是全身肌肉张力下降，骨骼肌肉收缩，导致静脉血回流的能力降低。同时，由于神经血管能力降低，患者直立时，血管不能及时收缩维持血压，机体会出现交感神经兴奋症状，从而出现冷汗苍白，烦躁不安等低血压的现象。

2. **静脉血栓**　是静脉的一种急性非化脓性炎症，并伴有继发性血管腔内血栓形成的疾病。病变主要累及四肢浅静脉和下肢深静脉。长期卧床，腿部肌肉收缩减少会导致下肢静脉血液的淤积。卧床患者通常有不同程度的脱水，这会引起血液凝固性增加，此外卧床患者血液中钙离子浓度增加，也可激活凝血酶原系统，使血液凝固性增加。同时，因为缺少肢体活动，下肢深静脉血流缓慢，影响了深静脉的血液循环，如果血液循环不良的时间超过机体组织受损的代偿时间，就会发生血管内膜受损，进一步促进血栓的形成。血栓的整体或部分可以脱落，形成栓子，随血流运行，引起栓塞。最危险的情况是血栓脱落栓塞于肺部血管，导致肺动脉栓塞。

（四）对呼吸系统的影响

长期卧床对呼吸系统的影响主要表现为限制有效通气和影响呼吸道分泌物的排出，最终导致二氧化碳潴留和坠积性肺炎的发生。前者的原因是患者长期卧床，肺底部长期处于充血、淤血状态，肺部扩张受限，有效通气减少，影响氧气的正常交换，导致二氧化碳潴留，严重时会出现呼吸性酸中毒。此外，长期卧床患者大多处于衰竭状态，全身肌肉无力，呼吸肌运动能力减弱，胸廓与横膈运动受限，无力进行有效的深呼吸，加之患者无力咳嗽，不能将痰液咳出，致使呼吸道内分泌物排出困难，痰液大量蓄积，并因重力作用流向肺底，如果不及时处理，则会造成肺部感染，导致坠积性肺炎。因此，对长期卧床的患者要定时翻身、拍背，保持呼吸道通畅和肺正常的通气功能，避免坠积性肺炎的发生。

（五）对消化系统的影响

由于活动量的减少和疾病的消耗，患者常出现食欲下降、厌食等，摄入的营养物质减少，不能满足机体需要，导致负氮平衡，甚至出现严重的营养不良。长期卧床还会减慢胃肠道的蠕动，加之患者摄入的水分和纤维素减少，患者容易发生便秘，由于胃肠蠕动减弱，辅助排便的腹部和会阴肌肉张力下降，严重时出现粪便嵌塞，使排便更加困难。

（六）对泌尿系统的影响

活动受限可引起排尿困难、尿潴留、尿路结石和泌尿系统感染。正常情况下，人处于站姿或坐姿时，能使会阴部肌肉放松，有助于尿液的排出。当患者长期卧床时，由于其排尿姿势的改变，会影响正常的排尿活动，出现排尿困难，若排尿困难长期存在，膀胱膨胀造成逼尿肌过度伸展，机体对膀胱胀满的感受性变差，会形成尿液潴留。由于机体活动量减少，尿液中的钙、磷浓度增高，加之同时伴有尿液潴留，进而可形成泌尿道结石。另外，由于尿液潴留，正常排尿对尿道的冲洗作用减少，细菌大量繁殖，致病菌可由尿道口逆行进入到膀胱、输尿管、肾，造成泌尿系感染。

（七）对心理社会的影响

活动受限可使患者产生情感、行为、感觉和应对方面的变化，以及家庭和社会功能的减退。长期卧床，往往会给患者带来一系列的心理、社会方面的问题。患者常出现焦虑、恐惧、挫折感、失眠、自尊改变等。有些制动患者甚至会产生愤怒情绪，在行为上表现出敌对好斗的状态；另一些患者会变得胆怯畏缩，或出现定向力障碍，不能辨别时间、地点、方向等。由于疾病的影响，部分患者会造成身体残疾无法就业，面临经济困难。这些都会给患者带来心理、社会方面的不利影响。

三、满足患者活动需要的护理

患者活动量的减少，也许暂时对疾病的恢复有一定的益处，但同时也会给机体带来不利的影响，特别是长期卧床的患者，会引起多个系统的并发症，不仅影响正常的生理活动，还会加重原有疾病。所以，正确地评估患者的活动状态，并根据患者的活动需要制订相适应的活动计划，指导患者进行适当的活动，对促进疾病康复、减少并发症是非常重要的。

（一）评估

评估患者活动需要主要包括以下 8 个方面。

1. 患者的一般资料　一般资料包括患者的年龄、性别、文化程度和职业等。对于患者活动状况的评估，首先应考虑患者的年龄，年龄是决定机体对活动的需要及耐受程度的重要因素之一；性别会在活动方式和活动强度上产生差异；文化程度和职业可以帮助护士分析和预测患者对活动的态度和兴趣。护士在制订活动计划时应全面考虑上述因素，选择适合患者的活动方式，提高护理措施的针对性。

2. 患者的心肺功能水平　活动会增加机体对氧气的需求量，机体出现代偿性呼吸和心率加快、血压升高，给呼吸和循环系统带来压力和负担，当患者有循环系统或呼吸系统疾病时，不恰当的活动会加重原有疾病，甚至会发生心搏骤停。因此，活动前应评估患者血压、心率、呼吸等指标，根据其心肺功能确定活动负荷量的安全范围，活动过程中根据患者的反应及时调整活动量的大小。

3. 患者的骨骼肌肉状态　机体要进行正常的活动，既要有健康的骨骼组织，还应具备良好的肌力。肌力是指肌肉的收缩力量，可以通过机体收缩特定肌肉群的能力来判断肌力。肌力一般分为以下 6 级。

0 级：完全瘫痪、肌力完全丧失。

1 级：可见肌肉轻微收缩，但无肢体活动。

2 级：肢体可移动位置，但不能抬起。

3级：肢体能上抬，但不能对抗阻力。

4级：肢体能作对抗阻力的运动，但肌力减弱。

5级：肌力正常。

4. 患者的关节功能状态　在评估关节的功能状态时，要根据疾病和卧床对关节的具体影响进行评估，通过患者自己移动关节的主动运动和护士协助患者移动关节的被动运动，观察关节是否有肿胀、僵硬、变形，关节活动范围有无受限，活动时关节有无声响或疼痛不适等。

5. 患者的躯体活动能力　通过对患者日常活动情况的观察来判断其活动能力，如观察患者的行走、穿衣、洗漱、如厕等活动，对其完成情况进行综合评价。躯体活动功能一般分为以下5级。

0级：完全能独立，可自由活动。

1级：需要使用设备或器械（如拐杖）。

2级：需要他人的帮助、监护。

3级：既需要他人的帮助，也需要设备和器械。

4级：完全不能独立，不能参加活动。

6. 目前的患病情况　了解患者目前的患病情况，对其活动能力的评估十分重要。因为疾病的性质和严重程度决定了机体活动受限的程度。对其进行评估有助于合理地安排患者的活动量及活动方式。如患者截瘫、昏迷、大手术后等，活动几乎完全受限，则应采取由护士协助为主的被动运动方式，早期预防因长期卧床对机体造成的并发症。如果为慢性疾病或其他较轻的疾病或处于疾病恢复后期，病情对活动的影响较小，护士则应鼓励患者坚持进行主动运动，以促进疾病的康复。另外，护士还应考虑到患者的治疗需要，如骨折牵引患者要求制动，这就需要医护人员正确处理肢体活动与制动的关系，制订合理的护理措施。

7. 活动型态　了解患者的活动型态、活动量及活动后机体的反应，如下床走动的时间和距离，活动后有无呼吸困难、心率加快，血压有无异常改变，活动停止3min后心率是否恢复等，以判断活动程度与整个机体状况是否相适应。

8. 心理社会状况　了解患者的心理社会状况，对活动的完成具有重要意义。患者情绪低落，对活动缺乏热情，甚至产生厌倦或恐惧心理时，会严重影响活动的进行和预期效果。所以，评估患者的心理状态，使患者保持愉快的心情以及对活动的兴趣，是确保完成高质量活动的前提。另外，患者家属的态度和行为也会影响患者的心理状态，所以，护士还应告知家属给予患者充分的鼓励和支持，帮助患者建立广泛的社会支持系统，共同完成护理计划。

（二）协助患者活动

根据患者的年龄、活动能力和疾病情况等选择适宜的活动方式。活动对大多数人来说均有益于健康，但如果缺乏科学的依据和正确的方式则会对健康带来不利影响，甚至会给身体造成严重伤害。

1. 关节活动度练习　关节活动度（range of motion，ROM）是指关节运动时所形成的运动弧，常以度数表示，亦称关节活动范围。关节活动度练习简称为ROM练习，是指根据每一特定关节可活动的范围，通过应用主动或被动的练习方法，维持关节正常的活动度，恢复和改善关节功能的锻炼方法。由个体独立完成的称为主动性ROM练习；依靠他人完成的称为被动性ROM练习。对于活动受限的患者应根据病情尽快进行ROM练习，开始可由医护人员完全或部分协助完成，随后逐渐过渡到患者独立完成。被动性ROM练习可在护士为患者进行翻身、更换卧位时顺带完成，既节省时间，又便于观察患者的病情变化。下面主要介绍被动性 ROM 练习的具体方法。

（1）操作方法

1）护士运用人体力学原理，帮助患者采取自然放松姿势，面向操作者，并尽量靠近操作者。

2）根据各关节的活动形式和范围，依次对患者的颈、肩、腕、手指、髋、踝、趾关节作屈曲、伸展、外展、内收、内旋、外旋等适合相应关节的活动练习。①屈曲：关节弯曲或头向前弯；②伸展：关节伸直或头向后仰；③伸展过度：超过一般的范围；④外展：远离身体中心；⑤内收：移向身体中心；⑥内旋：旋向中心；⑦外旋：自中心向外旋转。并注意观察患者的身心反应。

3）活动关节时，操作者的手应做成环状或支架支托关节远端的身体。

4）每个关节每次作 5～10 次完整的 ROM 练习，当患者出现疼痛、疲劳、痉挛或抵抗反时，应停止操作。

5）运动结束后，测量脉搏、呼吸和血压，协助患者采取舒适卧位，整理床单位。

6）记录每日运动的项目、时间、次数以及关节活动度的变化。

（2）注意事项

1）运动前要全面评估患者的疾病情况、机体活动能力、心肺功能状态、关节的功能现状，根据患者的具体情况和预期康复目标制订合适的运动计划。

2）运动前保持病室安静、空气清新、温湿度适宜，帮助患者更换宽松、舒适的衣服，以便于活动，注意保护患者的隐私。

3）运动过程中，要注意观察患者对活动的反应和耐受程度，观察有无疼痛、关节僵硬、痉挛等不良反应，出现异常情况及时报告医生给予处理。

4）对急性关节炎、骨折、肌腱断裂、关节脱位的患者进行 ROM 练习时，应在临床医生和康复医生的指导下完成，避免出现二次损伤。

5）对有心脏病史的患者，在 ROM 练习时应特别注意观察患者有无胸痛，心律、心率，血压等方面的变化，避免因剧烈活动诱发心脏病的发作。

6）护士应结合患者病情，向患者及家属介绍关节活动的重要性，鼓励患者积极配合锻炼，并最终达到由被动转变为主动的运动方式。

7）运动后，应及时、准确地记录运动的时间、次数、关节的活动变化及患者的反应等，为制订下一步护理计划提供参考依据。

4-2ROM 操作

2. 肌肉练习

（1）分类及作用

1）等长练习：等长练习（isometric exercise）为肌肉收缩时，肌纤维不缩短，即肌肉的长度不变但张力增加，不伴有明显的关节运动，故又称静力练习。此运动可增加肌肉的力量，促进静脉回流，却不能改善关节功能。如固定膝关节的股四头肌锻炼就属于等长练习。等长练习的主要优点是不引起明显的关节运动，常在肢体被固定的早期应用，以预防肌肉萎缩，也可在关节内损伤、积液、炎症时应用。

2）等张练习：等张练习（isotonic exercise）是指肌肉收缩时张力保持不变，只有长度缩短，即肌肉长度改变致肢体活动，故伴有大幅度关节运动，又称动力练习。此运动可增加肌肉力量，并促进关节功能。等张练习的优点是比较符合大多数日常活动的肌肉运动方式，同时有利于改善肌肉的神经控制。

正常人体骨骼肌的收缩大多是混合式的，既有张力的增加又有长度的缩短。而且总是张力增加在前，当肌张力增加到超过负荷时，肌肉收缩才出现长度的缩短，一旦产生肌肉长度的缩短，则一般肌张力就不再增加了。

（2）进行肌肉锻炼时应注意以下几点。

1）以患者的病情和运动需要为依据，制订适合患者的运动计划，帮助患者认识活动与疾病康复的关系，使患者能够积极配合练习，达到运动的目的。对患者在练习过程中取得的进步和成绩，应及时给予鼓励和赞扬，以增强其康复的信心。

2）肌肉锻炼前后应做充分的准备及放松运动，避免出现肌肉损伤。

3）严格掌握运动的量与频率，以达到肌肉适度疲劳而不出现明显疼痛为原则。每次练习中应有适当的间歇让肌肉得到放松和复原，一般每日一次或隔日练习一次。

4）如锻炼中出现严重疼痛、不适，或伴有血压、脉搏、心律、呼吸、意识、情绪等改变，应及时停止锻炼，并报告医生给予必要的处理。

5）注意肌肉等长收缩引起的升压反应和增加心血管负荷的作用，高血压，冠心病以及其他血管疾病的患者慎用肌肉练习，严重者禁用肌肉练习。

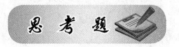

思　考　题

1. 患者，女性，28岁。已婚，女儿2岁，因乳房肿块入院。已行组织切片检查，结果未知。患者主诉入院以来睡眠不佳，平均每晚睡眠4h，且常被夜间病区声响吵醒。
请问：
该患者睡眠不佳的可能原因是？可促进其睡眠的方法有哪些？

2. 患者，男性，45岁。脑外伤急诊入院，昏迷，高热，大、小便失禁。
请问：
该患者存在哪些易致压疮的因素？采取什么措施加以预防？

思路解析
考一考

（胡高俊　方　婷）

第 5 章

医院感染的预防和控制技术

医院是各种患者密集的场所，病原微生物种类繁多，加之部分抗生素和免疫制剂的不规范使用，介入性新医疗技术的广泛应用，导致医院感染不断增多。不仅增加了患者的痛苦，延长康复时间，还给家庭和社会造成重大损失。WHO指出有效控制医院感染的重要措施是清洁、消毒、灭菌、无菌技术和隔离措施，合理应用抗生素、感染监测等。因此，必须建立健全医院感染管理制度并采取有效的预防控制措施，以减少医院感染的发生。

第一节 医院感染概述

5-1 院内感染知识

情景导入 　　某妇产医院婴儿室发生了新生儿鼠伤寒沙门氏菌感染暴发，历时近 2 个月，58 名新生儿中有 22 名发病，发病率 38%。起因是一名产妇在入院前为鼠伤寒沙门氏菌带菌者，在分娩过程中通过产道将病原菌传染给新生儿，由于未做好消毒隔离工作导致其他婴儿感染而暴发。

　　请思考：1. 你认为此情况是否属于医院感染？
　　　　　　2. 如果是，此感染是属于外源性感染还是内源性感染？
　　　　　　3. 如何预防和控制医院感染？

一、医院感染的概念及分类

（一）概念

医院感染（nosocomial infection）是指患者、探视者、医院工作人员在医院内获得的感染。包括患者在住院期间发生的感染和在医院内获得而出院后发生的感染；但不包括患者在入院前已开始的感染和处于潜伏期的感染。

（二）分类

医院感染的分类，依据其不同分类方法，有所不同。

1. 根据病原体的来源分为外源性和内源性感染。

（1）外源性感染（exogenous infection）：又称交叉感染，指病原体来自于患者体外，通过直接或间接途径而引起的感染。如患者与患者、患者与探视者、患者与工作人员之间的直接感染，通过水、空气、物品之间的间接感染。

（2）内源性感染（endogenous infection）：又称自身感染，指患者自身携带的正常菌群在一定条件下引起的感染。寄居在患者体内或体表的正常菌群，通常不致病，但当人体免疫力低下时就可能引起感染。

2. 根据病原体的种类分为细菌感染、病毒感染、真菌感染、支原体感染和衣原体感染等，其中最常见的是细菌感染。

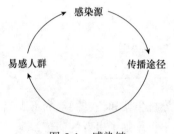

图 5-1　感染链

二、医院感染的条件

医院感染必须具备的 3 个基本条件：感染源、传播途径和易感宿主。当三者同时存在，并且相互联系构成感染链（图 5-1）时，医院感染才可能发生。

（一）感染源（source of infection）

感染源是指病原微生物生存、繁殖及排出的场所或宿主（人或动物）。在医院感染中，主要的感染源如下。

1. 已感染的患者　已感染的患者是最重要的感染源。由于患者不断地排出大量病原微生物，病原微生物具有较强的致病性，常具有耐药性，且极易在另一易感宿主体内生长繁殖。

2. 病原携带者　病原携带者是另一重要感染源。由于病原携带者体内的病原微生物不断生长繁殖并排出体外，而病原携带者因无自觉症状而常常被忽视。病原携带者可以是医院工作人员、患者和探陪人员。

3. 患者自身　患者特定部位寄生的正常菌群，在一定条件下可引起患者自身感染或向外界传播。

4. 医院环境　医院的设备、环境、垃圾、食品及用于患者的器械等都容易受各种病原微生物的污染而成为感染源。

（二）传播途径（route of transmission）

传播途径是指病原微生物从感染源排出后侵入易感宿主的途径和方式。医院感染的主要传播途径如下。

1. 接触传播　是指病原微生物通过感染源和易感宿主之间直接或间接接触而传播的方式。是医院感染中最常见、最重要的传播方式之一。

2. 空气传播　是指病原微生物以空气为媒介，随气流流动而进行传播的方式。

3. 消化道传播　是指病原微生物通过污染水、食物而造成的传播。常可导致医院感染的暴发流行。

4. 注射、输液、输血传播　是指使用被病原微生物污染的注射器、输液（血）器、药物、血制品而造成的疾病传播。如输血导致的艾滋病、丙型肝炎等。

5. 生物媒介传播　是指动物或昆虫携带病原微生物，作为人体之间疾病传播的中间媒介。

如蚊子传播疟疾、乙型脑炎等。

（三）易感宿主（susceptible host）

　　易感宿主是指对感染性疾病缺乏免疫力而易被感染的人。如老年人、婴幼儿、白血病患者、接受各种免疫抑制剂治疗者等。

三、医院感染的主要因素

　　在医院特定环境中，造成医院感染的主要因素如下。

1. 医院管理机构和管理制度欠缺。

2. 医院布局不合理，隔离措施和设施不健全。

3. 个体免疫力低下、免疫功能受损的易感人群增多。

4. 抗生素的不合理应用，导致耐药菌株增加。

5. 病原体来源广泛，环境污染严重。

6. 介入性诊疗手段增多。

7. 医务人员对医院感染的严重性认识不足，是造成医院感染的主要因素。

四、医院感染的预防与控制

　　各级医院应建立健全医院感染管理机构和制度，完善医院感染监控体系，有效预防和控制医院感染。

　　1. 健全医院感染管理机构　通常设置三级管理组织，即医院感染管理委员会、医院感染管理科（或办公室）和各科室医院感染管理小组。在医院感染管理委员会的领导下及医院感染管理科的指导下，建立三级护理管理体系（一级是病区护士长和兼职监控护士；二级是科护士长；三级是护理部副主任）加强医院感染管理，形成从医院到科室到病区的管理网络，有效预防和控制医院感染。

　　2. 健全各项规章制度　医院感染管理制度的健全，必须依照国家有关卫生行政部门的法律、法规（如《医院感染管理规范》、《消毒技术规范》、《医院消毒卫生标准》、《医院废物管理条例》等），制定与之相适应的清洁卫生制度、消毒隔离制度、感染管理报告制度、消毒灭菌效果监测制度、一次性医疗器材监测制度、感染高发科室（如手术室、供应室、监护室、血透室等）消毒卫生监测管理制度等。

　　3. 落实防控医院感染的管理措施　包括合理改善医院的结构及布局；严格执行清洁、消毒、灭菌及无菌技术；合理使用抗生素；做好医院污水、污物的处理；保护易感人群；医院工作人员定期进行健康检查等。

　　4. 加强医院感染知识的教育和培训　医院感染管理科要定期对全院各级各类医务人员，进行预防和控制医院感染的知识和技能培训，增强预防与控制医院感染的自觉性和主动性，并认真执行各项预防医院感染的制度。

第二节　清洁、消毒和灭菌

5-2 清洁、消毒和灭菌

　　清洁、消毒和灭菌是预防和控制医院感染的重要措施，因此，护士必须熟练掌握正确的清洁、消毒和灭菌的方法。

一、清洁、消毒、灭菌的概念

1. 清洁（clean）　指用清水、清洁剂及机械刷洗等物理方法，清除物体表面的尘埃、污垢和有机物，以达到去除和减少微生物的过程。

2. 消毒（disinfection）　指用物理或化学方法，清除或杀灭除芽胞以外的所有病原微生物的过程。

3. 灭菌（sterilization）　指用物理或化学方法，杀灭物体上全部微生物的过程。

二、清洁的方法

1. 一般清洁法　一般清洁法有3个过程：清水冲洗—洗涤剂刷洗—清水洗净。常用于地面、墙壁、家具等物体表面的处理，以及物品消毒灭菌前的准备。

2. 特殊清洁方法（常见污渍的清除技术）　先进行相应的特殊处理（如碘酊污渍用乙醇擦拭；甲紫污渍用乙醇或草酸擦拭；高锰酸钾污渍用维生素C溶液或0.2%～0.5%过氧化氢溶液浸泡；陈旧血渍用过氧化氢溶液浸泡），再以清水洗净。

三、消毒、灭菌的方法

（一）物理消毒灭菌法

1. 热力消毒灭菌法（heat disinfection sterilization）　是利用热力使微生物的蛋白质凝固变性，从而导致其死亡的方法。包括干热法（燃烧法、干烤法）和湿热法（煮沸法、压力蒸汽灭菌法）两类。前者以空气导热，传热较慢；后者以空气和水蒸气导热，传热较快，穿透力强。

（1）燃烧法：是一种简单、迅速、彻底的灭菌法。其又分为以下3种方法。①焚烧法：将无保留价值的污染物品直接焚烧（如污染的纸张，破伤风、气性坏疽等特殊感染的敷料等）。②火焰烧灼法：将急用的某些金属器械（刀剪等锐器除外，以免锋刃变钝）在火焰上烧灼20s；临时用的培养试管或烧瓶口，在火焰上来回旋转烧灼2～3次。③酒精燃烧法：将搪瓷类容器倒入少量95%以上乙醇后，转动使乙醇分布均匀，然后点火燃烧使其内面全部被火焰烧灼到。

注意事项：①远离氧气、乙醇、乙醚、汽油等易燃易爆物品。②在燃烧过程中不得添加乙醇，以免引起火灾或烧伤。③贵重器械及锐利刀剪禁用燃烧法灭菌，以免刀刃变钝或器械被破坏。

（2）干烤灭菌法：是利用特制的烤箱进行灭菌。其热力传播与穿透主要靠热空气的对流与介质的传导，灭菌效果可靠。适用于高温下不易变质、损坏和蒸发物品（如金属器械、玻璃器皿、油剂、粉剂等）的灭菌。灭菌条件一般为160℃持续2h；170℃持续1h；180℃持续0.5h。

注意事项：①物品要洗净，玻璃类需干燥。②包装通常不超过10cm×10cm×20cm。③烤箱内放入物品以箱体高度的2/3满为宜。④物品勿与烤箱底部和四壁接触。⑤途中不宜打开烤箱重新放入物品。⑥灭菌后待温度降至40℃以下再打开烤箱，以防炸裂。

燃烧法和干烤灭菌法统称干热法。

（3）煮沸消毒法：是一种经济、方便、家庭常用的消毒方法。适用于耐湿、耐高温的物品，如金属、搪瓷、玻璃和橡胶类等。将物品刷洗干净，全部浸没在水中，加热煮沸100℃，从水沸开始计时，经5～10min达到消毒效果（如中途加入物品，从再次水沸后开始计时）。

注意事项：①物品在煮沸消毒前须刷洗干净，全部浸没水中。空腔导管需在腔内预先灌水。②器械的轴节及容器的盖先打开再放入水中。③大小、形状相同的容器不能重叠。④玻璃类物品用纱布包裹，应在冷水或温水时放入。⑤橡胶类物品用纱布包好，水沸后放入。⑥在水中加入少许碳酸氢钠（1%～2% 的浓度）煮沸，沸点可达到 105℃，增强杀菌效果，并有去污防锈的作用。⑦高原地区海拔每增高 300 米，煮沸延长 2min。

（4）高压蒸汽灭菌法：是物理消毒灭菌法中效果最可靠、临床使用最广泛的一种方法，通过高温、高压达到灭菌效果。常用于耐高温、耐高压、耐潮湿物品的灭菌，如金属、搪瓷、橡胶、玻璃、敷料及溶液等。

目前，医院使用的压力蒸汽灭菌器，根据排放冷空气的方式和程度不同，分为下排气式压力蒸汽灭菌器和预真空压力蒸汽灭菌器。灭菌条件：压力在 103～137kPa（预真空 205.8kPa），温度达 121～126℃（预真空 132℃），经过 20～30min（预真空 5～10min）即能达到灭菌效果。

下排气式压力蒸汽灭菌器又包括手提式压力蒸汽灭菌器（图 5-2）和卧式压力蒸汽灭菌器（图 5-3）。

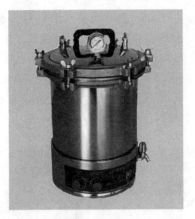 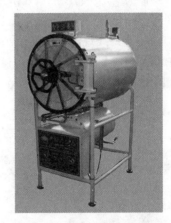

图 5-2　手提式压力蒸汽灭菌器　　图 5-3　卧式压力蒸汽灭菌器

1）手提式压力蒸汽灭菌：先在外层锅腔加入一定量的水，内层锅腔装入物品后加盖旋紧。接通电源加热，开放排气阀，待冷空气排尽后再关闭排气阀。继续加热至压力所需数值，持续 20～30min 关闭热源。开放排气阀待压力降至 0 时，缓慢打开盖子，冷却、干燥后取出物品。

2）卧式压力蒸汽灭菌：结构原理和灭菌条件同手提式压力蒸汽灭菌器，但它是通过输入热蒸汽供给热源，并且容量大，可供医院大批量物品的灭菌。操作人员须经过专业培训，合格后方能持证上岗。

3）预真空压力蒸汽灭菌：是利用机械抽真空的方法，使灭菌柜内形成 2.0～2.7 kPa 的负压，蒸汽便能迅速穿透到物品内进行灭菌。

注意事项：①包裹不宜过大，下排气式压力蒸汽灭菌器，不能大于 30cm×30cm×25cm，预真空压力蒸汽灭菌器，不能大于 30cm×30cm×50cm。②包裹不宜过多，不应超过灭菌器柜室容积的 80%。③包裹不宜过紧，各包之间要有空隙。④包裹放置合理，布类物品应放在金属、搪瓷物品之上。⑤灭菌前打开无菌容器的盖子，灭菌完毕立即关闭容器的盖子。⑥灭菌的物品须干燥后才能取出备用。

压力蒸汽灭菌效果的监测：①化学监测法。此法简便，是目前广泛使用的常规检测方法。化学指示胶带（图 5-4，彩图 1）监测，使用时将其粘贴在所有待灭菌物品的包或容器外面；化学指示监测卡，使用时将其放在所有待灭菌物品包的中间。经灭菌后，将指示胶带和卡的颜色及性状与标准合格色块对比以判断灭菌质量是否合格。化学监测法须每包应用其监测，应指示胶带和指示卡同时监测。②生物监测法。是最可靠的监测法。利用对热耐受力较强的非致病性嗜热脂肪杆菌芽胞作为检测菌株，制成菌纸片，使用时将 10 片菌纸片分别置于待灭菌包的中央和四角，灭菌结束后用无菌持物钳取出放入培养基内，在 56℃温箱中培养 2～7d，如全部菌片均无细菌生长则表示灭菌合格。③物理监测法。将 150℃或 200℃的留点温度计甩至 50℃以下，放入包裹内，灭菌后检视其读数是否达到灭菌温度。

煮沸消毒法和高压蒸汽灭菌法统称湿热法。

2. 光照消毒法（辐射消毒） 主要为利用紫外线的杀菌作用，使菌体蛋白光解、变性而导致细菌死亡。对杆菌杀灭作用强，对球菌次之，对真菌更弱，对生长期细菌敏感，对芽孢敏感性差。

（1）日光曝晒法：利用其热、干燥和紫外线的作用发挥杀菌作用。常用于棉被、毛毯、床垫、书籍、枕等物品的消毒。将物品放在阳光下曝晒 6h，每 2h 翻动 1 次，使其各面均被照射。

（2）紫外线消毒：常用的紫外线装置有移动式，如紫外线空气消毒器（图 5-5）和悬吊式，如紫外线灯管。紫外线灯管有 15W、20W、30W、40W 4 种。紫外线属于电磁波，根据波长分为 A 波、B 波、C 波和真空紫外线。其中，具有消毒作用的是 C 波紫外线，其波长范围在 200～275nm，其杀菌作用最强的波段为 250～270nm。

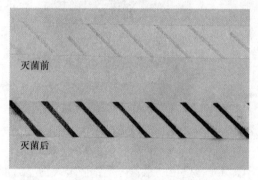

图 5-4 化学指示胶带（灭菌前后对照）

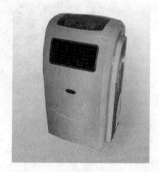

图 5-5 紫外线空气消毒器

紫外线消毒法多用于空气和物体表面消毒。①空气消毒：首选紫外线空气消毒器，不仅效果好，且室内有人仍可使用；也可紫外线灯管照射消毒，以室内每 10m² 安装 30W 紫外线灯管一只，照射前先作室内清洁卫生（紫外线易被灰尘微粒吸收），关闭门窗，有效距离不超过 2m，自灯亮 5～7min 后计时，照射时间为 30～60min。②物品表面消毒：消毒时将物品摊开或挂起，以使物品各面受到直接照射，有效距离为 25～60cm，自灯亮 5～7min 开始计时，照射时间为 20～30min。

注意事项：①保持灯管清洁，灯管表面至少每 2 周用无水乙醇擦拭 1 次。②消毒物品时将物品摊开或挂起，定时翻动。③照射时保护好眼睛和皮肤，必要时给患者戴防护镜或用纱布遮住眼睛、被单遮盖躯体。④紫外线消毒的适宜温度为 20～40℃，适宜湿度为 40%～60%。⑤消毒计时须从灯亮 5～7min 后开始，照射结束应通风换气。⑥定期监测紫外线灯的照射强度（用紫外线强度测定仪监测，一般 3～6 个月检测 1 次，如辐照强度低于 70μw/cm² 应更换；也可建立使用登记卡，凡累计使用超过 1 000H 应予以更换）。⑦定期进行空气培养，以监测消毒效果。

（3）臭氧灭菌灯消毒法：灭菌灯内装有臭氧发生管，在电场作用下，将空气中的氧气转化成高纯度的臭氧。臭氧以其强大的氧化作用而广谱杀菌，可杀灭细菌繁殖体、芽胞、病毒、真菌和破坏肉毒杆菌毒素。主要用于室内空气、医院污水、诊疗用水、物品表面等的消毒。使用时为确保消毒效果，应关闭门窗。臭氧对人体有害，消毒时人员须离开现场，消毒结束后 30min 方可进入。

3. 电离辐射灭菌法　又称为"冷灭菌"，是应用放射性核素 Co^{60}（钴）发射的 γ 射线或电子加速器产生的高能电子束（阴极射线）杀灭微生物的低温灭菌法。适用于不耐热物品在常温下的灭菌，如塑料、橡胶、高分子聚合物（如一次性注射器、输液器、输血器、血液透析膜等）、精密医疗器械、生物制品等灭菌。注意：①应在有氧环境下灭菌以增强 γ 射线的杀菌作用；②湿度越高，杀菌效果越好；③射线对人体有伤害，应加强个人防护。

4. 微波消毒灭菌法　微波是一种波长短、频率高的电磁波。在电磁波的高频交流电场中，物品中的极性分子会极化而发生高速运动，并频繁改变方向，相互摩擦，致使温度迅速升高，达到消毒灭菌作用。适用于食品、餐具、票证、耐热非金属物品的消毒灭菌。

知识拓展

层流洁净技术

层流洁净技术可除掉空气中 0.2～5μm 的尘埃或微生物，使空气中的细菌总数 ≤10cfu/cm³，空气洁净度达到 99.98%，室内恒湿、恒温、恒压时，换气达 600 次 /h。是目前常用的室内空气洁净技术，也是现代化、高标准手术室的必要设备。

空气中的细菌多附着于 5μm 以上的尘粒，通过净化空气除尘，可有效去除微生物。根据 WHO 调查，手术室空气中细菌数与切口感染呈正相关。浮游菌总数达 700～1 800 cfu/cm³，则感染率显著增加；降至 180 cfu/cm³ 以下，则感染危险性大为减少。国家规定 ≤200 cfu/cm³ 是普通手术室静态环境下的卫生标准。有学者提出：浮游菌应 ≤400 cfu/cm³，沉降菌应 ≤10 cfu/cm³ 是洁净手术室静态环境下空气含量的最高值。

注意事项：①过滤器定期清洁、维修和更换；②室内墙角宜为弧形结构设计，避免清除不尽的死角；③室内无须使用其他物理或化学方法消毒。

（二）化学消毒灭菌法

化学消毒灭菌法是利用化学药物使微生物蛋白质凝固变性，酶蛋白失去活性，从而抑制微生物的代谢、生长，或破坏细菌细胞膜的结构，改变其通透性，使细胞破裂、溶解，达到消毒灭菌的作用。凡不适宜热力消毒灭菌的物品，都可采用化学消毒灭菌法。如金属锐器，患者皮肤、黏膜等的消毒。

1. 化学消毒剂的使用原则

（1）定期更换消毒剂，易挥发的药物要加盖，并定期检测，调整浓度。

（2）根据物品的性能及微生物的特性选用合适的消毒剂。

（3）严格掌握消毒剂的有效浓度、消毒时间及使用方法。

（4）浸泡消毒的物品，使用前用无菌蒸馏水或无菌生理盐水冲洗；气体消毒后的物品使用前应待气体散发后才能使用。

（5）消毒剂中不宜置纱布、棉花等物，避免降低消毒效力。

（6）待消毒的物品必须洗净擦干，全部浸没在消毒液内，注意管腔内注满消毒液，并打开器械的轴节和容器盖。

2. 化学消毒灭菌剂的使用方法

（1）浸泡法：将物品洗净、擦干后，全部浸没于消毒剂中，按规定的浓度和时间达到消毒灭菌作用。注意将器械轴节或套盖打开；有管腔的物品，腔内应注满消毒灭菌剂。

（2）擦拭法：用标准浓度的消毒灭菌剂擦拭物品表面或皮肤等的方法。如用于皮肤、桌椅、墙壁、家具等。

（3）喷雾法：将标准浓度的消毒灭菌剂用喷雾器均匀喷洒于空气中和物体表面的方法。如墙壁、地面或空气等。

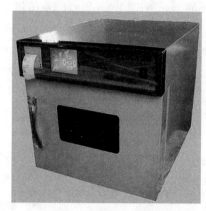

图 5-6　环氧乙烷灭菌柜

（4）熏蒸法：是指在密闭的空间将消毒剂加热或加入氧化剂，使其产生气体，在标准浓度和时间内进行消毒灭菌的方法。主要用于空气和物品的消毒。如手术室、病室、治疗室、换药室等用纯乳酸 $0.12ml/m^3$，加等量水，或者 2% 过氧乙酸 $8ml/m^3$，密闭门窗后加热熏蒸 30～120min。流感、流脑病室用食醋 $5～10ml/m^3$，加热水 1～2 倍，密闭门窗加热熏蒸 30～120min。

（5）环氧乙烷气体密闭消毒：是一种广谱灭菌剂，可在常温下杀灭各种微生物，包括芽孢、结核杆菌、细菌、病毒和真菌等。目前广泛采用环氧乙烷为医疗器械灭菌（图 5-6）。

3. 常用的化学消毒灭菌剂，见表 5-1。

表 5-1　常用化学消毒灭菌剂

名称	效力属性	使用范围	注意事项
碘酊	高效	2% 碘酊溶液皮肤擦拭消毒，待干后用 70%～75% 乙醇脱碘	不能用于黏膜及创面消毒 对碘过敏者禁用
过氧乙酸	灭菌剂	0.2% 过氧乙酸溶液浸泡消毒手，需 1～2min 0.2%～0.5% 溶液擦拭物体表面或浸泡 10min 0.5% 溶液浸泡餐具 30～60min 2% 溶液空气消毒 $8ml/m^3$	对金属有腐蚀性 易氧化分解而降低杀菌力，应现配现用 高浓度溶液有刺激性及腐蚀性，配制时需戴口罩和橡皮手套，加强个人防护 存于阴凉避光处，防高温引起爆炸
戊二醛	灭菌剂	2% 戊二醛液浸泡不耐高温的金属器械、精密仪器、内镜等，消毒需 10～30min，灭菌需 7～10h	每周过滤 1 次，每 2 周更换消毒剂 浸泡金属类物品时需加入 0.5% 亚硝酸钠防锈 内镜连续使用，需间隔消毒 10min，每日使用前后各消毒 30min 碱性戊二醛稳定性差，加盖现配用
含氯消毒剂（漂白粉、漂白粉精、氯胺 T、二氯异氰脲酸钠等）	中、高效消毒剂	0.5% 漂白粉溶液、0.5%～1% 氯胺溶液浸泡消毒餐具、便器等，需 30min 1%～3% 漂白粉液、0.5%～3% 氯胺溶液喷洒或擦拭地面、墙壁或物品 排泄物消毒：漂白粉 1 份与粪便 5 份搅拌，放置 2h；每 100ml 尿液，加漂白粉 1g 放置 1h	置于阴凉、干燥、通风处，密封保存，减少有效氯的丧失 配置的溶液不稳定，应现配现用 有腐蚀及漂白作用，不宜用于金属制品、有色衣物及油漆家具的消毒 被消毒物品上有大量有机物时，须适当增加浓度，并延长作用时间
乙醇	中效消毒剂	70% 乙醇溶液消毒皮肤、浸泡金属器械及体温计 95% 乙醇溶液用于燃烧灭菌	易挥发须加盖保存，定期测定，保持有效浓度 有刺激性，不宜用于黏膜及创面消毒 易燃，忌明火

续表

名称	效力属性	使用范围	注意事项
碘伏	中效消毒剂	0.5%～1.0% 有效碘溶液手术及注射部位皮肤消毒，擦拭 2 遍 体温计消毒：0.1% 有效碘溶液，浸泡 30min 黏膜及创面消毒：0.05%～0.1% 有效碘溶液，3～5min	稀释后稳定性差，宜现用现配 置于阴凉、干燥、避光处，密闭保存 皮肤消毒后不用乙醇脱碘 对二价金属有腐蚀作用，不做相应金属制品的消毒
苯扎溴铵（新洁尔灭）	低效消毒剂	0.01%～0.05% 溶液消毒黏膜，0.1%～0.2% 液消毒皮肤 0.1%～0.2% 溶液浸泡、喷洒、擦拭物品，需 15～30min	不与肥皂、洗衣粉、碘、高锰酸钾等阴离子表面活性剂合用，有拮抗作用 不可放入纱布、棉花等有吸附作用的物品 低效消毒剂，不可用于手术器械的消毒
氯己定（洗必泰）	低效消毒剂	0.02%～0.1% 溶液用于浸泡消毒手，需 3～5min 0.05% 溶液用于创面、黏膜擦拭消毒 0.05%～0.1% 溶液用于阴道、膀胱冲洗和外阴擦拭消毒	不与肥皂、洗衣粉、碘、高锰酸钾等阴离子表面活性剂合用，有拮抗作用 冲洗消毒时如有脓性分泌物，应适当延长时间 不可放入纱布、棉花等有吸附作用的物品

注：灭菌剂能杀灭一切微生物，包括芽胞；高效消毒剂具有广谱、高效、低毒、速效，能杀灭一切细菌繁殖体（包括分枝杆菌）、病毒、真菌及其孢子，并对芽胞有显著杀灭作用；中效消毒剂具有速效、无毒或低毒，能杀灭除芽胞外的细菌繁殖体、结核杆菌、病毒；低效消毒剂能杀细菌繁殖体、部分真菌和亲脂性病毒，不能杀灭结核杆菌和亲水性病毒。高浓度碘、含氯消毒剂属高效消毒剂，低浓度时属中效消毒剂。

第三节　手　卫　生

一、概　　念

手卫生（hand hygiene）指医务人员洗手、卫生手消毒和外科手消毒的总称。

5-3 手卫生

二、洗　　手

手的清洁俗称洗手，是将双手涂满清洁剂并对其所有表面按顺序进行强而有力的短时揉搓，然后用流水冲洗的过程。有效的洗手可以清除手上 99% 以上的暂住菌。

【目的】

除去手上的污垢及大部分病原微生物，避免污染无菌物品及清洁物品，避免交叉感染。适用于各种操作前、操作后的手清洁。

【操作程序】

1. 评估

（1）手卫生情况，准备进行的操作和患者情况。

（2）洗手设施是否齐全。

2. 计划

（1）护士准备：着装整洁，修剪指甲、取下手表及手上饰物，卷袖过肘。

（2）用物准备：流动水洗手设备（采用感应式、脚踏式或肘式开关），清洁剂、消毒小毛巾或纸巾或红外线干手机，盛放小毛巾或纸巾的容器。

（3）环境准备：环境整洁、宽敞、安全，物品放置合理。

3．实施（表 5-2）。

表 5-2　七步洗手法

操作流程	操作步骤	要点说明
湿润	打开水龙头，调节好水流和水温，流动水湿润双手	
揉搓	取清洁剂均匀涂抹双手，按七步洗手法揉搓双手 （1）掌心相对，手指并拢，相互揉搓 （2）掌心对手背，沿指缝相互揉搓，交换进行 （3）掌心相对，双手交叉，指缝相互揉搓 （4）弯曲手指，使指关节在另一手掌心旋转揉搓，交换进行 （5）一手握另一手大拇指，旋转揉搓，交换进行 （6）五指并拢，放于另一掌心揉搓，交换进行 （7）掌心握手腕旋转，交换进行	揉搓时间为至少 15s；揉搓双手时，应特别注意指关节和指甲、指缝处
冲洗	在流动水下彻底冲净双手，污水从指尖流下	注意冲洗时，肘关节高于腕关节
干手	以擦手纸或小毛巾擦干双手，或在烘干机上烘干双手	自上而下擦干；干手巾一用一消毒

4．评价

（1）洗手方法正确。

（2）洗手时间达到要求。

【注意事项】

1．手上不戴饰品。

2．"两前三后"应洗手。

（1）无菌操作前：指各种注射、输液输血或导尿等操作前。

（2）接触患者前：指进入病区前和接触患者前。

（3）接触体液后：指接触不完整的黏膜、皮肤后；注射或穿刺结束以后；拔出浸入性设备后。

（4）接触患者后：指与患者握手后；移动患者后；进行检查后和护理操作后。

（5）接触患者环境后：指接触患者床栏、围帘、床旁桌、被单、输液管或其他设备后。

3．注意洗净指甲、指尖、指缝和指关节等易污染的部位。

4．擦手的毛巾应一用一消毒。

三、卫生手消毒

【目的】

除去手上的污垢及病原微生物，避免交叉感染。

手消毒适用于接触传染源、被致病微生物污染的物品后；接触血液、体液和分泌物后；进行侵入性操作前；护理免疫力低下的患者或新生儿前。

【操作程序】

1．评估

（1）卫生手消毒时机。

（2）卫生手消毒用物齐全并在有效期内。

2．计划　护士和环境准备同洗手法。

3．实施（表 5-3）。

表 5-3　手消毒

操作流程	操作步骤	要点说明
浸泡消毒法	将双手浸在盛有消毒液的盆中，用小毛巾或手刷反复擦洗 2min，然后在清水盆内洗净	擦洗时间
	用小毛巾或纸巾自上而下擦干或干手机烘干	擦干顺序
消毒液揉搓法	将手消毒液原液适量喷涂于双手表面及手指间，直至液体覆盖双手各部位	消毒液量适当
	均匀揉搓，方法按以上七步洗手法步骤	方法与七步洗手法同
	揉搓至消毒液干燥，双手无须再烘干或冲洗	揉搓至消毒液干燥，揉搓时间至少 15s

4．评价

（1）卫生手消毒方法正确。

（2）操作后达到消毒效果。

【注意事项】

1．消毒前先洗手并保持手的干燥。

2．以下情况均应先洗手，再消毒：①直接为传染病患者进行诊治、护理和处置其污物后；②接触了患者体液、血液或分泌物等后。

第四节　无菌技术

情景导入　　　患者，男性，20 岁。因外伤需进行清创缝合手术。

请思考：1．如何操作才能够有效预防微生物侵入人体？
　　　　　2．如何使用无菌物品？
　　　　　3．如何戴无菌手套？

一、概　念

（一）无菌技术

无菌技术（aseptic technology）指在执行医疗和护理操作过程中，防止一切微生物侵入人体和防止无菌物品、无菌区域被污染的操作技术。

（二）无菌物品

无菌物品（aseptic supply）指经过灭菌后未被污染的物品。

（三）无菌区域

无菌区域（aseptic area）指经过灭菌处理后未被污染的区域。

（四）非无菌区

非无菌区（non-aseptic area）指未经过灭菌处理，或经过灭菌处理后被污染的区域。

二、无菌技术操作原则

（一）操作环境

操作环境应清洁、宽敞，光线适宜。操作前 30min 停止清扫；减少走动，以避免尘埃飞扬。

（二）操作者准备

无菌操作前，操作者应修剪指甲并洗手，戴好帽子和口罩，必要时穿无菌衣，戴无菌手套。

（三）操作中，应保持无菌

操作者应面向无菌区，身体与无菌区域保持一定距离；手臂应保持在腰部水平或治疗台面以上，不可跨越无菌区；不可面对无菌区讲话、咳嗽、打喷嚏；未戴无菌手套的手不可接触无菌物品。

（四）无菌物品存放

无菌物品与非无菌物品应分开放置，并有明显标志；无菌物品必须存放于无菌容器或无菌包内；无菌包外应注明物品的名称、灭菌日期，并按灭菌日期的先后放置；无菌包应放置在清洁干燥处，有效期为 7d，过期或包布受潮应重新灭菌。

（五）取用无菌物品

取无菌物品必须使用无菌持物钳；无菌物品一经取出，即使未用，也不可放回无菌容器内；无菌物品已被污染或疑被污染，必须更换或重新灭菌后方可使用。

（六）一物一用

一份无菌物品仅供一位患者使用，防止交叉感染。

三、无菌技术基本操作法

5-4 无菌技术六项基本操作

（一）无菌持物钳使用法

【目的】

用于取用和传递无菌物品。

【操作程序】

1. 评估

（1）操作项目及目的。

（2）操作环境及物品是否符合无菌要求。

2. 计划

（1）护士准备：衣帽整洁，修剪指甲、洗手、戴口罩。

（2）用物准备

1）无菌持物钳的种类：有三叉钳、卵圆钳、镊子（图 5-7）。

三叉钳：用于夹取盆、罐等较重的无菌物品。

卵圆钳：用于夹取无菌剪、镊、治疗碗、弯盘等无菌物品。

镊子：用于夹取纱布、棉球、缝针等较小的无菌物品。

2）无菌持物钳的存放

①打开无菌持物钳的轴节浸泡在盛有消毒液的大口有盖容器中，或者是无菌干燥容器中。

②容器中的消毒液量，要浸没轴节以上 2～3cm 或镊子长度的 1/2 为宜（图 5-8）。

③每个容器只能放置一把无菌持物钳或者镊子。

④无菌持物钳、浸泡容器、浸泡液应每周灭菌更换 2 次；使用较多的部门如手术室、注射室等应每日灭菌更换 1 次。

⑤干燥无菌容器和持物钳每 4 小时更换一次。

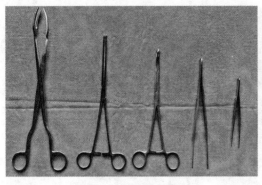
图 5-7　持物钳种类

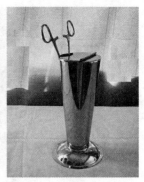
图 5-8　无菌持物钳存放

（3）环境准备：环境整洁，操作区域宽敞、干燥，物品摆放合理。

3. 实施（表 5-4）。

表 5-4　无菌持物钳使用法

操作流程	操作步骤	要点说明
检查	使用前应核对名称、有效期、灭菌标识，以确保在有效期内	操作前须仔细检查
取钳	取出时，先打开容器盖，手持钳（镊）上 1/3 处，闭合钳端向下；到距离较远处取物时，应将持物钳和容器一起移至操作处，就近使用	钳端不可触及液面以上容器内壁和容器边缘，以免污染
使用	使用时始终保持钳端向下，在持物者腰部以上，肩部以下范围活动	不可倒转向上，以免消毒液反流污染钳端
放回	使用完毕后，闭合钳端，从容器中央垂直放回	注意勿触及液面以上容器内壁和容器边缘
	放回时，应打开钳端，使钳端各面充分接触消毒液，保证消毒效果，关闭容器盖	使持物钳各面充分接触消毒液，以保持无菌
	第一次使用后应记录开启日期、时间、签名	

4. 评价

（1）严格执行无菌操作原则。

（2）操作规范，动作轻、准、稳、快。

（3）保持无菌区域或无菌物品未被污染。

【注意事项】

1. 无菌持物钳、持物镊使用过程中应始终保持钳端向下，取放时钳端应闭合，不可触及液面以上容器内壁和容器边缘（图 5-9，图 5-10）。

2. 无菌持物钳、持物镊只能夹取无菌物品，无菌持物钳、持物镊不能夹取油纱布，不能用于换药或消毒皮肤，以防交叉感染。

3. 取远处无菌物品时，应同容器一起搬移到物品旁使用，以免无菌持物钳在空气中暴露过久而污染。

（二）无菌容器使用法

【目的】

存放无菌物品，并使其在一定时间内保持无菌状态。

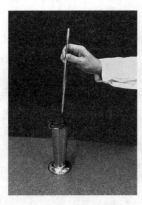 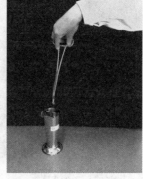

图 5-9　持物钳取放　　　图 5-10　持物镊取放

【操作程序】

1. 评估

（1）操作项目及目的。

（2）操作环境及物品是否符合无菌要求。

2. 计划

（1）护士准备：衣帽整洁，修剪指甲、洗手、戴口罩。

（2）用物准备：常用的无菌容器有无菌盒、无菌罐、无菌盘、贮槽等，内放无菌棉球、纱布、器械等。

（3）环境准备：环境整洁，操作区域宽敞、干燥，物品摆放合理。

3. 实施（表 5-5）。

表 5-5　无菌容器的使用法

操作流程	操作步骤	要点说明
检查开盖	检查无菌容器外标签、灭菌日期，查看化学指示带是否有效	操作前须仔细查对
	打开容器盖时，内面向下拿在手中（图 5-11）	手不可触及盖的边缘和内面，以免污染
夹取物品	用无菌持物钳从无菌容器中夹取物品	无菌持物钳不可触及容器边缘
用毕盖严	随时将盖内面向下移至容器口上方盖严，防止无菌物品在空气中暴露过久而污染	
手持容器	手托住容器底部，手指不可触及容器的边缘和内面（图 5-12）	

4. 评价

（1）严格执行无菌操作原则。

（2）操作规范，动作轻、准、稳、快。

（3）保持无菌区域或无菌物品未被污染。

【注意事项】

1. 使用无菌容器时，不可污染容器盖的内面和边缘，避免手臂和物品跨越已打开容器的上方。

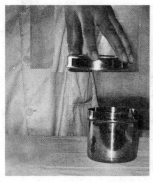
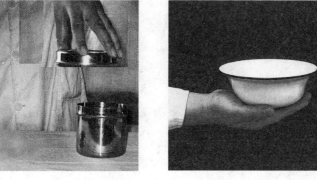
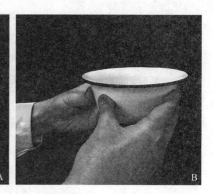

图 5-11　开、关无菌容器　　　　　　　　　　图 5-12　手持无菌容器

2. 无菌容器打开后，记录开启日期和时间，有效使用时间为 24h。

（三）取用无菌溶液法

【目的】

取用无菌溶液，并使其在一定时间内保持无菌状态。

【操作程序】

1. 评估

（1）操作项目及目的。

（2）操作环境及物品是否符合无菌要求。

2. 计划

（1）护士准备：衣帽整洁，修剪指甲、洗手、戴口罩。

（2）用物准备：无菌溶液、启瓶器、弯盘、换药碗、消毒液、笔、表等。

（3）环境准备：环境整洁，操作区域宽敞、干燥，物品摆放合理。

3. 实施（表 5-6）。

表 5-6　取用无菌溶液操作法

操作流程	操作步骤	要点说明
检查	取无菌溶液密封瓶，检查并核对标签上的名称、浓度、剂量和有效期，瓶盖有无松动，瓶身有无裂缝，溶液有无沉淀、浑浊或变色 检查棉签盒（袋）外标签、有效期 检查消毒液名称、有效期	操作前须仔细查对
消毒瓶塞	常规消毒瓶塞及瓶颈，待干	注意消毒的顺序和方法
取瓶塞	一手持瓶（瓶签朝向手心），一手持无菌纱布打开瓶塞（图 5-13）	手握瓶签，以免污染标签，不利辨认 注意勿污染瓶口及瓶塞内面
冲洗瓶口	倒出溶液时，应先旋转冲洗瓶口	
倒溶液	由原处倒溶液至无菌容器内（图 5-14）	须从冲洗处正中倒出溶液，以免污染 倾倒高度距容器不小于 6cm
盖瓶塞	倒后立即塞上瓶塞，弃纱布与弯盘中	避免污染瓶口
记录	在瓶签上注明开瓶时间及签名	操作后须及时注明开瓶时间

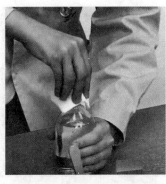 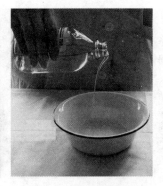

图 5-13　打开无菌溶液瓶塞　　　图 5-14　倒取无菌溶液

4．评价

（1）严格执行无菌操作原则。

（2）操作规范，动作轻、准、稳、快。

（3）保持无菌区域或无菌物品未被污染。

【注意事项】

1．取用无菌溶液时，不可将无菌敷料、器械直接伸入瓶内蘸取或接触瓶口倒液。

2．已经倒出的液体不可再倒回瓶中，以免污染剩余的无菌液体。

3．打开的无菌溶液，如未被污染有效使用时间是 24h。

4．手持瓶塞时，防纱布碎屑或纤维进入液体内。

（四）无菌包使用法

【目的】

存放无菌物品并使其在一定时间内保持无菌状态。

【操作程序】

1．评估

（1）操作项目及目的。

（2）操作环境及物品是否符合无菌要求。

2．计划

（1）护士准备：衣帽整洁，修剪指甲、洗手、戴口罩。

（2）用物准备：包布选用质厚、致密、未脱脂的双层棉布；包内物品有治疗巾、敷料、治疗碗、器械等；其他如化学指示卡、标签、无菌持物钳及容器、笔等。

（3）环境准备：环境整洁，操作区域宽敞、干燥，物品摆放合理。

3．实施（表 5-7）。

表 5-7　无菌包的灭菌准备和使用法

操作流程	操作步骤	要点说明
包扎法		
放置物品	将待消毒灭菌的物品放在包布中央，化学指示卡放于其中	指示卡须放在包内
包扎封包	其方法是将近侧一角向上折叠，盖在物品上，再依次盖好左右两角，并将角尖向外翻折，盖上最后一角后用带以"十"字型扎紧或用化学指示胶带粘贴封包（图 5-15）	封包时应平整、紧扎、美观、实用

续表

操作流程	操作步骤	要点说明
标记灭菌	贴上标签，注明物品名称及灭菌日期，送供应室消毒灭菌	
开包法		
核对检查	取出无菌包，查看无菌包的名称、日期、化学指示胶带的颜色，包装有无潮湿和破损	开包前须仔细查对
开包取物	将无菌包放于清洁、干燥、平坦处，解开系带或撕开粘贴的胶带，依次打开包的外角、左右角和内角。若为双层包布则内层用无菌持物钳打开 检视化学指示卡颜色，用无菌持物钳取出所需物品，放在准备好的无菌区内 若需要一次性将包内无菌物品全部取出，可将无菌包托在手上打开，另一手抓住包布四角，稳妥地将包内物品放入无菌区内（图 5-16）	避免污染
原折包好	若包内物品一次未用完，按无菌原则原折痕包好，粘好或扎好	回包时须注意勿污染包内物品
记录	注明开包日期、时间并签名	操作后须及时注明开包日期及时间

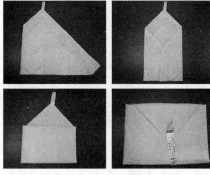

图 5-15 无菌包包扎法

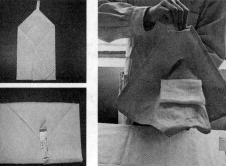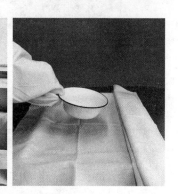

图 5-16 一次性取出无菌物品

4. 评价

（1）严格执行无菌操作原则。

（2）操作规范，动作轻、准、稳、快。

（3）保持无菌区域或无菌物品未被污染。

【注意事项】

1. 打开无菌包时，手不可触及包布的内面，操作时手臂勿跨越无菌区。

2. 无菌包过期、潮湿或包内物品被污染时，须重新灭菌，包布有破损不可使用。

3. 打开的无菌包，如包内物品未一次用完，有效期为 24h。

（五）铺无菌盘法

【目的】

将无菌治疗巾铺在清洁、干燥的治疗盘内，形成一个无菌区，用于短时间放置无菌物品。

【操作程序】

1. 评估

（1）操作项目及目的。

（2）操作环境及物品是否符合无菌要求。

2. 计划

（1）护士准备：衣帽整洁，修剪指甲、洗手、戴口罩。

（2）用物准备：无菌持物钳、无菌治疗巾包、治疗盘、无菌罐（内置纱布块）、卡片、笔。

1）治疗巾横折法：将治疗巾横折后再纵折，折成4折，再重复一次（图5-17）。

2）治疗巾纵折法：将治疗巾纵折两次成4折，再横折两次，开口边向外（图5-18）。

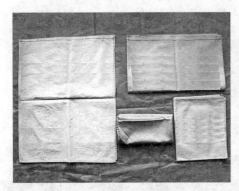

图5-17 治疗巾横折法

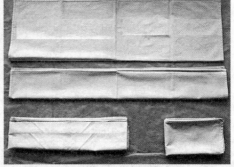

图5-18 治疗巾纵折法

（3）环境准备：环境整洁，操作区域宽敞、干燥，物品摆放合理。

3. 实施（表5-8）。

表5-8 铺无菌盘操作法

操作流程	操作步骤	要点说明
开无菌包	取无菌包，检查名称、灭菌日期、指示胶带，检查有无潮湿及破损 打开无菌包	操作前须仔细检查 避免污染
单层底铺盘法		
取无菌治疗巾	用无菌持物钳取出一块治疗巾，放于清洁干燥的治疗盘内 若包内治疗巾未用完，按原折痕包好，注明开包日期和时间	剩余治疗巾24h内可用
铺无菌巾	双手捏住治疗巾上层一边外面两角，轻轻抖开，双折平铺于治疗盘上，将上层呈扇形折至对侧，开口向外（图5-19）	勿触及治疗巾内面，以免污染
置物盖巾	放入无菌物品后，手持上层两角的外面，拉平盖于无菌物品上，上下两层边缘对齐 将开口处向上翻折两次，两侧边缘向下翻折一次	避免污染
记录	记录无菌盘名称、铺盘时间并签名	操作后须及时记录
双层底铺盘法		
取巾铺盘	取出无菌治疗巾，双手指捏住无菌巾上层两角的外面，轻轻抖开，由远及近3折成双层底和上层盖布，铺于治疗盘上。上层盖布扇形折叠，开口边向外（图5-19）	
置物盖巾	放入无菌物品后，将上层无菌巾拉平，盖于无菌物品上边缘对齐	避免污染

4. 评价

（1）严格执行无菌操作原则。

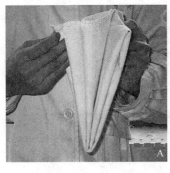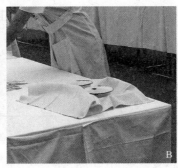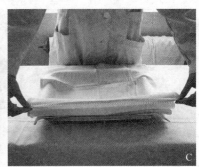

图 5-19　铺无菌盘法

A. 打开治疗巾；B. 单层底铺盘；C. 双层底铺盘

（2）操作规范，动作轻、准、稳、快。

（3）保持无菌区域或无菌物品未被污染。

【注意事项】

1. 注明无菌盘的名称、日期和时间，有效时间为 4h。

2. 铺无菌盘的区域及治疗盘必须清洁干燥，避免无菌巾潮湿。

3. 操作者的手、衣袖及其他非无菌物品不可触及和跨越无菌面。

（六）戴、脱无菌手套法

【目的】

确保医疗护理无菌操作的安全，防止交叉感染。

【操作程序】

1. 评估

（1）操作项目及目的。

（2）操作环境及物品是否符合无菌要求。

2. 计划

（1）护士准备：衣帽整洁，修剪指甲、洗手、戴口罩。

（2）用物准备：无菌手套包或一次性无菌手套（图 5-20，图 5-21）、弯盘。

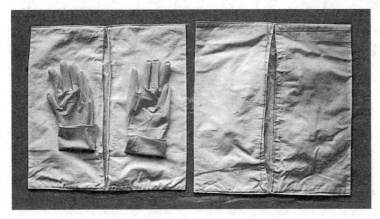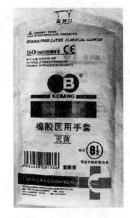

图 5-20　无菌手套的放置　　　　　图 5-21　一次性无菌手套

无菌手套包准备：①把手套包布和手套袋打开置于操作台面上。②在手套内面均匀涂上滑石粉。③将手套开口处向外反折7~10cm，掌心向上分别放入手套袋的左右。④按无菌包打包，贴好标签，注明型号和灭菌日期，送灭菌处理。

3. 实施（表5-9）。

表5-9　戴、脱无菌手套操作法

操作流程	操作步骤	要点说明
戴手套		
核对检查	检查并核对无菌手套袋外的号码、灭菌日期，包装是否完整、干燥	操作前须仔细检查
开包	将手套袋平放于清洁、干燥的桌面上打开	
取戴手套		
分次取、 戴手套	一手掀开手套袋开口处，另一手捏住一只手套的反折部分（手套内面）取出手套，对准五指戴上（图5-22） 未戴手套的手掀起另一袋口，再用戴好手套的手指插入另一只手套的反折内面（手套外面），取出手套，对准五指戴上	已戴好手套的手指不能接触反折面，以免污染 戴手套时，不可强拉手套，以免破损
一次性取、 戴手套	两手同时掀开手套袋开口处，用一手拇指和示指同时捏住两只手套的反折部分，取出手套 将两手套五指对准，先戴一只手，再以戴好手套的手指插入另一只手套的反折内面，同法戴好	
检查调整	将手套的翻边扣套在工作服衣袖外面，双手对合交叉，检查是否漏气，整理手套位置	已戴好手套的手指在挑起翻边扣时，注意勿接触衣袖，以免污染
脱手套	操作完毕，用戴着手套的手捏住另一手套腕部外面，翻转脱下；再将脱下手套的手伸入另一手套内，捏住内面边缘将手套翻转脱下	脱手套时不可强拉，以免损坏 脱下后应立即洗手

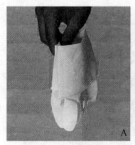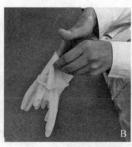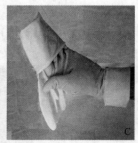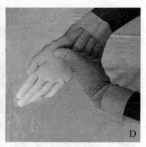

图5-22　戴无菌手套法

4. 评价

（1）严格执行无菌操作原则。

（2）操作规范，动作轻、准、稳、快。

（3）保持无菌区域或无菌物品未被污染。

【注意事项】

1. 戴手套时应避免手套外面（无菌面）触及任何非无菌物品。

2. 未戴手套的手不可触及手套的外面，已戴手套的手不可触及手套内面。

3. 戴手套和进行无菌操作时，如手套破损应立即更换。

4. 戴手套后双手应在操作台面和腰部以上、视线范围以内，避免污染。

5. 脱手套时，应先洗净污渍，翻转脱下，不可强拉手指和手套边缘，以免损坏。

第五节　隔　离　技　术

情景导入　　　患者，女性。因间断发热、发冷，全身酸痛，头痛，食欲缺乏，咳嗽，鼻塞入院，经诊断为流行性感冒。

请思考：1. 护士应为该患者安置在怎样的病房？

2. 患者的用物该如何消毒处理？

3. 患者经治疗痊愈出院后，其居住的病室、用过的物品及床单位该怎样处理？

一、概　　述

隔离（quarantine）是将传染源或高度易感人群安置在指定地点和特殊环境中，暂时避免与周围人群接触。对前者采取传染源隔离，对具有传染性的分泌物、排泄物、用物等物品进行集中消毒处理，防止传染病病原体向外传播，便于治疗和护理；对后者采取保护性隔离，将其置于基本无菌的环境中，使其免受感染，如器官移植病区、无菌病房等。

隔离的目的是控制传染源，切断传播途径，保护易感人群免受感染，是防止传染性疾病传播的重要措施之一。因此，护理人员必须重视和认真做好隔离工作，严格执行消毒隔离技术，并对患者及家属做好健康教育，使其了解隔离的意义，自觉遵守消毒隔离制度，积极配合实施各种隔离措施。

二、隔离病区的管理

（一）隔离单位的设置

传染病区与普通病区分开，并远离食堂、水源和其他公共场所，相邻病区楼房相隔 30m，侧面防护距离为 10m，以防空气对流传播。病区设多个出入口，使工作人员和患者分道进出，病区内配置必要的卫生、消毒设备。

1. 单人隔离　每个患者有单独的环境与用具，与其他患者进行隔离。凡未确诊、发生混合感染或有强烈传染性及危重的患者应住单独隔离室。

2. 同病种隔离　为充分利用病室，可将同种传染病的患者，安排在同一病室，与其他传染病的环境实行隔离。

（二）隔离区域的划分及隔离要求

1. 清洁区（clean zone）　未被病原微生物污染的区域为清洁区。如更衣室、库房、值班室和配餐室等。

隔离要求：患者及患者接触过的物品不得进入清洁区；工作人员接触患者后需消毒手、脱去隔离衣及鞋方可进入清洁区。

2. 半污染区（semi polluted area）　有可能被病原微生物污染的区域为半污染区。如病区的走廊和化验室等。

隔离要求：患者经过走廊时，不得接触墙壁、家具等物；各类检验标本有存放盘和架，检查完的标本及玻璃、玻片等严格按要求分别处理。

3. 污染区（contaminated zone） 被病原微生物污染的区域为污染区，如病室、浴室和患者洗手间等。

隔离要求：污染区的物品未经消毒处理，不得带到他处；工作人员进入污染区时，必须穿隔离衣，戴口罩、帽子，必要时换隔离鞋；离开时脱隔离衣、鞋，消毒双手。

三、隔 离 原 则

（一）一般消毒隔离

1. 根据不同病种，在病室门口挂疾病标志。门口设脚垫（经 1% 氯胺或其他消毒溶液浸湿），以供出入时消毒鞋底。门外设消毒溶液、清水各一盆，以及手刷、毛巾等消毒用物；并设立柜，以挂隔离衣。

2. 工作人员进入隔离室要按规定戴工作帽、口罩，穿隔离衣，并在规定的范围内活动。不得进入清洁区，且不同病种不能共用一件隔离衣。一切操作要严格遵守隔离规程。

3. 穿隔离衣前必须将所需用物备齐，并尽量将各项操作集中进行，以减少反复穿脱隔离衣及消毒洗手的次数。

4. 凡患者接触过的物品或落地的物品应视为已被污染，消毒后方可给他人使用；患者的衣物、信件、钱币等经消毒后方能带出病区；排泄物、分泌物、呕吐物须消毒后排放；需送出处理的物品、污物袋应有明显的标志。

5. 病室每日进行空气消毒，可用紫外线照射或消毒液喷雾，每日于晨间护理后，用消毒液擦拭病床及床旁桌椅。

6. 污染物不得放于清洁区。任何污染物必须先经消毒处理，然后进行常规清洁，以防病原体播散。

7. 在严格执行隔离要求的同时，要对患者热情、关心，尽力解除患者的恐惧感和因被隔离而产生的孤独、悲观等不良心理反应。向患者及其家属解释隔离的重要性及暂时性，以取得其信任和合作。

8. 感染性分泌物三次培养结果均为阴性或已渡过隔离期，经医生开出医嘱后方可解除隔离。

（二）终末消毒

终末消毒（terminal disinfection）是对出院、转科或死亡患者及其用物、所住病室和医疗器械等进行的消毒处理。

1. 患者的终末处理　患者转科或出院前应洗澡，换上清洁的衣服，个人用物经消毒处理后方可带出隔离区。若患者已死亡，尸体须用消毒液擦洗，并用浸有消毒液的棉球塞住口、鼻、耳、肛门或瘘管等孔道，更换伤口处敷料。用一次性尸体单包裹尸体，送传染科太平间。

2. 患者病室及用物的终末处理　患者用物须分类进行消毒（表 5-10）。将病室的门窗封闭，打开床边桌，摊开棉被，竖起床垫，用消毒液熏蒸或紫外线照射消毒。熏蒸后打开门窗，用消毒液擦拭家具。被服类放入标明"隔离"字样的污物袋内，消毒后再清洗。床垫、棉被和枕芯还可用日光曝晒 6h 或送消毒室进行处理。

表 5-10　传染病污染物品消毒法

物品	消毒方法
病室空间	消毒剂熏蒸、喷雾或紫外线照射
地面、墙壁、家具	0.2%～0.5% 过氧乙酸、0.5%～3% 氯胺喷洒擦拭
医疗用金属、橡胶、搪瓷、玻璃类	用消毒剂喷雾、浸泡、擦拭消毒，压力蒸气灭菌
血压计、听诊器、手电筒	环氧乙烷熏蒸消毒或消毒剂擦拭
体温计	1% 过氧乙酸溶液浸泡 30min 连续 2 次；3% 碘伏浸泡 30min
餐具、茶具、药杯	煮沸 15～30min；环氧乙烷气体消毒；0.5% 过氧乙酸溶液浸泡
信件、书报、票证	甲醛、环氧乙烷气体熏蒸
布类、衣服	消毒剂浸泡，煮沸，压力蒸汽灭菌
被褥、枕芯、毛纺织品	熏蒸、日光曝晒、消毒室处理
便器、痰盂、痰具	3% 漂白粉澄清液浸泡或 0.5% 过氧乙酸溶液浸泡
排泄物、分泌物	用漂白粉或生石灰消毒；痰盛于蜡纸盒内焚烧
剩余食物	煮沸 30min 后倒掉
垃圾	焚烧

四、隔离技术基本操作

5-5 隔离技术

（一）口罩、帽子的使用

【目的】

提供屏蔽保护，口罩可保护患者和工作人员，避免相互传染。防止感染性血液、体液溅到医护人员口腔及鼻腔黏膜。并防止飞沫污染无菌物品或清洁食物等；帽子可防止工作人员的头发、头屑散落或头发被污染。

【操作程序】

1. 评估

（1）病室环境是否符合隔离原则要求。

（2）患者的隔离种类。

2. 计划

（1）护士准备：着装整洁，清洁双手。

（2）用物准备：帽子、口罩（用 6～8 层纱布缝制）。

（3）环境准备：环境清洁、安全。

3. 实施（表 5-11）。

表 5-11　口罩、帽子的使用

操作流程	操作步骤	要点说明
戴工作帽	洗手后取出清洁、合适的帽子戴上	选取大小合适的帽子 帽子应遮住全部头发
戴口罩	洗手后取出清洁口罩，罩住口鼻	口罩应松紧适当
	将上段两条带子分别超过耳系于头后，下段两条带子系于颈后，系带	
	松紧适当，口罩的下半部应遮住下颌（图 5-23）	口罩应遮住鼻、口、下巴

续表

操作流程	操作步骤	要点说明
取下口罩	洗手后解开口罩系带，取下口罩，将污染面向内折叠，放于胸前小口 袋或小塑料袋内 一次性口罩取下后弃于污物桶内	口罩污染面向内折叠

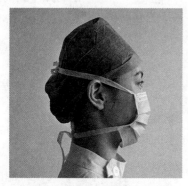

图 5-23 戴口罩、帽子

4. 评价

（1）帽子、口罩佩戴正确。

（2）根据患者隔离种类选择口罩类型。

【注意事项】

1. 口罩用后立即取下，不可挂在胸前，取口罩时，手不可接触污染面。

2. 在传染病区，一般情况下口罩每4～8小时应更换一次。若接触严密隔离或呼吸道隔离的患者，应每次更换。使用一次性口罩不得超过4h。

3. 口罩使用时应遮住口鼻，不可用污染的手接触口罩。工作帽大小适宜，头发全部塞入帽内，不得外露。

（二）开关水龙头法

1. 一般水龙头　当手污染时，用刷子打开龙头，刷手毕，用清洁手关上水龙头。

2. 脚踏开关水龙头　用脚踏开关，可避免引起交叉感染。

3. 长臂水龙头　当手污染时，用肘部或刷子开关龙头。

（三）避污纸的使用

【目的】

避污纸是备用的清洁纸片。用避污纸隔着做简单的操作，保持双手或物品不被污染，以省消毒手程序。

【操作程序】

1. 评估

（1）避污纸是否准备妥当。

（2）使用目的。

2. 计划

（1）护士准备：按隔离要求穿戴整齐。

（2）用物准备：避污纸数张，污物桶1个。

3. 实施（表5-12）。

表 5-12 避污纸的使用

操作流程	操作步骤	要点说明
取避污纸	应从页面抓起（图5-24A）	不可掀页撕取（图5-24B），以保持一面为清洁面 使用过程中注意保持避污纸清洁，以防交叉感染
弃避污纸	弃于污物桶内，集中焚烧处理	不可随意丢弃，以防污染环境和物品

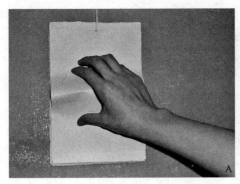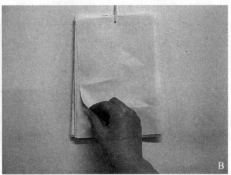

图 5-24　取避污纸的方法

A. 从页面抓取（正确）；B. 掀页撕取（错误）

4. 评价　正确取用避污纸，未污染。

【注意事项】

1. 不可掀页撕取。

2. 使用过程中注意保持避污纸清洁以防交叉感染。

3. 不可随意丢弃，以防污染环境和物品

（四）穿、脱隔离衣

【目的】

防止病原体的传播，保护患者和工作人员免受病原体的侵袭。

【操作程序】

1. 评估

（1）病室环境是否符合隔离原则要求。

（2）患者的病情及隔离种类。

（3）隔离衣长短，是否有破损。

（4）消毒所需用物是否齐全。

2. 计划

（1）护士准备：着装整洁，洗手，戴帽子、口罩。

（2）用物准备：隔离衣、挂衣架、消毒手的设备和污衣袋。

（3）环境准备：环境整洁、宽敞、安全及物品放置合理。

3. 实施（表 5-13）。

表 5-13　穿、脱隔离衣法

操作流程	操作步骤	要点说明
穿隔离衣法（图 5-25）		
准备工作	操作者应穿好工作服，洗手，戴口罩、帽子，取下手表，卷袖过肘	
持领取衣	手持衣领取衣，将隔离衣清洁面向自己，污染面向外，衣领两端向外折齐，对齐肩峰，露出肩袖内口	手勿接触污染面

续表

操作流程	操作步骤	要点说明
穿袖	一手持衣领，另一手伸入同侧袖筒内，持衣领的手上拉衣领，使另一手露出袖口 将衣袖穿好，换手持衣领，依上法穿好另一袖	衣袖应尽量抖至肘关节处，以免污染面部或口罩
扣领扣	一手捏住衣领边缘，另一手顺衣领边缘由前向后系好衣领	操作时袖口不可触及衣领、颈部、面部和帽子
扣袖扣	将左右袖口扣上或系好袖带	此时手已污染，不可再接触清洁面
系肩扣	将左右肩扣系好	若袖长合适，可不系肩扣
折襟系带	将隔离衣一边，约在腰下 5cm 处，渐向前拉，见到衣后缘，则捏住衣边 同法捏住另一侧衣边 两手在背后将隔离衣的后边缘对齐，向一侧折叠，一手按住折叠处，另一手将腰带活结解开并拉至背后压住折叠处 将腰带在背后交叉，回到腰前打一活结	注意避免手接触到隔离衣内面或工作服 注意勿使折处松散
系侧扣	系侧扣	手不可触及隔离衣的内面及边缘

脱隔离衣法（图 5-26）

解开侧扣	松开侧扣	
解开腰带	松开腰带，在前面打一活结	
解开肩扣	依次松开左右肩扣	若穿衣时由于衣袖合适未系肩扣，则此步可省
解开袖口	解开两袖袖口时，在肘部将部分袖子塞入工作服衣袖内，充分暴露双手，便于刷洗消毒	避免污染袖口内面
刷手消毒	蘸取肥皂水或消毒液，按前臂、腕部、手背、手掌、手指、指缝、指尖的顺序刷洗 每只手刷 30s，用流水冲净，再重复刷洗一次（2min） 若为消毒液则每只手各刷 1min 后清水冲净，自上而下擦干双手（也可用其他方法消毒双手）	刷手顺序勿颠倒 冲洗时，使污水流向指尖，避免弄湿工作服 勿使隔离衣污染洗手设备
解开领扣	解开领口	注意保持衣领清洁
脱衣袖	一手伸入另一侧袖口内拉下衣袖过手 遮住手，用遮盖的手在外面握住另一衣袖外面，将袖拉下，两手在袖内对齐衣袖，双臂逐渐退出	注意衣袖不可污染手及手臂 双手不可触及隔离衣污染面
挂衣	双手持领子，将隔离衣两边对齐，用夹子夹住衣领，挂在指定处衣钩上	若隔离衣挂在半污染区，则清洁面向外 若隔离衣挂在污染区则污染面向外
整理	不再穿的隔离衣需解开腰带，应清洁面向外，卷好投入医疗污物袋内	

4. 评价

（1）掌握穿脱隔离衣要领，方法正确。

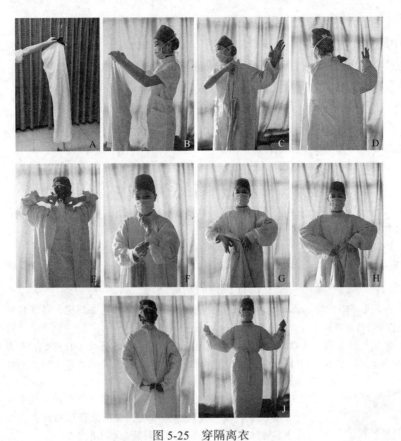

图 5-25　穿隔离衣

A. 取隔离衣；B. 清洁面朝自己；C. 穿上一袖；D. 穿上另一袖；E. 扣领扣；F. 扣袖扣；
G. 将一侧衣边捏至前面；H. 同法捏另一边；I. 将两侧衣边对齐；J. 系上腰带

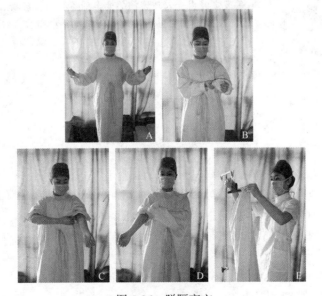

图 5-26　脱隔离衣

A. 松开腰带；B. 将衣袖向上塞在上臂衣袖内；
C. 洗手后拉袖口内的清洁面；D. 手放袖内拉另一袖污染面；E. 提领对齐挂衣钩

（2）动作达到轻、准、稳、快要求。

【注意事项】

1. 隔离衣应每天更换，如有潮湿或被污染应立即更换。

2. 隔离衣长短要合适，需全部遮盖工作服，不可有破损。

3. 保持衣领及内面清洁，污染的袖口不可接触衣领、面部和帽子。

4. 隔离衣挂在半污染区时，应清洁面向外；挂在污染区时，则应污染面向外。

5. 穿隔离衣后，不能进入清洁区。

（五）污物袋的使用及处理

凡被污染而无需回收的物品，可集中于不透水的塑料袋或双层布的污物袋中，封口或扎紧袋口，袋上应有"污染"标记，送指定地点焚烧处理。可再用的物品按上述袋装标记后，按先消毒后清洁的原则处理。

知识拓展

医疗废物的消毒处理

2002 年卫生部颁发的《消毒技术规范》明确指出医疗废物的消毒规范，相关处理必须符合国家有关法律法规的规定。

1. 医疗废物的分类　医疗废物分 6 类：生活垃圾、感染性废弃物（排泄物，手术或感染伤口的敷料，使用过的一次性注射器、输液器、输血器等）、病理性废弃物、锋利物、药物性废弃物和放射性废弃物。

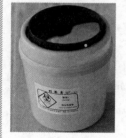

2. 医疗废物的收集　医院内设置 3 种以上颜色的污物袋用于对医疗废物进行分类收集。黑色袋装生活垃圾，黄色袋装医用垃圾，放射性废弃物的袋装须有特殊标记，利器须放入利器盒中（图 5-27）。

3. 一次性无菌医疗用品使用后的处理必须在使用的科室初步毁形、分类、消毒（用 0.1% 的含氯消毒液浸泡 60min 以上）、暂时存放，待回收。

4. 每天定时由专人用密闭的专车到各科回收废物后，放于医院指定的场地临时存放，按当地卫生行政部门规定集中回收，统一处理，禁止重复使用和回流市场。注意，在转运过程中不得泄漏、抛撒、流失，并做好处置人员的个人防护。

图 5-27　利器盒

思考题

实习生小张今天跟随带教老师一起换药。操作时她手持无菌镊从远处来回夹取无菌棉球、纱布，从桌面拿起一瓶无菌溶液开启，并直接倒入无菌盘的治疗碗内，倾倒时无菌溶液瓶的瓶口碰到了治疗碗，随后，小张碰到了老师戴无菌手套的手。

请问：

（1）小张在上述过程中哪些步骤违反了无菌操作原则？

（2）她应该怎样做？

思路解析
考一考

（罗梅慈）

清洁护理技术

清洁卫生是人的基本需要之一。清洁护理技术是为满足个体清洁卫生需要所采取的清洁措施，以促进患者生理和心理健康。虽然很多正常人都能满足自己清洁卫生的需要，但当遭遇疾病时，自我照顾能力将出现不同程度的降低或丧失，从而无法满足自身清洁的需要。为了让患者感觉身体舒适，预防感染，减少并发症的发生，护士应及时评估患者的健康及清洁状况，判断患者完成自我护理的能力，根据患者需要为其提供良好的生活护理，使患者处于接受治疗和护理的最佳身心状态。

患者的清洁卫生护理包括口腔、头发、皮肤、会阴部和足部等的清洁。由于清洁卫生具有较强的个体性，是个体价值观和经历的体现，因此护士应尊重患者习惯，保护患者隐私，通过与患者的密切接触建立良好的护患关系，有利于后续治疗和护理工作的开展。

第一节 口腔护理

情景导入　　患者，女性，28 岁。12d 前因受凉后发热，于院外行静脉滴注抗生素治疗，7d 后好转，3d 前无明显诱因再次出现高热。今日，因"肺炎"收入我院。入院后查体：T：39.2℃，伴咳嗽，痰液黏稠、不易咳出，患者自觉胸闷、胸痛、乏力。入院后医嘱予哌拉西林、莫西沙星等药物治疗，入院第 4 天患者体温仍然高达 39℃，间断睡眠、食欲缺乏，口唇干裂，口腔黏膜出现白点、白斑。

请思考：1. 该患者的口腔出现了什么问题？

2. 根据该患者情况，应选择什么漱口溶液呢？

3. 如何为该患者进行口腔护理呢？

良好的口腔卫生可以促进机体的健康与舒适。口腔是消化管的起始部分，正常人口腔内有大量的致病性和非致病性微生物。正常情况下，个人通过每天进食、饮水、刷牙和漱口等活动可以起到清除和减少病菌的作用；患病时，由于机体抵抗能力下降，进食、饮水等活动的减少，口腔内致病菌大量滋生，可出现口臭、口腔炎症、溃疡及其他并发症，还会对个人形象、社会交往带来不利影响。因此，护理人员必须认真做好口腔清洁护理。护士在口腔护理方面的职责包括：评估患者的口腔卫生情况；对患者进行健康教育；协助患者进行口腔清洁；为无法自行完成口腔清洁的患者做好口腔护理。

一、口腔护理相关解剖知识

口腔是消化管的起始部分，前借口裂与外界相通，后经咽峡与咽相续。口腔内有牙、舌等器官。口腔前壁为唇、侧壁为颊、顶为腭、口腔底为黏膜和肌肉等结构。

二、口腔护理相关评估

口腔评估是为了诊断患者现存或潜在的口腔问题，为患者实行恰当的护理措施和健康指导，以减少口腔疾患的发生。

（一）基本状况和自理能力评估

1. 患者的临床诊断，意识状态，自理能力，进食、进水情况及口腔卫生状况，所患疾病是否具有传染性。

2. 患者的心理反应和合作程度。

（二）口腔状况评估

1. 口唇　观察色泽、湿润度、有无干裂、出血或疱疹等。

2. 牙齿　观察牙齿数量、有无松动、活动性义齿、龋齿、牙结石或牙垢。

3. 牙龈　观察颜色、完整性、有无炎症或溃疡等。

4. 口腔黏膜　观察黏膜色泽、完整性、有无出血、溃疡或感染。

5. 舌　观察颜色、湿润度、有无肿胀、舌苔厚薄及颜色。

6. 口咽部　观察悬雍垂、扁桃体颜色、有无肿胀或分泌物。

7. 气味　有无特殊气味，如烂苹果味或氨臭味等。

（三）义齿状况评估

1. 询问并观察患者有无活动性义齿、义齿佩戴是否合适，及有无义齿连接过紧、松动或滑落等情况。

2. 评估患者活动性义齿的保养知识。

（四）口腔保健知识评估

1. 患者是否了解保持口腔卫生的重要性。

2. 患者有无保持口腔卫生的知识及口腔卫生习惯。

三、口腔清洁护理操作法

口腔清洁护理分为口腔卫生指导、协助患者刷牙和特殊口腔护理3个部分。前两者主要用于生活能自理或基本能自理的轻症患者，特殊口腔护理主要用于高热、昏迷、危重、禁食、鼻饲、大手术后、口腔疾患以及生活不能自理的患者。一般每日2～3次，如病情需要，可酌情增加次数。

（一）口腔卫生指导

口腔卫生指导是为患者提供口腔清洁的指导，使其认识到口腔卫生的重要性，从而自觉维持良好的口腔卫生，促进机体健康和舒适的方法。

【目的】

使患者认识口腔卫生的重要性，自觉维持良好的口腔卫生。

【操作程序】

1. 评估　同前。

2. 计划

（1）患者准备：患者了解口腔清洁的目的和方法，愿意配合。

（2）护士准备：衣帽整洁，洗手，戴口罩。

（3）用物准备：牙刷、牙膏、牙线等。

（4）环境准备：环境整洁，必要时关闭门窗，防止受凉。

3. 实施

（1）核对、解释：备齐用物，携至床旁，核对床号、姓名，解释目的及方法。

（2）指导清洁用具的选用。

1）选择合适的牙刷：要求外形较小、质地柔软，每 3 个月更换一次。

2）选择合适的牙膏：无腐蚀性，根据需要选择含氟或药物牙膏。

（3）指导刷牙：在每天晨起、就寝前和每次餐后（3min 内）均应刷牙。方法见"（二）协助患者刷牙"。

（4）指导使用牙线。

1）牙线的作用：彻底清除牙齿间的食物残渣、牙菌斑及软牙垢，预防牙周病。

2）牙线材料：尼龙线、丝线、涤纶线或棉线等。

3）清洁顺序：先下后上。

4）使用方法：首先拉取出一段约 25cm 长的牙线，将线头两端分别以线压线的方式在两手示指第一指节上绕 2～3 圈，两示指间的距离约 5cm，用大拇指或中指支撑将牙线拉直，引导牙线沿牙齿侧面缓和地滑进牙缝内，将牙线贴紧牙齿的邻接牙面并使其略成"C"型，以增加接触面积，然后上下左右缓和的刮动，清洁牙齿的表面、侧面，刮完牙齿的一边邻面后，再刮同一牙缝的另一边，直至牙缝中的食物嵌渣、牙菌斑及软牙垢随牙线的移动而被带出为止。换一节干净的牙线，用同样的方法，逐个将全口牙齿的邻面刮净，并漱去刮下的食物残渣、牙菌斑及软牙垢。

5）使用牙线完毕后，彻底漱口。

（5）整理：协助患者取舒适体位，清理用物，致谢。洗手，记录。

4. 评价

（1）护患沟通有效，患者愿意配合。

（2）患者掌握正确口腔清洁方法，口腔清洁卫生，感觉舒适。

【注意事项】

1. 使用牙刷或牙线清洁牙齿时，操作方法应正确，动作应轻柔，防止磨损牙齿或损伤牙龈。

2. 使用牙刷或牙线后，应彻底漱口，以清除口腔内残余碎屑和牙膏。

3. 牙刷使用后洗净，甩干水分后晾干，避免在潮湿环境中，易滋生细菌。

4. 牙线为一次性使用，避免重复使用。

（二）协助患者刷牙

【目的】

指导或协助患者刷牙，使患者掌握正确的刷牙方法。

【操作程序】

1. 评估　同前。

2. 计划

（1）患者准备：患者了解口腔清洁的目的和方法，愿意配合。

（2）护士准备：着装整齐，洗手，戴口罩。

（3）用物准备：牙刷、牙膏等

（4）环境准备：环境整洁，必要时关闭门窗，防止受凉。

3. 实施（表6-1）。

表6-1　协助患者刷牙

操作流程	操作步骤	要点说明
核对解释	备齐用物至床旁，核对解释	确认患者，取得合作
安置体位	安置患者于舒适体位	
选牙膏、牙刷	指导患者选择合适的牙膏、牙刷	首选含氟牙膏或根据需要选择药物牙膏；牙刷要求刷毛质地柔软，大小与口腔大小相匹配
指导或协助刷牙		全面清洁牙齿的各面及舌
上下颤动刷牙法	刷牙时将牙刷刷毛与牙齿呈45°，快速环形来回震颤，每次刷2~3颗牙，刷完一处再刷另一处；前排牙齿的内面可用牙刷毛面的前端震颤刷洗；刷咬合面时刷毛与牙齿平行来回刷洗。顺序是：上下牙齿外面→上下牙齿内面→上下咬合面→舌面（图6-1）	
上下竖刷法	沿牙齿纵向刷，牙齿外面、内面、咬合面及舌面均应刷到	
漱口	刷完后彻底漱口	清除口腔内的食物碎屑和残余牙膏
整理、记录	（1）协助患者取舒适体位 （2）帮助患者整理用物 （3）洗手、记录	将牙刷洗净甩去多余水分，置于通风处晾干

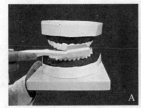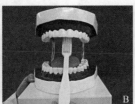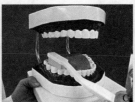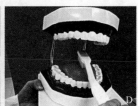

图6-1　刷牙顺序

4. 评价

（1）护患沟通有效，患者积极主动操作，方法正确。

（2）患者了解口腔卫生的重要性，掌握了正确的口腔清洁方法。

【注意事项】

1. 使用牙刷时方法正确，动作轻柔，防止磨损牙齿或损伤牙龈。

2. 牙刷使用后洗净并甩干水分，刷头朝上置于清洁干燥处，防止细菌滋生。

3. 刷牙时间必须持续 3min，牙刷应至少每 3 个月更换 1 次。

（三）特殊口腔护理

【目的】

1. 保持口腔清洁、湿润，预防口腔感染等并发症的发生。

2. 去除口臭、口垢，促进食欲，保持口腔正常功能。

3. 观察口腔黏膜和舌苔的变化及特殊的口腔气味，为病情变化提供动态信息。

【操作程序】

1. 评估

（1）患者的年龄、病情、治疗情况、意识状态、心理状况及合作程度。

（2）患者的口腔情况，如口腔有无异常气味、溃疡及特殊感染等。

2. 计划

（1）患者准备：了解口腔护理的目的、方法、注意事项及配合要点；病情允许可以取半坐卧位，仰卧位患者头应偏向护士一侧。

（2）护士准备：衣帽整洁，修剪指甲，洗手，戴口罩。

（3）用物准备

1）治疗盘内备：口腔护理包（图 6-2），包内有 1 个治疗碗或弯盘盛棉球，棉球约 16 个、弯盘 1 个、血管钳 2 把、压舌板、吸水管、治疗巾、纱布和液体石蜡。另外准备水杯、漱口溶液、手电筒，必要时备开口器。

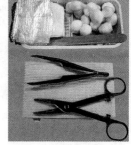

图 6-2　口腔护理包（一次性）

2）治疗盘外备：治疗盘外备手消毒液，口腔外用药，如冰硼散、锡类散、西瓜霜、金霉素甘油、制霉菌素甘油等。如有活动义齿，另备盛冷开水的杯子、纱布。

3）根据患者病情选择常用漱口溶液（表 6-2）。

表 6-2　常用漱口溶液及作用

溶液名称	作用	适用（口腔 PH 值）
生理盐水	清洁口腔、预防感染	中性
复方硼酸溶液（朵贝尔溶液）	轻度抑菌、除臭	中性
0.08% 甲硝唑溶液	用于控制厌氧菌感染	中性
0.02% 呋喃西林溶液	清洁口腔、广谱抗菌	中性
1%～3% 过氧化氢溶液	防腐、除臭，适用于口腔感染有溃烂、坏死组织者	偏酸性
1%～4% 碳酸氢钠溶液	用于控制真菌感染	偏酸性
2%～3% 硼酸溶液	酸性防腐剂，抑制细菌生长	偏碱性
0.1% 醋酸溶液	用于铜绿假单胞菌（绿脓杆菌）感染	偏碱性

（4）环境准备：清洁、宽敞明亮。

3．实施（表6-3）。

表6-3　特殊口腔护理

操作流程	操作步骤	要点说明
核对解释	备齐用物至床旁，核对解释	确认患者，取得合作，意识不清者向家属解释
安置体位	协助患者侧卧位或仰卧头偏向一侧，面向护士	便于分泌物及多余水分从口腔内流出，防止误吸
铺巾置盘	铺治疗巾于患者颈下，弯盘置于患者口角旁（图6-3）	避免床单、枕头、患者衣服被浸湿
润湿口唇	润湿口唇并协助患者用吸管漱口	防止口唇干裂者破裂出血 昏迷患者禁忌漱口
观察口腔	嘱患者张口，一手持压舌板撑开颊部，一手持手电筒观察口腔情况。	注意口腔有无出血、炎症、溃疡及特殊气味，对长期用抗生素者，注意观察有无真菌感染 有活动义齿者，取下义齿用冷水涮洗，浸没于冷开水中备用
顺序擦拭	用弯血管钳夹取含有漱口溶液的棉球，并拧干擦拭 牙齿外侧面：嘱患者咬合上、下齿，用压舌板轻轻撑开左脸颊部，擦洗左侧牙齿外面（图6-4），由磨牙向门齿纵向擦洗，同法擦洗右侧 牙齿内侧面、咬合面、颊部：嘱患者张口，按左上内侧面→左上咬合面→左下内侧面→左下咬合面→左颊部的顺序擦洗。同法擦洗右侧 硬腭、舌：按硬腭→舌背→舌下面顺序擦洗。横向擦洗，勿触及咽部以免引起不适	棉球包裹血管钳头端（图6-4） 每个部位用1个棉球 在擦洗过程中，护士动作要轻柔，特别是对凝血功能障碍的患者，以免损伤黏膜和牙龈 昏迷患者用开口器协助张口，开口器应从臼齿处放入勿过深，以免触及咽引起恶心
再次漱口	意识清醒者协助漱口	有义齿者，协助佩戴
观察涂药	再次观察口腔情况，如有溃疡、真菌感染，酌情涂药，口唇干裂者可涂液状石蜡	确定口腔清洁是否有效，确认是否需要用药
整理记录	撤去治疗巾及弯盘，弃口腔护理用物于医用垃圾桶内 协助患者取舒适卧位并整理床单位 整理用物、洗手记录	确保患者安全、舒适 记录执行时间和效果

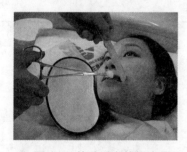

图6-3　擦洗牙齿外侧面

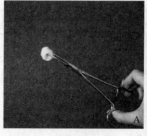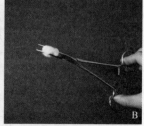

图6-4　夹棉球方法
A. 正确；B. 错误

4．评价

（1）护患沟通有效，患者能配合操作，对服务满意。

（2）操作方法正确，达到目的，无并发症发生。

【注意事项】

1．禁忌给昏迷患者漱口，开口器应从臼齿处放入，牙关紧闭者不可使用暴力，以免造成损伤。

2．擦洗时动作要轻柔，以免损伤口腔黏膜及牙龈，特别是凝血功能差的患者。

3．擦洗时，棉球不宜过湿；要夹紧，防止异物遗留在口腔。发现患者痰多时，应及时吸出，避免呛咳。

4．对长期应用抗生素者应观察口腔黏膜有无真菌感染。

5．若患者有活动性义齿，应先取出清洁，待操作结束后协助患者戴上。暂时不用的义齿，可清洁后放入冷开水杯中，每天换水一次。不可浸在热水中，也不能用乙醇等消毒溶液浸泡或擦拭，以免变形、变色或老化。

6．传染患者用物须按消毒隔离原则处理。

7．操作中避免清洁、污染物的交叉混淆；操作前后必须清点核对棉球数量。

> 6-1 特殊口腔护理评估及准备、实施和注意事项

第二节　头 发 护 理

头发护理是患者清洁护理技术中的一项重要内容。通过为患者梳理和清洗头发，可以及时清除灰尘、头屑及异味，使头发清洁并易于梳理，还可按摩头皮，促进头部血液循环，预防感染发生。恰当的发型有助于维护良好个人形象，树立信心。因此，对于各种原因导致无法自我进行头发护理的患者，护士应积极主动给予帮助，满足患者身心需要。

一、床上梳头、洗头

（一）床上梳头

【目的】

1．除去污秽和脱落的头发、头屑，使患者感觉清洁、舒适且美观。

2．按摩头部，促进头皮血液循环，增进上皮细胞营养，促进头发生长。

3．有助于维持患者良好形象，增强自信，维护自尊；有助于建立和谐护患关系。

【操作程序】

1．评估

（1）头发的基本情况，如长度、量、质地、浓密度，有无头屑、头虱，有无头皮损伤，头发脱落的情况。

（2）患者的病情、意识状态、自理能力、个人卫生习惯及对自身仪表的重视程度。

（3）心理状态和合作程度。

2．计划

（1）患者准备：使患者了解梳头的目的、过程，争取配合。

（2）护士准备：着装整齐，修剪指甲，洗手，戴口罩。

（3）用物准备：治疗巾或干毛巾、30% 乙醇溶液、梳子、纸袋（放脱落的头发用），必要时备发夹、橡皮筋或其他发饰。

（4）环境准备：根据情况，关门窗、拉窗帘或用屏风遮挡患者，调节室温。

3．实施（表6-4）

表6-4　床上梳头

操作流程	操作步骤	要点说明
核对解释	备齐用物至床旁，核对解释	确认患者，取得合作
安置体位	协助患者取坐位或半坐卧位	病情较重者，可协助其取侧卧或平卧位，头偏向一侧
铺治疗巾	坐位或半坐卧位患者，铺治疗巾于患者肩上，平卧者铺于枕上	避免碎发、头屑落于床上或患者衣服上
正确梳发	将头发从中间分成两股，先握住一股头发，由发根至发梢梳；一侧梳好再梳对侧。长发可编成发辫或扎成束（图6-5）	遇到长发或头发打结时，可将头发绕在示指上梳理，如头发已打结成团，可用30%乙醇湿润后再慢慢梳顺，发辫或发束不宜太紧，以免造成疼痛
整理记录	取下治疗巾，将脱落的头发缠紧包于纸袋中，协助患者取舒适卧位并整理床单位，整理用物、洗手记录	将纸袋弃于生活垃圾桶内，确保患者安全、舒适记录执行时间和效果

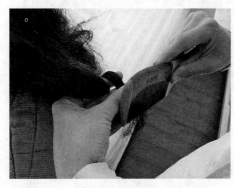

图6-5　梳头法

4．评价

（1）护患沟通有效，患者头发整齐清洁，感觉舒适。

（2）操作轻稳节力，患者满意。

【注意事项】

1．动作轻柔，避免强行梳拉，编好的发辫每天至少松开1次。

2．操作过程中，通过与患者交流了解其喜好，尊重其习惯。

3．梳发过程中，可用指腹按摩患者头皮，促进头部血液循环。

4．如发现患者有头虱，应立即进行灭虱处理。

6-2 床上梳发

（二）床上洗头

【目的】

1．去除污秽和脱落的头发、头屑，使患者感觉清洁、舒适且美观。

2．按摩头皮，促进血液循环，促进头发生长。

3．维持患者良好形象，增进其身心健康，建立和谐护患关系。

4．预防和灭除虱蚤，减少感染机会，预防疾病传播。

【操作程序】

1．评估

（1）患者的年龄、病情、意识、自理能力、心理状态、合作程度和梳洗习惯。

（2）患者头发卫生状况。

2．计划

（1）患者准备：了解洗头的目的、方法、注意事项及配合要点。

（2）护士准备：衣帽整洁，修剪指甲，洗手，戴口罩。

（3）用物准备

1）备洗头车，也可在治疗车上备橡胶马蹄形垫或自制马蹄形垫卷（图 6-6）。

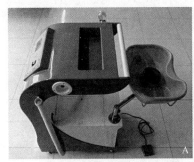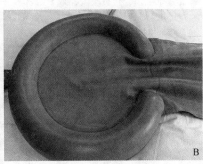

图 6-6　洗头用物

A. 洗头车；B. 橡胶马蹄形垫

2）治疗盘内备橡胶单及大毛巾（或一次性中单）、中毛巾、纱布或眼罩、棉球 2 个（以不脱脂棉为宜）、洗发液、梳子和纸袋。

3）治疗盘外备水壶（内盛水温 40～45℃ 的热水）、污水桶；必要时备电吹风。

（4）环境准备：病室安静、整洁，光线充足，必要时拉上窗帘或用屏风遮挡，调节室温。

3. 实施（表 6-5）。

表 6-5　床上洗头

操作流程	操作步骤	要点说明
核对解释	备齐用物至床旁，核对解释	确认患者，取得合作
松领围巾	将衣领松开向内折，将毛巾围于颈下，用别针固定	避免患者衣服被浸湿
铺橡胶单	将橡胶单、大毛巾置于枕上	避免患者床上物品被浸湿
安置体位		根据具体洗头方法，安置患者体位，以利于操作
马蹄形垫	协助患者取仰卧位，上半身斜向床边，移枕垫于患者肩下。将马蹄形垫置于患者后颈下，使其颈部枕于马蹄形垫的突起处，患者头部置于水槽中（图 6-7），马蹄形垫的下端置于脸盆或污水桶中	如无马蹄形垫，可自制马蹄形卷替代防止水倒流
扣杯式	协助患者取仰卧位，移枕垫于患者肩下，将橡胶单和浴巾铺于患者头部位置。取脸盆一只，盆底放一条毛巾，再将搪瓷杯倒扣于盆底，杯上垫毛巾，毛巾需四折并外裹防水薄膜（图 6-8）。将患者头部枕于该毛巾上，脸盆内置一根橡胶管，下接污水桶	利用虹吸原理，将污水引入桶内
洗头车	协助患者取仰卧位，上半身斜向床边，头部枕于洗头车的头托上，患者头下放接水盘	
保护眼耳	用棉球塞好双耳，纱布盖好双眼	防止水流入眼睛和耳内
正确洗发	松开头发，用少量热水试温，询问患者感受舒适后，将头发全部淋湿	确保水温合适
	取适量洗发液用手掌搓开后均匀涂遍头发、按摩头皮，用指腹由发际到头顶部反复揉搓、按摩力度以患者感觉舒适为宜	按摩力度以患者感觉舒适为宜，以促进头部血液循环
	揉搓完毕后用温水冲净头发	头发残留洗发液，会刺激头发和头皮，导致头发干燥
	注意抬起患者头部，洗净脑后头发	

续表

操作流程	操作步骤	要点说明
擦干头发	解开颈下毛巾，包裹头发，取下眼部纱布和耳内棉球，帮助患者擦干头发	及时擦干头发，避免着凉
撤物梳发	撤去洗发用物 移枕至床头，协助患者取舒适卧位 解下包头毛巾，用大毛巾擦干头发，用梳子梳理整齐。用电吹风吹干后梳理成患者喜欢的发型	确保患者舒适、整洁
整理记录	协助患者取舒适卧位，整理床单位 整理用物、洗手记录	记录执行时间和效果

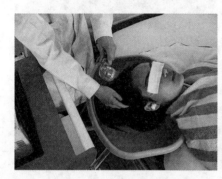
图 6-7　患者头部枕于水槽内

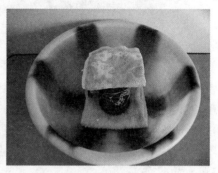
图 6-8　扣杯法

4．评价

（1）患者感觉头发清洁、舒适，心情愉快。

（2）护士操作轻稳节力，未损伤患者头皮。

（3）护患沟通有效，患者及家属获得头发卫生保健的知识和技能。

【注意事项】

1．洗发过程中注意调节水温与室温，以免着凉。防止污水溅入眼、耳内。

2．注意观察病情，如发现面色、脉搏、呼吸异常时，应停止操作。必要时，通知医生，配合医生进行相应处理。身体虚弱者不宜洗头。

3．洗发时间不宜过长，以免患者疲劳。

4．护士为患者洗头时，注意与患者交流，了解患者的心理情况，关心体贴患者；同时，指导其家属掌握床上洗头的知识和技能。

6-3 床上洗发——马蹄型垫法和扣杯法

二、头虱及虮灭除法

【目的】

1．消灭头虱、虮卵，使患者舒适。

2．阻断患者间相互传播，预防某些传染病的发生（虱传播的疾病有流行性斑疹伤寒、回归热等）。

【操作程序】

1．评估

（1）患者病情，头虱、虮情况，头发的长度、量等。

（2）患者的心理反应及合作程度。

2．计划

（1）患者准备：使患者了解操作目的、过程和注意事项，争取配合，必要时动员患者剪短头发。

（2）护士准备：着装整齐，修剪指甲，洗手，戴口罩，穿隔离衣，戴手套，避免传染。

（3）用物准备

1）常用药液：30% 含酸百部酊（百部 30g，50% 乙醇 100ml 或 65° 白酒 100ml，纯乙酸 1ml，装入瓶内盖严，48h 后即可制成）。

2）其余物品：治疗碗、治疗巾、篦子（齿内嵌入少许棉花）、纱布、密封帽子、隔离衣、布口袋、纸、清洁衣裤、清洁床上用品。

（4）环境准备：关门窗，拉窗帘或用屏风遮挡患者。

3．实施（表 6-6）。

表 6-6　头虱及虮灭除法

操作流程	操作步骤	要点说明
核对解释	备齐用物至床旁，核对解释	确认患者，取得合作
拭擦药液	按洗头法做准备，将头发分为若干小股，用纱布蘸灭虱药液，按顺序擦遍头发，并反复揉搓 10min，使之湿透全部头发	充分发挥灭虱药的作用
戴帽包裹	用帽子严密包裹头发	避免挥发，保证灭虱效果
篦虱和虮	24h 后取下帽子，用篦子篦出死虱和虮，清洗头发	发现活虱须重复用药
消毒处理	协助患者更换污衣裤和被服 污衣裤、被服放入布袋内	扎紧袋口送去高压灭菌
整理记录	撤去用物，整理床单位 凡患者接触过的布类和隔离衣均应装入袋内，扎好袋口后高压灭菌 整理用物、洗手记录	篦子上除下的棉花和患者脱落头发用纸包好后焚烧 梳子、篦子消毒后刷洗干净 记录执行时间和效果

4．评价

（1）灭除头虱及虮，无传播发生。

（2）患者无局部和全身反应。

【注意事项】

1．操作规范，避免虱虮传播。

2．防止药液溅入眼内，注意观察用药后的反应，预防不良反应。

3．注意保护患者自尊。

第三节　皮肤的清洁护理

情景导入　　患者，男性，72 岁。因脑出血卧床 3 个月，二便失禁，且不能自行翻身。近日护士查体发现其骶尾部皮肤呈紫红色，压之不褪色。此后，此处皮肤出现大小不等的水疱。

请思考：1. 患者骶尾部皮肤出现了什么问题？

2. 针对患者的骶尾部皮肤情况，护士应该提供哪些护理措施？

皮肤是身体最大的器官，是抵御外界有害物质入侵的第一道屏障。长期卧床患者，由于疾病的影响，生活自理能力较差，汗液中的盐分及含氮物质常存留在皮肤上，和皮脂、皮屑、灰尘、细菌结合黏附于皮肤表面，不断刺激皮肤，导致抵抗能力降低。

皮肤护理有助于维持机体完整性，有效促进血液循环，增强皮肤排泄功能，预防各种感染及压疮等并发症的发生，还可维护患者形象、自尊，促进康复，因此，应加强患者的皮肤护理。

一、淋浴、盆浴和床上擦浴法

皮肤的清洁是患者基本生理需要之一。协助患者清洁皮肤，既可让患者感到清洁舒适，又可以了解其病情，还可促进护患交流，营造良好护患关系。常用的方法有淋浴、盆浴、床上擦浴法。

（一）淋浴和盆浴法

淋浴、盆浴法适用于病情较轻全身情况较好的轻症患者。护士根据患者需要和病情选择适当的洗浴方式，根据患者的自理能力予以适当协助。

【目的】

1. 清洁皮肤，去除污垢，保持患者身心舒适。

2. 促进血液循环，增强皮肤排泄，使肌肉放松，避免并发症发生。

3. 观察和了解患者情况，增进护患交流。

【操作程序】

1. 评估

（1）患者的年龄、病情、意识状态、移动能力、自理能力、是否有引流管，皮肤状况，如完整性、颜色、温湿度、气味、柔软度、厚度、弹性、清洁度和感觉功能；有无水肿、破损，有无斑点、丘疹、水疱和硬结等。

（2）患者及家属对皮肤清洁知识的了解程度和要求。

（3）患者的清洁习惯，接受沐浴的心理反应及合作程度。

2. 计划

（1）患者准备：患者全身状况好，能耐受，了解沐浴目的，愿意配合。

（2）护士准备：着装整齐，修剪指甲，洗手，戴口罩。

（3）用物准备：浴盆，温水（40~45℃），沐浴液或浴皂、毛巾、浴巾、清洁衣裤、拖鞋。

（4）环境准备：根据情况调节室温为24℃左右，浴室内设有信号铃、防滑垫、扶手和浴凳等设施。

3. 实施（表6-7）。

表6-7　淋浴或盆浴法

操作流程	操作步骤	要点说明
核对解释	过程解释，交代浴室内物品使用方法	解释目的
浴前准备	告知患者注意自身安全，避免滑倒跌伤。浴室不应闩门，应在门口挂好标识，如需帮助沐浴的患者，护士可进入浴室内协助	患者发生滑倒跌伤意外时，护士能及时入内 热水易使血管扩张导致患者晕眩

续表

操作流程	操作步骤	要点说明
浴中留意	护士应在可呼唤到的地方，并每隔 5 分钟检查患者情况，如果时间过久，应在门外询问，避免发生意外。如果患者需要帮助应及时回应，如遇晕厥，应迅速处理	确保患者安全 当患者使用呼叫器时，应先敲门再进入，以保护患者隐私
浴后整理	协助患者移除沐浴用品，穿好清洁衣裤，拖鞋。清洁浴盆或浴室，再次观察患者情况，洗手记录	防止患者受凉 记录执行时间和效果

4. 评价

（1）患者沐浴过程安全，无意外发生。

（2）患者沐浴后感到舒适、清洁，身心愉悦。

【注意事项】

1. 进食 1h 后才可沐浴，以免影响消化。

2. 向患者解释浴室内物品的使用方法，如信号铃、热水开关等。注意患者浴中情况，避免跌倒、晕厥发生（沐浴时间过长、水温过高可至晕厥）。

3. 妊娠 7 个月以上的孕妇禁用盆浴，衰弱、创伤和患心脏病需要卧床休息的患者，不宜盆浴或淋浴。

4. 传染病患者根据病情、病种，按隔离原则进行。

知识链接

沐浴推床

　　沐浴推床（图 6-9）主要用于为卧床、瘫痪等行动不便的人进行沐浴。床身可整体升降，随意调节高度，床体四周床栏可 180° 旋转，便于将患者由病床转移至沐浴床内沐浴；枕头和可调整靠背能让患者感觉更加舒适；床侧有加高护栏，保障了患者安全；床头比床尾略高，有利于排水。柔软床垫可拆下清洁消毒。它的应用减轻了护理工作强度，有利于护理工作效率的提高。

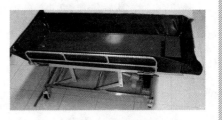

图 6-9　沐浴推床

（二）床上擦浴法

　　床上擦浴法适用于病情较重、长期卧床、活动受限、生活不能自理的患者，如使用石膏、牵引治疗期间或必须卧床等无法自行沐浴的患者。

【目的】

1～4 同淋浴和盆浴。

5. 观察患者一般情况，活动肢体，防止肌肉挛缩和关节僵硬等并发症。

【操作程序】

1. 评估

（1）患者的年龄、病情、意识状态、自理能力、心理状态，是否有引流管、皮肤状况。

（2）患者及家属对床上擦浴的心理反应和配合程度。

2. 计划

（1）患者准备：患者身体耐受，了解床上擦浴的目的、方法和注意事项。

（2）护士准备：衣帽整洁，修剪指甲，洗手，戴口罩。

（3）用物准备：治疗车上备毛巾2条、大毛巾、沐浴液或浴皂、梳子、水温计、50%酒精、护肤用品（爽身粉或润体乳）；治疗车下备水桶2个（1个桶内盛50～52℃热水，另一桶接污水）、面盆2个。另备便盆、便盆巾和屏风。

（4）环境准备：根据情况调节室温为24℃左右，关闭门窗，拉上窗帘或用屏风遮挡。

3. 实施（表6-8）。

表6-8　床上擦浴

操作流程	操作步骤	要点说明
核对解释	备齐用物至床旁，核对解释	确认患者，取得合作
安置体位	协助患者移向护士，取舒适体位。如病情许可，放平床上支架，松开盖被，移至床尾，浴毯遮盖患者	确保患者舒适，护士操作节力 移去盖被可防止洗浴时弄脏或浸湿盖被，方便操作
调节水温	将脸盆、浴皂放于床旁桌上，倒入约2/3温水	防止患者受凉
洗脸及颈	将一条浴巾铺于枕上，另一条盖于患者胸前 毛巾浸湿后拧干，裹成手套状（图6-10）先擦洗眼部，由内眦洗向外眦，同法擦洗另一侧 擦洗面颈部：擦洗一侧额部、面颊、鼻翼、人中、耳后、下颌及颈部。同法擦洗另一侧	避免弄脏床单、被盖 毛巾折叠可以保持毛巾温度，避免毛巾边缘刺激患者皮肤 注意擦净耳郭、耳后、颈部皮肤皱褶处；除眼部外，其他部位一般采用清水—浴皂—清水的顺序擦洗
擦洗上肢	为患者脱下上衣，将浴巾铺于一侧手臂下 将毛巾涂好皂液擦洗，按前臂—上臂—肩外侧—腋窝顺序擦洗；再用湿毛巾擦去皂液，清洗毛巾后再擦洗到无皂液为止；最后用浴巾擦干，同法擦洗对侧 协助患者将手放于脸盆内洗手，洗净后擦干。根据情况修剪指甲	先脱近侧，后脱对侧，如有外伤或活动障碍，先脱健侧，后脱患侧 从离心端向近心端擦洗，以促进静脉回流；力量要以能刺激皮肤血液循环为度
擦洗胸腹	根据需要换水，测试水温 将浴巾盖于胸腹部，护士一只手适当掀起浴巾，另一只包有毛巾的手擦拭。依次擦净胸部—腹部，女性患者擦洗胸部时，并将乳房向上托起，彻底清洁乳房底部皱褶处（图6-11）；擦洗腹部时注意肚脐和腹股沟处的清洁	尽力减少暴露，保护隐私 皮肤分泌物和污物易沉积于皮肤皱褶处 擦洗过程中保持浴巾盖于患者胸腹部，保护隐私，避免着凉
擦洗背部	协助患者侧卧，背向护士 依次擦洗颈部—背部—臀部，进行背部按摩 协助患者平卧，穿衣	充分暴露，便于护士擦洗 先穿对侧再穿近侧，如有外伤或活动障碍，先穿患侧，再穿健侧
擦洗下肢	换水并测试水温 协助患者平卧，脱裤后铺浴巾于患者臀下，浴巾包裹另一侧下肢 依次擦洗踝部—小腿—大腿，洗净后擦干，同法擦对侧下肢	
浸泡足部	换洗脚盆后，倒入温度适宜的热水，移盆于足下，盆下垫浴巾。托起患者小腿，将足部轻轻放入盆内清洗。根据情况修剪趾甲，擦干足部	确保洗净趾间部位
清洗会阴	换盆、换水、换毛巾后，协助患者清洁会阴部，换清洁裤子	保护患者隐私
整理记录	整理床单位，根据需要给患者梳头、更换床单 清理用物，洗手记录	为患者提供舒适环境 记录执行时间和效果

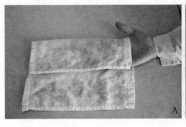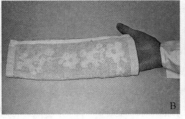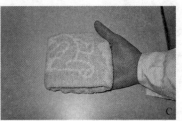

图 6-10 小毛巾包裹成手套法

4. 评价

（1）患者沐浴后感到舒适、清洁，身心愉悦。

（2）护士操作动作轻柔，擦浴过程安全，患者无意外发生。

（3）护患关系良好，患者获得皮肤卫生保健的知识和技能。

【注意事项】

1. 擦浴过程中，注意遵循节力原则；动作轻稳、敏捷，尽量减少患者翻动次数，通常 15～30min 完成擦浴。

2. 掌握擦洗的步骤，及时更换温水，注意擦净腋窝及腹股沟等皮肤皱褶处。

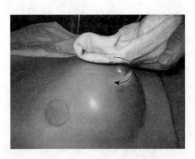

图 6-11 环形清洁乳房

3. 注意观察病情及全身皮肤情况，如患者出现寒战，面色苍白、脉速等，应立即停止操作，并给予适当处理。

4. 有伤口或各种引流管，应注意保护，避免伤口受压、管路打折扭曲。

5. 擦浴时注意保护患者隐私，减少暴露。

6-4 床上擦浴

二、压疮的预防和护理

压疮（pressure sores）是指局部组织长期受压，血液循环障碍，局部持续缺血、缺氧、营养不良而致的软组织坏死、溃烂，又称压力性溃疡。导致压疮最基本、最重要的因素是因压迫而造成的局部缺血。压疮本身并不是原发疾病，它大多是随着其他原发病未能很好护理而造成的损伤。一旦发生压疮，不仅给患者带来痛苦，加重病情，严重时还可因继发感染，引起败血症而危及生命。因此，做好压疮的预防是临床护理的一项重要工作。

知识链接

压疮新定义

美国国家压疮咨询委员会（National Pressure Ulcer Advisory Panel，NPUAP）在 2016 年 4 月 13 日公布重新修订的定义将"压力性溃疡"（pressure ulcer）更改为"压力性损伤"（pressure injury）。压力性损伤是皮肤和（或）皮下软组织的局部损伤，通常发生在骨突部位或相关医疗器材压迫的部位。表现为完整的皮肤或溃疡，可能伴有疼痛。压力性损伤的发生是压力或压力联合剪切力作用的结果。软组织对压力和剪切力的耐受性可能会受微气候环境、营养状况、灌注状况、合并症情况以及软组织状况的影响。

（一）压疮发生的原因

压疮的发生是多种因素引起的复杂病理过程。

1. 局部组织持续受压（力学因素）　造成压疮的 3 个主要物理力是压力、摩擦力和剪切力，通常是 2～3 种力联合作用所致。

（1）压力：垂直压力是造成压疮最主要的因素。当外部压力超过正常毛细血管压，血液循环中断，组织缺氧，持续一定时间，将造成局部缺血坏死。单位面积内所承受的压力越大，组织发生坏死所需的时间越短。一般来说局部组织持续受压超过 2h，就可能引起组织不可逆的损害，导致压疮的发生。常见于长期卧床、坐轮椅不变换体位的患者。

（2）摩擦力：摩擦力作用于皮肤，易损害皮肤的角质层，增加压疮的易感性。皮肤擦伤后，受潮湿、污染等因素影响而易发生压疮。当患者在床上活动或坐轮椅时，皮肤随时都会受床单和轮椅垫表面的逆行阻力而产生摩擦。

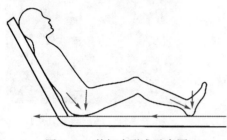

图 6-12　剪切力形成示意图

（3）剪切力：剪切力是由两层组织相邻表面间的滑行，产生进行性相对移位所引起，与体位有密切关系，是由摩擦力与垂直压力形成的合力（图 6-12）。如患者半坐卧位身体下滑时，皮肤与床铺出现平行的摩擦力，加上皮肤垂直方向的重力，从而导致剪切力的产生。剪切力使局部组织内部结构位移拉开，使内部血管发生扭曲变形，甚至完全关闭，引起局部血液循环障碍而发生压疮。

2. 局部皮肤受理化因素刺激　皮肤经常受潮湿、摩擦、排泄物等理化因素地刺激，如大量汗液、大小便失禁、分泌物、呕吐物等刺激，降低了皮肤的防御功能，致使表皮角质层的保护能力下降，皮肤易破损。如果加之衣服不平整，床单皱折、有碎屑，翻身时拖拉，使用脱漆便器等，皮肤组织将更容易受损。

3. 全身营养不良或水肿　营养不良是导致压疮的重要因素。当营养摄入不足时，机体能量代谢失衡，而致皮下脂肪减少，甚至肌肉萎缩，受压处缺乏肌肉和脂肪组织保护，易引起局部血液循环障碍而发生压疮。水肿的患者，皮肤顺应性差，容易因受损而发生压疮。

4. 其他　如受限制的患者，使用石膏绷带、夹板或牵引时，松紧不适，衬垫不当，均可致局部组织血液循环障碍，而发生缺血坏死。

6-5 压疮的原因及预防

（二）压疮的评估及预防

绝大多数压疮是可以预防的，预防压疮的关键在于消除诱发因素。通过综合评估压疮的高危人群、危险因素、好发部位，重点预防特殊人群发生压疮，如注重患者受压部位压力的缓解，提高清洁度，增进患者营养等可以有效降低住院患者压疮发生的几率。

【评估】

1. 高危人群

（1）老年人：老年人皮肤松弛干燥，缺乏弹性，皮下脂肪萎缩、变薄，皮肤容易受损。

（2）肥胖者：过重的身体加大了受压部位的压力。

（3）身体瘦弱、营养不良者：受压处缺乏肌肉、脂肪组织的保护。

（4）昏迷、瘫痪者：自主活动丧失，身体局部长期受压。

（5）水肿患者：降低了皮肤抵抗力，增加了受压部位的压力。

（6）疼痛患者：为避免疼痛而处于强迫体位导致机体活动减少。

（7）石膏固定患者：翻身、活动受限，局部受压过久。

（8）大、小便失禁患者：皮肤经常受到潮湿、污物的刺激。

（9）发热患者：体温升高可致汗液增多，皮肤经常受到潮湿的刺激。

（10）使用镇静药患者：自身活动减少。

6-6 压疮的高危人群及好发部位

2. 危险因素　常用的压疮危险因素评估量表（RAS）有 Braden 量表、Norton 量表和 Waterlow 量表，其中 Braden 量表应用较为广泛，见表 6-9。评分范围：6～23 分，分值越少，发生压疮的危险性越大；评分≤18 分，提示患者有发生压疮的危险，建议采取预防措施。判断标准：计分<9 分为极度危险（简称极危）；≤12 分为高度危险（简称高危）；13～14 分为中度危险（简称中危）；15～18 分为轻度危险（简称低危）。

表 6-9　Braden 压疮评分表

项目	1分	2分	3分	4分
对压迫的感受能力	完全丧失	严重丧失	轻度丧失	未受损害
潮湿	持续潮湿	潮湿	有时潮湿	很少潮湿
活动力	限制卧床	可以坐椅子	偶尔行走	经常行走
移动力	完全无法移动	严重受限	轻度受限	未受限
营养	非常差	可能不足够	足够	非常好
摩擦力和剪切力	有问题	有潜在问题	无明显问题	

通过使用 Braden 压疮评分表对住院患者进行评分，此后按照危险程度进行动态评估。Braden 计分<9 分者，应随时观察，并采取有效的预防措施；计分≤12 分和 ICU 患者每天复评 1 次；Braden 计分 13～18 分者每 3 天复评 1 次，手术或病情变化时根据需要随时复评。

3. 特殊人群　对于手术患者，医嘱限制其翻身；带有管道的患者，应注意动态评估其皮肤变化。

4. 易发部位　压疮多发生于受压和缺乏脂肪组织保护、无肌肉包裹或肌肉层较薄的骨骼隆突处，与卧位有密切关系。

（1）仰卧位时：好发于枕外隆凸、肩胛骨、肘部、骶尾部及足跟，尤其好发于骶尾部（图 6-13）。

（2）侧卧位时：好发于耳郭、肩峰、肱骨大结节、肋骨、股骨大转子、膝关节的内外侧及内外踝处（图 6-14）。

（3）俯卧位时：好发于面颊、耳郭、肩峰、女性乳房、男性生殖器、肋弓、髂前上棘、膝部和足尖等处（图 6-15）。

（4）坐位时：好发于枕外隆凸、肩胛骨、肘部、骶尾部、坐骨结节及足跟等处（图 6-16）。

【预防措施】

压疮的预防关键在于消除其发生原因。护士在工作中要做到"七勤一好"，即勤观察、勤翻身、勤擦洗、勤按摩、勤观察、勤整理、勤交班和营养好。

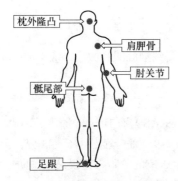

图 6-13　仰卧位压疮好发部位

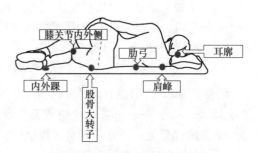

图 6-14　侧卧位压疮好发部位

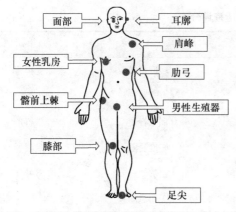

图 6-15　俯卧位压疮好发部位

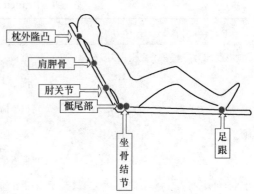

图 6-16　坐位压疮好发部位

1. 避免局部组织长期受压

（1）经常更换体位：使骨骼突出部位交替受压，减轻局部压迫。应鼓励和协助长期卧床患者翻身，一般每 2 小时翻身 1 次，或按照 Braden 量表评分后，低危者每 2～4 小时翻身 1 次，中危者每 2 小时翻身 1 次，高危者每 1～2 小时翻身 1 次，极危险者每 0.5～1 小时翻身 1 次。

（2）正确使用石膏、夹板或其他矫形器械：衬垫应松紧适度，过松易移动，起不到固定作用；过紧会影响血液循环。应仔细观察局部和肢端有无血液循环障碍情况，重视患者的主诉，及时给予调整。

（3）保护骨隆突处和支持身体空隙处

1）患者体位安置妥当后，应使用减压措施。可在身体空隙处或骨隆突处，垫软枕或海绵垫，使支撑体重的面积增大，减轻骨隆凸部位软组织的压力。不宜使用橡胶类圈状物。有条件时，还可使用喷气式气垫、交替充气式床垫、防压疮垫、水褥、翻身床等。低危、中危者应使用如气垫床或局部减压敷料等；高危者应使用如漂浮床或气垫床、局部减压敷料（垫）、肘部及足跟保护器。

2）羊皮垫具有抵抗剪切力及高度吸收水蒸气的性能，适用于长期卧床的患者。

2. 避免局部理化因素刺激　保持床铺清洁、平整、干燥且无碎屑。加强基础护理，根据需要选用温水或中性溶液清洁患者皮肤。擦洗动作轻柔，避免损伤皮肤。大小便失禁、呕吐、出汗的患者，应及时擦洗干净，并更换浸湿的衣服、床单；伤口若有分泌物，需及时更换敷料。

3. 避免摩擦力和剪切力　为患者安置体位时应防止身体下滑，减少剪切力的产生。如平卧位需抬高床头时，床头抬高一般不超过30°，并屈髋30°，腘窝下垫软枕，足底放一木垫，以防止身体下滑。翻身或搬运患者时，应尽量将患者身体抬起，避免拖、拉、推，以防擦伤皮肤。

使用便器时，应选择无破损便器；抬起患者腰骶部，不可强塞硬拉，防止擦伤皮肤。

4. 改善机体营养状况　长期卧床或病重者，应注意全身营养。若病情允许，给予高蛋白、高维生素膳食。不能进食者给予鼻饲，必要时按需要给予支持疗法，如补液、输血、静脉滴注高营养物质等，以增强抵抗力及组织修复能力。

5. 促进局部血液循环　对尚未发生压疮的患者要及时评估皮肤状况，做好预防，经常进行全背按摩（图 6-17）、局部按摩（蘸少许 50% 酒精，以手掌大小鱼际肌部分紧贴皮肤，做压力均匀的向心方向按摩，由轻到重，由重到轻，每次 3～5min）或用电动按摩器按摩（图 6-18），以促进血液循环，改善局部营养状况。注意已经发红部位禁忌按摩。

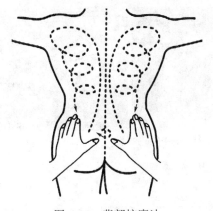

图 6-17　背部按摩法

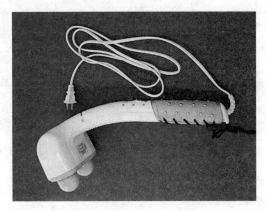

图 6-18　电动按摩器

6. 加强健康教育　增加患者及其家属有关预防压疮的知识和技能，如翻身技巧、皮肤清洁、营养知识等，鼓励患者及其家属有效参与预防压疮的措施。

（三）压疮的分期及护理

压疮的发生为渐进性过程，按照病理发展过程和严重程度分为 4 期：瘀血红润期、炎性浸润期、浅度溃疡期和坏死溃疡期（表 6-10，图 6-19，彩图 2）。

表 6-10　压疮的分期及护理

分期	临床表现	护理要点
淤血红润期	压疮初期，受压部位出现暂时性血液循环障碍，局部皮肤表现为红、肿、热、麻木或有触痛，为可逆性改变	原则：去除危险因素，避免压疮继续发展 措施：避免局部长期受压，增加翻身次数；避免摩擦、潮湿和排泄物的刺激；增加营养摄入；改善局部血液循环

续表

分期	临床表现	护理要点
炎性浸润期	局部红肿向外浸润、扩大、产生硬结，受压表面皮肤转为紫红色，表皮常有水疱，破溃后可见潮湿红润创面，有痛感	原则：保护皮肤，预防感染 措施：继续加强上述措施，避免损伤继续发展。对未破的小水疱要减少摩擦，防止破裂，促其自行吸收；大水疱应在无菌操作下，用注射器抽出疱内液体，保留表皮，表面涂以消毒液后用无菌敷料包扎。还可采用红外线或电磁波治疗仪（TDP）照射
浅度溃疡期	全层皮肤破坏，可深及皮下组织，但肌肉、肌腱和骨骼尚未暴露，表皮水疱破溃出现真皮层感染，有黄色渗出液，浅层组织坏死，溃疡形成，疼痛加剧	原则：清洁疮面，促进愈合 措施：解除压迫，根据伤口类型选择清洗液清洁疮面。提倡伤口湿性愈合。选择适当的湿性敷料，根据渗出情况确定更换频率
坏死溃疡期	压疮严重期，坏死组织侵入真皮下层和肌肉层，可深达骨骼。坏死组织发黑，脓性分泌物增多，有臭味；严重者可引起败血症而危及生命	原则：去除坏死组织，促进肉芽组织生长 措施：除加强浅度溃疡期的措施外，选择合适清创方法去除焦痂和腐肉，清洁伤口，保持引流通畅，促进愈合，对深达骨骼，或久治不愈的压疮可采取外科手术治疗

6-7 压疮的分期及护理

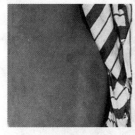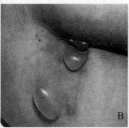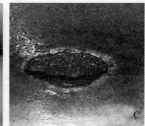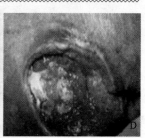

图 6-19　压疮的分期
A. 淤血红润期；B. 炎性浸润期；C. 浅度溃疡期；D. 坏死溃疡期

知识链接

2016NPUAP 压力性损伤分期

2016 年，美国国家压疮咨询委员会（NPUAP）修订了压力性损伤的分期，共分为六期。

1 期：指压不变白红斑，皮肤完整。

局部皮肤完好，出现压之不变白的红斑；指压变白红斑或者感觉、皮温、硬度的改变可能比观察到的皮肤改变更先出现。

2 期：部分皮层缺失伴真皮层暴露。

部分皮层缺失伴随真皮层暴露。伤口床有活性、呈粉色或红色、湿润，也可表现为完整的或破损的浆液性水疱。脂肪及深部组织未暴露。无肉芽组织、腐肉或焦痂。

3 期：全层皮肤缺失。

全层皮肤缺失，常可见脂肪、肉芽组织和边缘内卷。可见腐肉和（或）焦痂。

4 期：全层皮肤和组织缺失。

全层皮肤和组织缺失，可见或可直接触及到筋膜、肌肉、肌腱、韧带、软骨或骨头。可见腐肉和（或）焦痂。常会出现边缘内卷，窦道和（或）潜行。

不可分期：全层皮肤和组织缺失，损伤程度被掩盖。

全层皮肤和组织缺失，由于被腐肉或焦痂掩盖，不能确认组织缺失的程度。

深部组织损伤：持续的指压不变白，颜色为深红色、栗色或紫色。

完整或破损的局部皮肤出现持续的指压不变白，深红色、栗色或紫色，或表皮分离呈现黑色的伤口或充血水疱。疼痛和温度变化通常先于颜色改变出现。

第四节　卧有患者床整理及更换

患者由于疾病影响可能长期卧床不起，进食、排泄、休息等活动只能在床上进行。如果床单潮湿、有渣屑等可引起不适，甚至导致压疮等并发症的发生，加重患者痛苦。为了增进舒适，促进疾病康复，应及时为患者进行床单位整理或更换，这样既可观察患者病情变化，又可满足患者的需要。

【目的】

1. 保持病室整洁，使患者舒适。

2. 便于观察病情变化，预防压疮。

【操作程序】

1. 评估

（1）患者的临床诊断，意识状态，活动能力，有无导管、伤口、牵引等。

（2）患者的心理反应及合作程度。

2. 计划

（1）患者准备：了解操作的目的、方法、注意事项及配合要点。

（2）护士准备：衣帽整洁，修剪指甲，洗手，戴口罩。

（3）用物准备

1）卧有患者床整理：扫床刷和一次性半湿刷套（图6-20）。

2）卧有患者床更换：清洁大单、中单、被套、枕套，扫床刷和一次性半湿刷套、多功能护理车，必要时备便盆、清洁衣裤。

（4）环境准备：同病室内无患者进行治疗或进餐。酌情关闭门窗，调节室温，必要时拉上窗帘或用屏风遮挡患者。

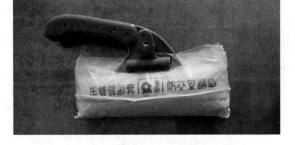

图 6-20　扫床刷和一次性半湿刷套

3. 实施

（1）卧有患者床整理（表6-11）。

（2）卧有患者床更换（表6-12）。

表 6-11　卧有患者床整理

操作流程	操作步骤	要点说明
核对解释	备齐用物至床旁，核对解释	确认患者，取得合作
移开桌椅	移开床旁桌，距床20cm；移开床旁椅，放于床尾；如病情许可，放平床头、床尾支架	便于操作

续表

操作流程	操作步骤	要点说明
移枕翻身	松开床尾盖被，移枕至对侧，协助患者翻身侧卧背向护士，观察背部皮肤，妥善安置患者身上各种管道	患者卧位安全，必要时加床档 避免患者着凉
整理近侧	松开近侧各层单子 清扫中单、橡胶单后搭于患者身上，再清扫大单上的渣屑 依次将大单、橡胶单、中单逐层拉平铺好	注意节力 注意将枕下和患者身下的渣屑清扫干净 清扫原则：自床头至床尾；自床中线至床边缘
整理对侧	协助患者侧卧于近侧，护士转至对侧，同近侧整理	
整理盖被	协助患者平卧，整理盖被叠成被筒状，盖于患者身上	
整理枕头	取出枕头，拍松并枕于头下	
整理记录	移回床旁桌椅，根据需要摇起床头、床尾支架协助患者取舒适卧位；整理用物、洗手记录	为患者提供舒适环境 记录执行时间和效果

表 6-12　卧有患者床更换

操作流程	操作步骤	要点说明
核对解释	备齐用物至床旁，核对解释	确认患者，取得合作
移开桌椅	移开床旁桌，距床 20cm；移开床旁椅，放于床尾；如病情许可，放平床头、床尾支架	便于操作
更换床单		根据患者病情选择更换床单方法
侧卧更换床单方法	移枕翻身：同床整理法 松单扫床：从床头至床尾松开近侧各层床单，中单污染面向内卷塞于患者身下；扫净橡胶单后搭在患者身上，再将大单污染面向上内卷塞于患者身下，扫净床褥上渣屑 铺近侧单：将按纵折法折叠好的清洁大单放置于床上，展开近侧大单后，将对侧大单清洁面向内，卷至床中线，塞于患者身下，按铺备用床法铺好近侧大单（图 6-21）；铺平橡胶单，铺清洁中单于橡胶单上，展开近侧后对侧中单清洁面向内，卷至床中线，塞于患者身下，将近侧中单和橡胶单一起塞于床垫下铺好 移枕翻身：协助患者平卧，枕头移至近侧床头，护士转至对侧，协助患者翻身侧卧于更换好的一侧床 松对侧单扫床：松开各层床单，将污中单卷至床尾，扫净橡胶中单搭于患者身上，污大单与污中单卷在一起放于护理车污物袋内；同法扫净床褥上渣屑，取下床刷套，放护理车下层 铺对侧单：从患者身下依次拉出清洁大单按床头、床尾、床中部的顺序铺好，将橡胶单、中单逐层拉平铺好	适用于卧床不起，病情允许翻身侧卧的患者 注意节力 注意将枕下和患者身下的渣屑清扫干净 清扫原则：自床头至床尾；自床中线至床边缘 大单中线与床中线对齐 中单清洁面向上内卷 患者卧位安全，必要时加床档 避免患者着凉 注意节力 清扫原则：从床头到床尾，从床中线到床边缘
仰卧更换床单方法	取枕卷单：一人托起患者头颈部，另一人迅速取出枕头，放于床尾椅上；松开床头大单和两侧各单；将床头污大单横卷成筒状，翻卷至患者肩下 铺单撤单：铺好床头大单（图 6-21），抬起患者上半身，将污大单、中单和橡胶单一起从床头卷至患者臀下，并将清洁大单从床头拉至臀部；放下患者上半身，抬起臀部，撤去污单，并将清洁大单拉至床尾 展平铺好：展开铺好大单，备橡胶单、中单并先铺好一侧，半幅卷曲于患者身下，另一人再将橡胶单及中单拉出，展开铺好	适用于病情不允许翻身侧卧的患者 两人操作，分别站在床的两侧 清洁大单中线对齐床中线 骨科患者可利用牵引架上拉手，自己抬起身躯 将污大单及中单放于护理车污物袋内，将橡胶单放在床尾椅背上

续表

操作流程	操作步骤	要点说明
更换被套	整理被套：协助患者平卧，将枕移向床头中间，棉胎和被套拉平 铺清洁被套：迅速将清洁被套正面朝上平铺于盖被上 取棉胎：将被筒松开，解开被尾系带，将棉胎"S"形折叠，自污被套内将棉胎取出 套被套：将取出的棉胎放入清洁被套内（图6-22），棉胎上缘与被套封口端平齐，展开棉胎，至床尾拉平被套及棉胎，系带。被尾余下部分塞于床垫下	避免棉胎接触患者皮肤 避免患者受凉 清醒患者可配合抓住被头两角，配合操作 清醒患者可屈膝配合
更换枕套	协助患者抬起头部，取出枕头。撤去污染的枕套，更换清洁枕套后置于患者头下	
整理记录	移回床旁桌、椅 协助患者取舒适体位 根据天气情况，打开门窗 整理用物、洗手记录	保持病室空气流通 记录执行时间和患者情况

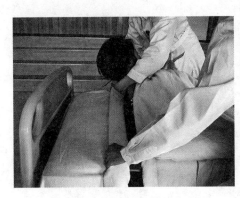 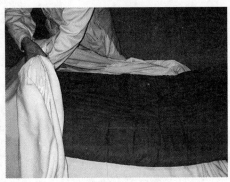

图 6-21　铺清洁大单于床头　　　　　图 6-22　装入棉胎

4. 评价

（1）床单位整洁、美观。

（2）护士操作轻、稳、准，应用节力原理。

（3）护患沟通有效，患者感觉舒适、安全，满足患者身心需要。

【注意事项】

1. 病室内有患者进餐或治疗应暂停整理和更换。

2. 操作中动作轻稳，避免尘埃飞扬。

3. 大单平整、紧扎，保证患者安全，必要时可用床档防止坠床，若两人操作动作应协调一致。

4. 操作中注意保护患者隐私，尽量少暴露患者，注意观察患者病情变化，避免牵拉管路。

5. 患者的衣裤及床上用品应定时更换，如被血液、体液污染时，及时更换。

6. 评估操作难易程度，正确运用人体力学原理，防止职业损伤。

7. 病室应湿式打扫；病床应湿式清扫，一床一套（巾）；床头柜应一桌一抹布。用后消毒处理，防止交叉感染。

8. 操作中加强与患者交流，注意观察患者情况，如有异常立即停止操作并及时处理。

6-8 卧有患者床更换

第五节 会阴部护理

会阴部护理是对会阴及其周围皮肤的清洁护理，包括会阴部擦洗和会阴部冲洗。通常情况下生活能够自理的患者，会阴部的清洁是和沐浴一起进行的，但对于自理能力缺陷的患者或由于疾病原因导致无法自我清洁的患者，需要护士协助或代为完成，以维持患者会阴部清洁，保障患者身心舒适。

【目的】

1. 去除异味，促进舒适，防止和减少感染。

2. 为导尿术、中段尿留取及会阴部手术前做准备。

3. 保持会阴部伤口清洁，促进伤口愈合。

【操作程序】

1. 评估

（1）患者临床诊断、病情、意识状态、自理能力、会阴部卫生状况，有无感染、分泌物或完整性受损。

（2）患者对会阴部卫生知识的了解程度及清洁方法是否正确。

（3）患者的心理反应及合作程度。

2. 计划

（1）患者准备：患者了解会阴护理的目的、方法及注意事项。

（2）护士准备：衣帽整洁，修剪指甲，洗手，戴口罩。

（3）用物准备

1）治疗盘内备：小毛巾、浴巾、无菌溶液、清洁棉球、大量杯（会阴冲洗壶）、镊子、一次性中单、一次性手套、浴毯、卫生纸和盆子。

2）治疗盘外备：盛温水的水壶、便器和屏风。

（4）环境准备：根据情况调节室温，关闭门窗，拉上窗帘或用屏风遮挡。

3. 实施（表6-13）。

表6-13 会阴部护理

操作流程	操作步骤	要点说明
核对解释	备齐用物至床旁，核对解释	确认患者，取得合作
遮挡患者	关闭门窗，拉上窗帘或用屏风遮挡	保护患者隐私
安置体位	协助患者仰卧位，脱去对侧裤腿盖在近侧腿上，加盖浴巾。棉被盖于胸腹部及对侧腿上，两腿屈膝，略外展，暴露会阴。戴一次性手套	保暖 便于暴露会阴部 预防交叉感染
擦洗会阴		
男性	擦洗大腿内侧 1/3：由外向内擦洗至阴囊边缘 擦洗阴茎头部：轻轻提起阴茎，由尿道口向外环形擦洗，更换毛巾反复擦洗，直至擦净 擦洗阴茎体部：沿阴茎体由上向下擦洗，注意阴茎下面的皮肤 擦洗阴囊：托起阴囊，注意擦净阴囊下面皮肤皱褶	擦洗顺序为先对侧后近侧 擦洗方向从污染最小的部位到污染最大的部位，避免致病菌向尿道口传播 力量柔和，适度，避免过度刺激 皮肤皱褶处易蓄积分泌物

续表

操作流程	操作步骤	要点说明
女性	擦洗大腿内：由外向内擦洗至大阴唇边缘 擦洗阴阜 擦洗阴唇部位：由外向内，由上向下，彻底擦净 擦洗尿道口和阴道口：分开阴唇，暴露尿道口和阴道口，由上向下，彻底擦净 冲洗：铺橡胶单、中单，置便盆于患者臀下，护士一手持装有温水的大量杯，一手持夹有棉球的大镊子，边冲水边擦洗会阴部，从会阴部冲洗至肛门部，冲洗后，将会阴部彻底擦干。撤去橡胶单、中单及便盆，协助患者取舒适体位	避免致病菌向尿道传播 每擦一处，更换毛巾的不同部位 用过的棉球弃于便盆中
整理记录	撤去用物，协助患者取舒适卧位 整理用物、洗手并记录	为患者提供舒适环境 记录执行时间和效果

4. 评价

（1）护患沟通有效，满足患者身心需要。

（2）操作方法正确，患者感觉舒适，无不良反应。

【注意事项】

1. 清洁时按顺序清洁，每清洁一处均需变换毛巾部位；如用棉球清洁，一处一棉球。每日2次，大便后应及时清洁。必要时根据患者情况酌情增加清洁次数，直至清洁为止。

2. 清洁时注意观察会阴部切口情况，注意有无红肿及分泌物等。发现异常，及时向医生汇报，并配合处理。如会阴部有伤口，需按无菌技术操作。

3. 每当为一位患者清洁后，护理人员应洗双手，并注意将伤口感染者安排在最后，防止交叉感染。

4. 注意保暖及保护患者隐私。

第六节 足 部 护 理

双足在人的一生中起着非常重要的作用，足部的健康直接关系着人体的健康。常用的足部护理方法主要包括泡、磨、抹3个步骤，除此之外最重要的就是按摩。我国中医观点认为恰当的足部护理可以促进人体血脉流通，调理脏腑，平衡阴阳，舒通经脉，达到强身健体的目的。在促进健康的传统疗法中，足疗保健是最简单、最安全、最具效果的保健方法。因此，应根据患者的需要，为其提供恰当的足部护理，进一步满足其身心需要。

【目的】

1. 去除污垢，保持双脚清洁，使患者舒适。

2. 改善局部血液循环，消除疲劳，促进睡眠。

3. 观察患者病情及足部情况，预防并发症发生。

4. 促进护患交流，建立良好护患关系。

【操作程序】

1. 评估

（1）患者的病情，意识状态、自理能力，足部卫生状况和皮肤完整性，有无糖尿病及足部疾患。

（2）患者的心理反应、合作程度及对足部卫生知识的了解程度。

2. 计划

（1）患者准备：患者了解足部护理的目的，愿意配合。

（2）护士准备：着装整齐，洗手。

（3）用物准备：洗脚盆、盛有40~45℃热水的水壶、橡胶单、大毛巾，肥皂，必要时备指甲刀、锉子或电动护理美甲器、洁肤乳、去角质霜、按摩乳和润肤乳。

（4）环境准备：必要时关闭门窗，防止受凉。

3. 实施（表6-14）。

表6-14 足部护理

操作流程	操作步骤	要点说明
核对解释	备齐用物至床旁，核对解释	确认患者，取得合作
移椅垫单	移开床尾椅，松开床尾盖被，铺橡胶单和大毛巾于床尾	防止浸湿床单
安置体位	如患者病情允许取半坐卧位或座位，病情较重者取仰卧位	确保患者舒适，护士操作节力
调节水温	将盛有温水的脚盆置于床尾，选择恰当水温或根据患者情况调节，以患者感觉舒适为宜	确保患者舒适
浸泡足部	托住患者小腿，将患者双足轻放于盆内浸湿，均匀涂抹皂液，帮助患者揉搓脚面及脚掌，注意洗净脚趾缝隙处，时间5~10min	力量柔和，适度，避免过度刺激 脚趾缝隙易蓄积污物，应注意清洁
修剪趾甲	沿甲缘平剪趾甲 锉刀挫平修剪后的趾甲边缘 整理指甲碎屑	
去角质	用锉子或电动美甲器内不同的磨砂头轻轻去除老茧	
按摩足部（图6-23）	脚趾：左手托脚，护士右手大拇指及示指轻捏脚趾，顺时针、逆时针各旋转3次，由小脚趾开始到大脚趾结束 脚底：左手拇指按住脚底，右手拇指由脚后跟到脚趾方向向前轻推至小脚趾侧，接着右手拇指按住脚底，左手拇指同法轻推至大脚趾侧，然后双手拇指同法一起上推至二、三、四趾根部 旋转踝：右手托足后跟，左手握住足掌前部轻轻向两边顺时针、逆时针各转动3~5次 再次按摩脚底：左手托足，右手轻轻握拳，示指间关节在足底左右转动由足后跟到脚趾，由小脚趾侧到大脚趾侧推动3次 再次按摩脚趾：左手托足，右手示指、中指夹住脚趾两边由脚趾近心端向远心端揉捏，再轻轻上提 脚背：将患者足部放于毛巾上，护士双手放于足背，用两手拇指沿足踝两侧向脚趾处轻推3次 小腿：双手握住患者小腿，两手正反两个方向来回转动小腿部 全脚按摩：双手从小腿向下滑至足踝，一手托住足踝，另一手由后向前按摩足背至脚趾处，顺势握住足背前端和脚趾；托足踝的手再从小腿处向下按摩直到足掌前部 同法按摩另一只足	
滋养、观察	均匀涂抹润肤乳 观察患者足部情况，注意有无真菌感染，如有遵医嘱给予相应药物	确定足部清洁有效，促进舒适，防治足病
整理记录	撤出用物，协助患者取舒适体位，整理床单元，洗手并记录	确保患者舒适 记录执行时间和效果

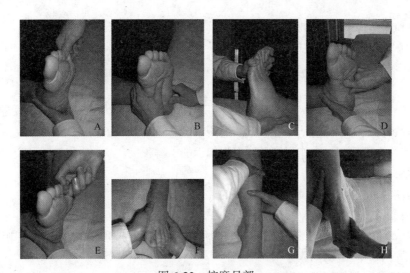

图 6-23　按摩足部

A. 按摩脚趾 1；B. 按摩足底；C. 旋转足掌；D. 按摩足底；E. 按摩脚趾 2；
F. 按摩足背；G. 按摩小腿；H. 全足按摩

4. 评价

（1）患者或家属能够明白护士告知的事项，对服务满意。

（2）足部清洁。

（3）患者出现异常情况，护士处理及时。

【注意事项】

1. 洗脚水温度可根据患者需要进行调节，但不宜过高，尤其患有心脏病、高血压的患者，以免引起不适。

2. 浸泡时间不宜过长，最长不可超过 15min。

3. 按摩应从脚趾开始由下至上进行按揉，用中等力度以促进血液循环。

4. 糖尿病患者洗脚水温度应＜40℃，时间为 5～10min，并注意擦干趾间皮肤，预防糖尿病足的发生。

5. 遵循节力、安全的原则。

第七节　晨晚间护理

晨晚间护理是指根据人们的生活习惯，满足住院患者，特别是生活不能自理者，日常清洁需要的护理措施。主要用于危重、昏迷、瘫痪、高热、大手术后或年老体弱等患者。于晨间和晚间进行的生活护理称为晨晚间护理。

一、晨间护理

晨间护理是基础护理的一项重要内容，护士可以通过晨间护理观察患者病情变化，及时与患者沟通，增进护患关系，使患者感到身心舒适，一般在每日清晨诊疗工作前完成。

【目的】

1. 使患者清洁舒适，预防压疮及肺炎等并发症，保持病室整洁。

2. 观察和了解病情，为诊断、治疗和护理计划的制订提供依据。

3. 进行心理护理及卫生宣传。

【操作程序】

1. 评估

（1）患者临床诊断、护理级别，意识状态、自理能力、口腔状况，是否需要便器。

（2）患者衣物及床单位清洁程度和皮肤受压情况。

（3）患者的心理反应、合作程度及对卫生知识的了解程度。

2. 计划

（1）患者准备：患者了解晨间护理的目的、过程，愿意配合。

（2）护士准备：衣帽整洁，修剪指甲，洗手，戴口罩。

（3）用物准备：护理车上备梳洗用具，口腔护理、皮肤护理用物，床刷、刷套（一床一巾），清洁衣裤，床单及被套等。

（4）环境准备：根据情况通风换气，调节室内温、湿度，避免让患者吹对流风。

3. 实施（表 6-15）。

表 6-15　晨间护理

操作流程	操作步骤	要点说明
核对解释	备齐用物至床旁，核对解释	确认患者，取得合作
协助排便	根据患者需要，为其提供便器	
口腔护理	协助患者刷牙、漱口，必要时实施特殊口腔护理	
头面清洁	洗脸、洗手、梳头	
翻身拍背	协助患者翻身。必要时为其叩击背部，协助痰液的排出	预防坠积性肺炎发生
皮肤护理	检查受压部位皮肤情况，擦洗并用 50% 乙醇按摩背部。根据病情安置合适的体位	防止压疮发生
观察病情	注意观察病情变化及睡眠情况，给予必要的心理护理和健康教育	
整理	酌情更换床单、被套、枕套及衣裤 收拾处理用物 酌情开窗通风	保持病室空气新鲜
洗手记录	洗手，做好相应记录	

4. 评价

（1）患者感觉舒适，无并发症发生。

（2）护士了解患者病情及睡眠情况，护患沟通有效。

（3）病室整洁，空气清新。

【注意事项】

1. 操作时注意保暖，保护患者隐私。

2. 注意保持舒适体位的同时，维护管路安全。

3. 对眼睑不能闭合的患者，应保持角膜湿润，防止角膜感染。

4. 发现皮肤黏膜异常，应及时处理并上报。

5. 注意与患者的交流沟通，及时了解其睡眠情况和病情变化。

二、晚 间 护 理

经过白天的治疗，患者承受着疾病、治疗、声光等外界因素给自己带来的痛苦，为了使患者得到舒适的睡眠，减轻和消除白天的疲劳，应给患者提供晚间护理。

【目的】

1. 保持病室安静、整洁，使患者清洁、舒适，易于入睡。

2. 观察病情，预防并发症。

【操作程序】

1. 评估

（1）患者临床诊断、护理级别，意识状态、自理能力，睡眠情况、口腔状况，是否需要便器。

（2）患者衣物及床单位清洁程度和皮肤受压情况。

（3）患者的心理反应及合作程度。

2. 计划

（1）患者准备：患者了解晚间护理的目的、过程，愿意配合。

（2）护士准备：衣帽整洁，修剪指甲，洗手，戴口罩。

（3）用物准备：同晨间护理。

（4）环境准备：酌情关闭门窗。

3. 实施（表 6-16）。

表 6-16　晚间护理

操作流程	操作步骤	注意点及说明
核对解释	备齐用物，携至床旁；核对患者床号、姓名，解释操作目的及配合要点	确认患者，取得合作
协助排便	根据患者需要，为其提供便器	
口腔护理	协助患者刷牙、漱口，必要时实施特殊口腔护理	
皮肤护理	洗脸、洗手、擦洗背部、臀部，热水泡足，女性患者给予会阴冲洗。检查全身皮肤受压情况，进行背部及受压的骨隆突处皮肤的按摩，根据病情取舒适体位。有导管患者，检查导管有无受压、扭曲或打折，妥善固定	确保导管通畅
整理用物	整理床单位，必要时增减毛毯或盖被 保持病室安静、空气流通，调节好室温和室内光线，为睡眠提供良好的条件	
观察病情	经常巡视病室，观察病情变化，了解患者睡眠情况，对于睡眠不佳者给予相应处理	

4. 评价

（1）护患沟通有效，患者愿意配合操作。

（2）护士操作方法正确、节力，患者感觉清洁、舒适，容易入睡。

【注意事项】

（1）同"晨间护理"。

（2）夜班护士执行操作和巡视病室时，应保持"四轻"：操作轻、走路轻、说话轻、关门轻。

6-9 协助洗漱；6-10 皮肤护理；6-11 翻身拍背

思考题

1. 患者，女性，70 岁。因脑出血昏迷入院，患者大小便失禁，口腔有活动性义齿，入院 9d 发现口腔黏膜有白色片状分泌物，不易拭去。

请问：

（1）为该患者进行口腔护理时，应选择哪种漱口溶液？注意什么问题？

（2）如何为该患者进行皮肤清洁护理？

2. 患者，女性，67 岁。因脑血管意外导致右侧肢体瘫痪。患者说话口齿不清，体质瘦弱，大小便失禁。近日发现其骶尾部皮肤呈紫红色，皮下可触及硬结。

请问：

（1）该患者骶尾部发生了什么疾患？

（2）引起该患者骶尾部皮肤并发症的原因是什么？

（3）如何对该患者实施护理？

思路解析

考一考

（陈薇嘉）

第 7 章

生命体征的观察与护理

📖 **学习目标**

1. 掌握生命体征的正常值、测量要点，异常生命体征的评估及护理。
2. 熟悉生命体征的生理性变化。
3. 了解体温的产生与调节。
4. 熟练掌握生命体征的测量。
5. 能够独立、正确地为生命体征异常的患者提供一般性护理。
6. 具有爱伤观念和严谨求实的态度，准确测量，认真分析，科学护理。

生命体征（vital signs）是体温（temperature）、脉搏（pulse）、呼吸（respiration）和血压（blood pressure）的总称，是机体内在活动的客观反映。正常情况下，生命体征在一定范围内相对稳定；当机体患病时，生命体征会发生不同程度的变化。通过观察其变化，可以了解疾病的发生、发展及转归，为诊断、治疗和护理提供可靠依据。

第一节　体温的观察与护理

情景导入　　患者，男性，22岁。某天中午，在放学回家的路上突遇暴风雨，冒雨回家。当晚出现发冷、寒战和发热，并感觉全身肌肉酸痛，自行服用退热药后症状有所缓解，但有反复3d，上述不适加重，并出现右胸疼痛，深呼吸时加重，以发热待查入院。入院查体：体温39.3℃，脉搏90/min，呼吸23/min，血压120/80mmHg。

请思考： 1. 简述该患者发热的程度。
　　　　　 2. 对该患者应采取哪些护理措施？

体温（body temperature，T）一般是指体核温度（core temperature），即人体内部胸腔、腹腔和中枢神经系统的温度，相对稳定，且较皮肤温度高。皮肤温度也称体壳温度或体表温度（shell temperature），常受环境温度和衣着厚薄的影响，且低于体核温度。正常人的体温保持在相对恒定的状态，主要是由于在下丘脑的体温调节中枢的调节下，通过一系列的生理反应，使产热和散热保持动态平衡的结果。

一、体温的产生与调节

（一）体温的产生

人体不断进行着物质代谢，糖、脂肪、蛋白质三大营养物质在人体内通过氧化分解而释放能量。其总量的50%以上迅速转化为热量，用以维持体温，并不断以热能的形式散发到体外；其余不足50%的能量贮存于三磷酸腺苷（ATP）内，以供机体利用，经过能量的转换与利用，最终转化为热能散发到体外。

（二）产热与散热

1. 产热过程　人体通过化学方式产热。机体产热的过程是细胞进行新陈代谢的过程，主要的产热部位是肝和骨骼肌。安静时，肝产热量最大；运动时骨骼肌成为主要产热器官。机体的总产热量主要包括基础代谢、食物特殊动力作用和肌肉活动所产生的热量。使产热增加的因素主要有进食、骨骼肌运动、交感神经兴奋、甲状腺素分泌增多等；使产热减少的因素主要有禁食、肌肉运动减少等。

2. 散热过程　人体通过物理方式散热。人体散热的最主要部位是皮肤，占总散热量的70%，其余散热途径为呼吸和排泄。人体散热的方式主要有辐射、传导、对流、蒸发4种。当外界环境温度低于体温时，前3种散热方式发挥作用；当外界环境温度高于体温时，蒸发是人体唯一的散热方式。

（1）辐射：是指机体以热射线的形式经皮肤表面向周围散发热量的方式，是人体在安静状态下处于气温较低环境中最主要的散热方式，约占总散热量的60%。影响辐射散热的主要因素有皮肤与外界环境的温度差和机体有效辐射面积。如为中暑患者降温时降低病室温度，就是利用此原理。

（2）传导：是指机体的热量直接传给与它接触的温度较低的物体的一种散热方式。影响传导散热的因素为所接触物体的导热性能、接触面积及温差大小。水的导热性好，如高热时用冰袋降温，就是利用传导散热。

（3）对流：是指通过气体或液体的流动来交换热量的一种散热方式，是传导散热的一种特殊形式。影响对流散热的因素是气体或液体流动速度和温差大小，速度越大，温差越大，散热越多。开窗通风就是利用对流原理。

（4）蒸发：是指水分由液态转变为气态，同时带走大量热量的一种散热方式（每蒸发1g水可散失2.43kJ的热量）。影响蒸发散热的主要因素为环境温度和湿度。高热患者酒精拭浴，就是利用乙醇的蒸发带走热量，从而降低体温。

（三）体温的调节

人的体温是相对恒定的，维持体温相对恒定依赖于生理性（自主性）体温调节和行为性体温调节，一般所说的体温调节是指生理性体温调节。生理性体温调节是在下丘脑体温调节中枢控制下，通过神经体液调节，引起发汗、寒战等一系列生理反应，调节机体的产热和散热，将体温维持在相对稳定水平（称为调定点）。行为性体温调节是以自主性体温调节为基础，人们根据环境温度和个人对冷热的不同感觉，所产生的一种有意识的行为活动，如开窗通风、增减衣服、搓手跺脚等可随意控制的行为，达到调节控制体温的目的。

二、正常体温及其生理性变化

（一）正常体温

正常体温是一个温度范围，而不是一个具体的体温点。体温可用摄氏温度（℃）和华氏温度（℉）来表示。摄氏温度和华氏温度的换算公式为：

$$℉ = ℃ \times 9/5 + 32$$
$$℃ = (℉ - 32) \times 5/9$$

由于人体深部的温度不易测量，临床上常测量口腔、直肠、腋下等处的温度来代表体温。在3种测量方法中，直肠温度最接近于人体深部温度，而口腔、腋下测量体温更为方便、常用。

健康成人不同部位正常体温的范围，见表7-1。

表 7-1　成人正常体温平均值及波动范围

部位	平均值	正常范围
口腔	37.0℃（98.6 ℉）	36.3～37.2℃（97.3～99.0 ℉）
腋下	36.5℃（97.7 ℉）	36.0～37.0℃（96.8～98.6 ℉）
直肠	37.5℃（99.5 ℉）	36.5～37.7℃（97.7～99.9 ℉）

（二）体温的生理性变化

体温可随年龄、性别、昼夜、运动、用药等因素的变化而有所波动，但这种波动很小，常在正常范围内。常见的因素如下。

1. 年龄　由于基础代谢水平不同，随着年龄的增长，体温有所降低，儿童略高于成年人，成年人略高于老年人。新生儿尤其是早产儿，由于体温调节中枢发育不完善，调节功能差，其体温变化易受外界环境的影响而发生变化。

2. 性别　女性平均体温比男性约高0.3℃，可能与女性皮下脂肪较厚、散热减少有关。女性在月经周期的排卵后至月经前和妊娠期体温轻度升高约0.2～0.5℃，而排卵前体温较低，排卵日最低。这与体内孕激素分泌的周期性变化有关。

3. 昼夜　人的体温在24h内呈周期性波动，一般清晨2～6时最低，午后2～8时最高。这种周期性的变化与机体昼夜活动的生物节律性有关，若长期从事夜间工作的人员，也可出现夜间体温上升，白天体温下降的现象。

4. 环境　环境温度高低会影响体温，在环境温度较高的夏季，体温比冬季略高。

5. 其他　情绪激动、精神紧张、进食、运动均可使体温略有升高。而安静、睡眠、饥饿、服用镇静药后可使体温下降。

三、异常体温的观察及护理

（一）体温过高

体温过高（hyperthermia），又称发热（fever），是指机体在致热原的作用下，体温调节中枢的调定点上移，产热增加、散热减少，引起体温升高超过正常范围。发热的原因很多，根据致热原的性质和来源的不同，分为感染性发热和非感染性发热两大类。感染性发热较多见，由各种病原体感染引起，如细菌、病毒、真菌、螺旋体、支原体和寄生虫等；非感染性发热由病原体以外的各种物质引起，主要包括无菌性坏死物质的吸收所引起的吸收热、变态反应性发热、体温调节中枢功能紊乱引起的中枢性发热等。一般而言，当腋下温度超过37℃或口腔温度超过37.3℃，可称为发热。

1. 发热的程度　以口腔温度为标准，发热程度可分为以下4类。

低热：37.3～38.0℃（99.1～100.4 ℉）

中等热：38.1～39.0℃（100.6～102.2 ℉）

高热：39.1～41.0℃（102.4～105.8 ℉）

超高热：41℃以上（105.8 ℉以上）

人体能耐受的最高温度为40.6～41.4℃（105.1～106.5 ℉），体温高达43℃（109.4 ℉）时，则很少人能够存活。直肠温度持续超过41℃，可引起永久性脑损伤，高热持续42℃以上2～4h

可导致休克及严重并发症。

2. 发热的过程及表现　一般发热分为以下 3 个阶段。

（1）体温上升期：其热代谢特点为产热大于散热。主要表现为疲乏无力、皮肤苍白、畏寒、干燥无汗，严重者有寒战。体温上升有骤升和渐升两种方式，前者是指体温突然升高，数小时内即升至高峰，多见于肺炎球菌肺炎等；后者是指体温逐渐上升，数日内达到高峰，多无明显寒战，常见于伤寒等。

（2）高热持续期：其热代谢特点是产热和散热在较高水平上趋于平衡，体温维持在较高状态。主要表现为皮肤灼热、颜面潮红，呼吸、脉搏加快，口唇干燥，头痛、头晕，食欲缺乏、全身不适、软弱无力。严重者可出现谵妄、昏迷。

（3）退热期：其热代谢特点是散热增加而产热趋于正常，直至体温恢复至正常水平。主要表现为大量出汗、皮肤温度降低。退热方式有骤退和渐退两种，骤退是指体温突然下降，在数小时内降至正常，多见于肺炎球菌肺炎、疟疾等，患者由于大量出汗，体液丢失过多，易出现血压下降、脉搏细速、四肢冰冷等虚脱或休克现象，应密切观察，加强护理，尤其是年老体弱及心血管患者。渐退是指体温在数天内降至正常，多见于伤寒等。

3. 常见热型　热型是根据反应体温波动曲线的特点所分的发热类型。不同的发热性疾病可表现出不同的热型。加强观察，有助于疾病的诊断。常见的热型有以下 4 种（图 7-1）。

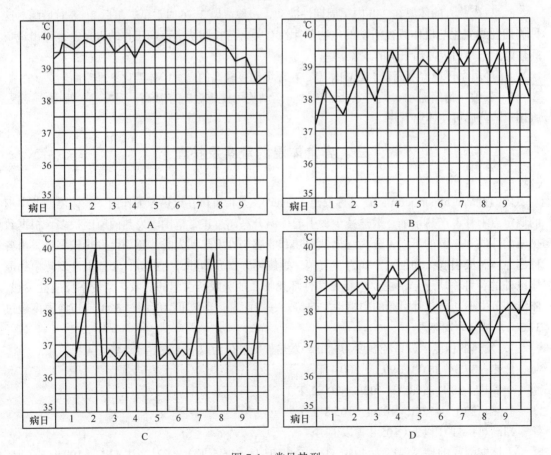

图 7-1　常见热型

A. 稽留热　B. 弛张热　C. 间歇热　D. 不规则热

（1）稽留热（continuous fever）：体温维持在 39℃以上，持续数天或数周，24h 内波动范围不超过 1℃。多见于肺炎球菌肺炎、伤寒等。

（2）弛张热（remittent fever）：体温在 39℃以上，波动幅度大，24h 内温差可达 1℃以上，体温最低仍高于正常水平。多见于败血症、风湿热、严重化脓性疾病等。

（3）间歇热（intermittent fever）：体温骤然升至 39℃以上，持续数小时或更长，然后下降至正常或正常以下，经过一个间歇，体温再次升高，并反复发作，即高热期和无热期交替出现。多见于疟疾等。

（4）不规则热（irregular fever）：发热无一定规律，持续时间不等。多见于流行性感冒、肿瘤性发热等。

4. 发热患者的护理

（1）病情观察：定时测体温，一般每日测量 4 次，高热患者应每 4 小时测量 1 次，待体温恢复正常 3d 后，改为每日 2 次。同时，注意观察发热的临床过程、热型和临床表现等。如患者的面色、脉搏、呼吸、血压及出汗等情况。小儿高热易出现惊厥，应密切观察。如有异常及时与医生联系。

（2）降温：可用物理方法或遵医嘱用药物降温，首选物理降温。物理降温有局部冷疗法和全身冷疗法。体温高于 39℃，可在患者头部、腘窝、腹股沟放置冰袋，通过传导方式散热。体温高于 39.5℃，可为患者做温水或乙醇拭浴等全身冷疗方式降温。行降温措施 30min 后应测量体温，并做好记录和交班。

（3）补充营养和水分：病情允许时，鼓励患者进食高热量、高蛋白、高维生素、易消化的流质或半流质食物，宜少量多餐，以补充高热的消耗，提高机体的抵抗力。鼓励患者多饮水，每日以 2 500～3 000ml 为宜，以补充高热时消耗的大量水分，并促进毒素和代谢产物的排出，帮助散热。对不能进食的患者，遵医嘱给予鼻饲或静脉输液，以补充水分、电解质和营养物质。

（4）保证休息：低热者可酌情减少活动，适当休息；高热者应卧床休息，以减少能量的消耗，有利于机体康复。为患者提供温湿度适宜、安静舒适、通风良好的室内环境。

（5）口腔护理：发热时唾液分泌减少，口腔黏膜干燥，且抵抗力下降，有利于病原微生物生长、繁殖，易引起口腔疾病和黏膜溃疡，故应在晨起、餐后、睡前协助患者做好口腔护理，保持口腔清洁，防止口腔感染，口唇干裂者应涂润滑油保护。

（6）皮肤护理：患者退热期大量出汗，应及时擦干汗液，更换衣服和床单，防止受凉，保持皮肤的清洁、干燥。对长期持续高热且被动体位的患者，应协助其翻身，防止压疮、坠积性肺炎等并发症的发生。

（7）安全护理：高热患者可能会出现谵妄、惊厥、躁动不安，应防止坠床、舌咬伤等安全隐患，必要时可使用床档或约束带固定。

（8）心理护理：观察了解发热各期患者的心理反应，耐心解答体温变化及伴随症状等，关心体贴患者，尽量满足患者的需要，以缓解其紧张情绪，消除躯体不适。

（9）健康教育：教会患者及其家属正确测量体温和简易的物理降温方法，并告知患者及其家属休息、饮水、营养和清洁的重要性。

（二）体温过低

体温过低（hypothermia）是指体温低于正常范围。

1. 常见原因

（1）散热过多：长时期暴露在低温环境中，使机体散热过多、过快；在寒冷环境中大量饮酒，使血管过度扩张，热量大量散失。

（2）产热减少：严重营养不良、极度衰竭，使机体产热减少。

（3）体温调节中枢发育不良或受损：如早产儿由于体温调节中枢尚未发育成熟，对外界的温度变化不能自行调节；颅脑外伤、脊髓受损、药物中毒等可致体温过低。

2. 临床分级（以口腔温度为标准）

轻度：32.1~35.0℃（89.8~95.0 ℉）

中度：30.0~32.0℃（86~89.6 ℉）

重度：<30.0℃（86.0 ℉）瞳孔散大，对光反射消失。

致死温度：23.0~25.0℃（73.4~77.0 ℉）

3. 临床表现　体温过低时，患者可出现皮肤苍白、皮温下降、呼吸减慢、心律不齐、脉搏细弱、血压下降、轻度颤抖、躁动、感觉和反应迟钝、嗜睡，甚至昏迷。

4. 体温过低患者的护理

（1）保暖措施：采取适当的保暖措施。首先应提高室温在24~26℃；其次，可采取局部保暖措施，如给患者加盖被，给予热饮料，足部放置热水袋等方法，以提高机体温度，减少热量散失。但对老人、小儿及昏迷患者，保暖的同时要注意防烫伤。

（2）观察病情：密切观察患者病情及生命体征的变化。加强体温监测，每小时测量体温一次，直至体温恢复正常并稳定，同时注意呼吸、脉搏、血压的变化及其伴随症状。

（3）病因治疗：采取积极的治疗措施，去除引起体温过低的原因，使体温逐渐恢复至正常。

（4）抢救准备：随时做好抢救准备，以便及时配合医生实施抢救。

（5）健康教育：指导患者去除导致体温过低的因素，正确实施保暖措施等。

四、体温的测量

（一）体温计的种类和构造

1. 玻璃汞柱式体温计

（1）构造：玻璃汞柱式体温计由一根真空毛细管，以及外侧带有刻度的玻璃棒构成；玻璃棒一端为贮汞槽，内盛汞液。当贮汞槽受热后，汞膨胀沿毛细管上行，其上行的高度与受热程度成正相关。毛细管与汞槽的连接处有一凹陷，使汞遇冷不会自行下降，保证数值准确并便于检视。玻璃棒外标有摄氏温度值，范围为35~42℃，每一度用短线标出10个小格，在0.5℃和1℃的地方用较粗且长的线标记，有的在37℃处染成红色，以示醒目。

（2）种类：根据使用部位，体温计有口表、腋表和肛表3种（图7-2）。

1）口表：贮汞槽细而长，玻璃棒呈三棱柱状，可用来测量口腔温度和腋窝温度（图7-2A）。

2）腋表：贮汞槽长而扁，玻璃棒呈扁平状，以便于贴近腋窝皮肤（图7-2B）。

3）肛表：贮汞槽略粗短，玻璃棒也呈三棱柱状，用于测量直肠温度（图7-2C）。

2. 电子（数字）体温计　采用电子感温探头测量体温，测得的温度直接由数字显示，读数直观，测温准确，灵敏度高，使用方便。为适应不同需要，有笔式、奶嘴式等（图7-3）。

3. 红外线测温仪　其原理是将物体发射的红外线辐射能转变成电信号，红外线辐射能的大小与物体本身的温度相对应，根据转变成的电信号大小，可以确定物体的温度（图7-4）。红外

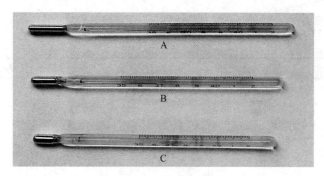

图 7-2 水银体温计
A. 口表；B. 腋表；C. 肛表

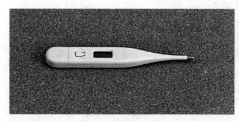

图 7-3 电子（数字）体温计

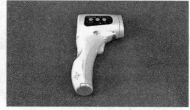

图 7-4 非接触红外额温计

线测温仪具有快速、安全、降低传染率的特点。目前临床应用种类较多，可测量额头、耳、手心、脸等部位的温度。

4. 可弃式化学体温计　是一含有对热敏感的化学指示点薄片，测温时点状薄片颜色随机体的温度而发生变化，当颜色从白色变成蓝色时，最后蓝点的位置即为所测温度。这种体温计为一次性用物，适用于测量口腔温度。

7-1 体温计的种类

（二）体温测量法

【目的】

判断体温有无异常，动态监测体温变化和观察伴随症状。为预防、诊断、治疗和护理提供依据。

【操作程序】

1. 评估

（1）患者年龄、病情、意识和治疗等情况。

（2）患者在 30min 内有无影响测量体温准确性的因素存在。

（3）患者的心理状态和合作程度。

2. 计划

（1）患者准备：了解体温测量的目的、方法、注意事项及配合要点；体位舒适，情绪稳定。

（2）护士准备：着装整洁，洗手，戴口罩。

（3）用物准备：治疗盘内备容器 2 个（一个盛放已消毒的体温计，另一个盛放测温后的体温计），消毒液纱布，秒表，记录本，笔，弯盘。若测肛温，另备润滑油、棉签和卫生纸。体温计的数量及种类依据患者数及病情而定。

（4）环境准备：整洁、安静、安全，测肛温时应拉好床帘。

3. 实施（表 7-2）。

表 7-2　体温测量法

操作流程	操作步骤	要点说明
核对、解释	备齐用物至床旁，核对和解释	确认患者，取得合作
安置体位	安置患者于舒适体位 直肠测温采取侧卧、俯卧和屈膝仰卧位	暴露肛门
测量体温		根据患者病情、年龄、意识状态等选择测量方法
口腔测量法	嘱患者张口，将体温计水银端斜放于舌下热窝处 嘱患者口唇紧闭，用鼻呼吸 测量 3min	舌下热窝位于舌系带的两侧，是口腔中温度最高的部位 勿用牙咬体温计，勿讲话
腋下测量法	擦干腋下汗液，将体温计水银端放于腋窝深处，紧贴皮肤，嘱患者屈臂过胸夹紧体温计 测量 10min	保证测量准确性
肛温测量法	润滑体温计水银端，插入肛门 3～4cm 测量 3min	用肥皂液或油剂润滑 为婴幼儿、意识不清患者测温时，应守护在旁
读数、记录	取出体温计，读数，记录于记录本上	
安置患者	整理床单位，协助患者取舒适卧位	肛表取出后，用卫生纸擦拭肛门处遗留的润滑剂及污物
消毒用物	按体温计消毒法进行消毒	防止交叉感染

4. 评价

（1）患者安全，无损伤或不适。

（2）护士测量方法正确，测量结果准确。

（3）护士能与患者或其家属有效沟通，得到理解与配合。

【注意事项】

1. 婴幼儿、精神异常、昏迷、口腔疾患、口鼻手术、呼吸困难的患者不宜测量口温。腋窝有创伤、手术、炎症或腋下出汗多、肩关节受伤及过度消瘦者不宜测量腋温。直肠肛门部位疾病及手术、腹泻患者、心肌梗死患者不宜测肛温，如心肌梗死患者因肛表插入会引起一过性迷走神经兴奋，导致心律不齐。

2. 避免影响体温测量的各种因素。测温前若有进食，冷、热饮，冷、热敷，沐浴，运动，坐浴或灌肠等，应休息 30min 后再测量。

3. 测口温时，如患者不慎咬碎体温计，首先应立即消除口腔内玻璃碎屑，防止损伤口腔、食管、胃肠道黏膜；然后口服蛋清液或牛奶以延缓汞的吸收；病情允许的情况下可服用粗纤维食物，以促进汞的排泄。

4. 发现体温与病情不符时，应重新测量并在床旁监测。

5. 集中测量多个患者的体温时，在测量前后均应仔细清点和检查体温计的数量及有无损坏，以免将体温计遗留在患者床上造成意外伤害。

6. 凡给婴幼儿、昏迷、危重患者及精神异常者测体温时，应有专人看护，以免发生意外。

> 7-2 口温测量法；7-3 腋温测量法；7-4 肛温测量法

（三）体温计的消毒与检查

1. 体温计的消毒

（1）目的：为防止交叉感染，测量后的体温计应进行消毒处理。

（2）消毒液：常用的有 75% 乙醇、1% 过氧乙酸、0.5% 碘伏和 1% 消毒灵等。

（3）消毒方法（玻璃汞柱式体温计）：测温后将体温计全部放入消毒液中浸泡，5min 后取出用清水冲洗、擦干，用离心机或腕部力量将水银柱甩至 35℃ 以下，再放入另一容器中进行第二次浸泡，30min 后取出，用冷开水冲洗，擦干，放入清洁干燥容器中备用。消毒液应定时更换，盛放消毒液和体温计的容器应定期消毒。注意口表、腋表、肛表应分别清洗和消毒。

2. 体温计的检查

（1）目的：为确保测量体温的准确性，应定期对体温计进行检查。

（2）操作方法（玻璃汞柱式体温计）：将全部体温计的水银柱甩至 35℃ 以下，于同一时间放入已测好的 40℃ 以下的水中，3min 后取出检视，凡误差在 0.2℃ 以上、玻璃管有裂缝、水银自行下降等，则不能使用。

> 7-5 体温计的消毒与检查

第二节　脉搏的观察与护理

在每个心动周期中，随着心脏的收缩和舒张，动脉内压力和容积发生周期性变化而导致动脉管壁发生周期性搏动，称为动脉脉搏，简称脉搏（pulse，P）。脉搏搏动沿着动脉管壁向小动脉传播，可用手指在体表触及。

一、正常脉搏及其影响因素

（一）正常脉搏

1. 脉率　即每分钟脉搏搏动的次数。正常成人安静状态下，脉率为 60～100/min。正常情况下，脉率与心率一致。

2. 脉律　指脉搏的节律性。它反映了左心室的收缩情况，正常脉搏搏动均匀规则，间隔时间相等。但部分正常人可出现窦性心律不齐。

3. 脉搏的强弱　脉搏的强弱指触诊时对血流冲击血管壁所产生力量强度的主观感觉。正常情况下每搏强弱相同。脉搏的强弱取决于心输出量、动脉的充盈程度、脉压大小、动脉壁的弹性和外周血管的阻力。

4. 动脉壁的情况　动脉壁的情况指触诊时主观感觉到的动脉壁情况。正常动脉管壁光滑、柔软，有一定的弹性。

（二）影响因素

1. 生理性变化

（1）年龄差异：一般新生儿、婴幼儿的脉率较快，成人逐渐减慢、平稳，老年人稍增快（表 7-3）。

表 7-3　各年龄段的平均脉率

年龄组	正常范围（/mm）		平均脉率（/min）	
生～1 个月	70～170		120	
1～12 个月	80～160		120	
1～3 岁	80～120		100	
3～6 岁	75～115		100	
6～12 岁	70～110		90	
	男	女	男	女
12～14 岁	65～105	70～110	85	90
14～16 岁	60～100	65～105	80	85
16～18 岁	55～95	60～100	75	80
18～65 岁	60～100		72	
65 岁以上	70～100		75	

（2）性别差异：女性的脉率比男性稍快，一般每分相差 5 次左右。

（3）活动与情绪：运动、激动等可使脉率增快，休息、睡眠时脉率减慢。

2．药物、饮食影响　使用兴奋药、饮浓茶或咖啡及进食可使脉率增快，使用洋地黄、镇静药或禁食可使脉率减慢。

二、异常脉搏的观察及护理

（一）常见的异常脉搏

1．脉率异常

（1）心动过速（tachycardia）：成人在安静状态下脉率超过 100/min，称为心动过速或速脉。常见于发热、甲状腺功能亢进、心力衰竭、血容量不足或疼痛等患者。一般体温每升高 1℃，成人脉率增加约 10/min，儿童增加约 15/min。

（2）心动过缓（bradycardia）：成人在安静状态下脉率低于 60/min，称为心动过缓或缓脉。常见于颅内压增高、房室传导阻滞、甲状腺功能减退或服用某些药物（如地高辛）等患者。

2．节律异常

（1）间歇脉：在一系列正常均匀的脉搏中出现一次提前而较弱的脉搏，其后有一段较正常延长的间歇（代偿性间歇），称间歇脉。间歇脉常见于各种器质性心脏病或洋地黄中毒等患者；少数健康人在过度疲劳、情绪激动、体位改变时，偶尔也会出现间歇脉。发生机制是由于窦房结以外的异位起搏点过早地发出冲动，使心脏搏动提前出现，即由过早搏动或期前收缩引起。

（2）二联律、三联律：每隔一个正常搏动后出现一次过早搏动，称为二联律。每隔两个正常搏动后出现一次过早搏动，或每个正常搏动后连续出现两个过早搏动，称为三联律。

（3）绌脉（脉搏短绌）：指在同一单位时间内脉率少于心率，称绌脉或脉搏短绌。表现为脉搏细速、极不规则，听诊心律完全不规则，心率快慢不一，心音强弱不等。常见于心房纤维颤动的患者。发生机制是由于心肌收缩力强弱不等，有些心排出量少的搏动只产生心音，而不能引起周围血管的搏动，造成脉率低于心率。

3．强弱异常

（1）洪脉（full pulse）：当心排血量增加、外周阻力小、动脉充盈度和脉压较大时，脉搏搏动强大有力，称洪脉。常见于高热、甲状腺功能亢进、主动脉瓣关闭不全等患者。

（2）细脉（small pulse）：当心输出量减少，周围动脉阻力较大，动脉充盈度降低，脉压较小时，脉搏细弱无力，触之如细丝，称细脉，也可称丝脉（thready pulse）。常见于大出血、主动脉瓣狭窄、休克、全身衰竭的患者，是一种危险的脉象。

（3）交替脉（alternating pulse）：指节律正常而强弱交替出现的脉搏。主要由于心室收缩强弱交替出现所致，是心肌受损的一种表现，为左心室衰竭的重要体征。常见于高血压性心脏病、冠状动脉粥样硬化性心脏病等患者。

（4）水冲脉（water hammer pulse）：指脉搏骤起骤落，犹如潮水涨落，急促而有力。其发生机制是由于心输出量大，收缩压偏高，舒张压偏低使脉压增大所致。常见于主动脉瓣关闭不全、先天性动脉导管未闭、甲状腺功能亢进等患者。触诊时，将患者手臂抬高过头，检查者用手紧握其手腕掌面，可明显感到急促有力的冲击。

（5）奇脉（paradoxical pulse）：指在平静吸气时脉搏明显减弱或消失。主要是由于吸气时左心室的搏出量减少，是心包填塞的重要体征之一。常见于心包积液和缩窄性心包炎患者。

4. 动脉壁异常　用手指按压正常脉搏时，远端动脉管不能触及，若仍能触及，则提示动脉硬化。早期硬化时可触及动脉壁弹性消失，呈条索状；晚期时动脉迂曲呈结节状。其发生机制是动脉壁的弹力纤维减少，胶原纤维增多，使动脉管壁变硬。

（二）异常脉搏的护理

1. 观察病情　观察患者的脉搏情况及其他的生命体征值，指导患者按时服药，并观察疗效和不良反应。

2. 休息与活动　嘱患者增加卧床休息的时间，减少心肌的耗氧量。

3. 给予氧气　根据病情，可适当给予氧气吸入。

4. 急救准备　危重患者需备好急救设备及药品。

5. 心理护理　进行有针对性的心理护理，以缓解患者的紧张、恐惧情绪。

6. 健康教育　指导患者保持情绪稳定，戒烟限酒，饮食宜清淡；教会患者及其家属自我监测脉搏的方法，掌握简单的自救技巧等。

三、脉搏的测量

（一）脉搏测量的部位

脉搏测量部位多选用浅表、靠近骨骼的中动脉，最常选择桡动脉，其次选颞浅动脉、颈总动脉、肱动脉、腘动脉、足背动脉、胫前动脉、胫后动脉和股动脉等（图 7-5）。

7-6 常用诊脉部位

【目的】

判断脉搏有无异常，并观察伴随症状。为预防、诊断、治疗和护理提供依据。

【操作程序】

1. 评估

（1）患者年龄、病情和治疗等情况，测量部位的皮肤状况及肢体的活动度。

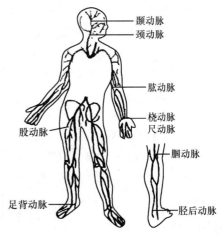

图 7-5　常用诊脉部位

（2）患者在 30min 内有无影响脉搏测量准确性的因素存在。

（3）患者的心理状态及合作程度。

（4）有无安装起搏器。

2．计划

（1）患者准备：了解脉搏测量的目的、方法、注意事项及配合要点；体位舒适，情绪稳定。

（2）护士准备：着装整洁，洗手，戴口罩。

（3）用物准备：治疗盘内备秒表，记录本、笔，必要时备听诊器。

（4）环境准备：整洁、安静、安全。

3．实施（表 7-4）。

表 7-4　脉搏测量法（以桡动脉为例）

操作流程	操作步骤	要点说明
核对解释	备齐用物至床旁，核对床号、姓名	确认患者，取得合作
选体位、部位	取卧位或坐位，手臂放于舒适的位置，手腕伸展、放松，选靠近骨骼、浅表的大动脉均可作为测量脉搏的部位，首选桡动脉	患者舒适，护士便于操作
测量脉搏	护士以示指、中指、无名指指腹按压桡动脉处	力量适中，以清楚触及脉搏为度
	一般情况下测量 30s，测得数值乘以 2；危重患者或脉搏异常者应测 1min	同时注意脉律、脉搏强弱、动脉管壁弹性等情况
	细脉时由两名护士同时测量，一人听心率，一人测脉率，由听心率者发出"开始"和"停止"口令，计时 1 分钟	将听诊器放于心尖部听心率
整理、安置	整理床单位，安置患者于舒适体位	
记录	将数值记录在记录本上	次 / 分钟（ /min）
		细脉：心率 / 脉率 / 分钟

4．评价

（1）患者安全，无损伤，无其他不适。

（2）护士测量方法正确，测量结果准确。

（3）护士能与患者或家属有效沟通，并得到理解与配合。

【注意事项】

1．若测量前患者有剧烈活动、紧张、恐惧、哭闹等情况，待安静休息 30min 后再测。

2．为偏瘫患者测量脉搏，应选择健侧肢体测量。

3．不可用拇指诊脉，因拇指小动脉搏动明显，易与患者动脉搏动相混淆。

4．当脉搏细弱无法测量清楚时，可用听诊器听心率 1min。

第三节　呼吸的观察与护理

机体在新陈代谢过程中不断地从外界环境中摄取氧气，并把机体产生的二氧化碳排出体外，这种机体与环境之间的气体交换过程称为呼吸（respiration，R）。呼吸是维持机体生命活动所必需的基本生理活动之一，呼吸一旦停止，生命便将终结。

一、正常呼吸及其生理性变化

（一）呼吸生理学基础

1. 呼吸过程　呼吸的全过程由 3 个相互关联的环节组成。

（1）外呼吸：即肺呼吸，是指外界环境与血液之间在肺部进行的气体交换，包括肺通气和肺换气两个过程。

肺通气是指通过呼吸运动使肺与外界环境之间进行的气体交换。实现肺通气的相关结构包括呼吸道、肺泡和胸廓等。呼吸道是气体进出的通道，肺泡是气体交换的场所，胸廓的节律性运动则是实现肺通气的原动力。

肺换气是指肺泡与肺毛细血管之间的气体交换。其交换方式通过分压差扩散进行，即气体从高分压处向低分压处扩散。如肺泡内氧分压高于静脉血氧分压，而二氧化碳分压则低于静脉血的二氧化碳分压。交换的结果使静脉血变成动脉血，肺循环使毛细血管的血液不断地从肺泡中获得氧，释放出二氧化碳。

（2）气体运输：通过血液循环将氧由肺运送到组织细胞，同时将二氧化碳由组织细胞运送至肺。

（3）内呼吸：即组织换气。指血液与组织细胞之间的气体交换。交换方式同肺换气，交换的结果使动脉血变成静脉血，体循环毛细血管的血液不断地从组织中获得二氧化碳，释放出氧气。

2. 呼吸的调节　呼吸运动是一种节律性活动，受呼吸中枢调节，由呼吸器官和呼吸肌协同完成，具有随意性和自主性。

（1）呼吸中枢：指在中枢神经系统内，产生和调节呼吸运动的神经细胞群，它们分布于脊髓、延髓、脑桥、间脑和大脑皮质等部位。各级中枢的作用和地位有所不同，但又密切联系、相互协调，共同完成对节律性呼吸运动的形成和调控。延髓和脑桥是产生基本呼吸节律性的部位，而大脑皮质可随意控制呼吸运动。

（2）呼吸的化学性调节：动脉血氧分压（PaO_2）、二氧化碳分压（$PaCO_2$）和氢离子浓度［H^+］对呼吸运动产生的影响，称化学性调节。当血液中 $PaCO_2$ 升高，［H^+］升高，PaO_2 降低时，刺激化学感受器，从而作用于呼吸中枢，引起呼吸的加深加快，维持机体内环境中 PaO_2、$PaCO_2$ 和［H^+］的相对稳定。其中 $PaCO_2$ 在呼吸调节过程中发挥显著作用。

（3）呼吸的反射性调节

1）肺牵张反射：当肺扩张时可引起吸气动作的抑制而产生呼气；当肺缩小时可引起呼气动作的抑制而产生吸气，这种反射称肺牵张反射，又称黑 - 伯反射。它的生理意义是使吸气不致过长、过深，促使吸气及时转换为呼气，以维持正常的呼吸节律，是一种负反馈调节机制。

2）呼吸肌本体感受性反射：指呼吸肌本体感受器在受到牵张刺激时，可反射性引起受牵拉的同一肌肉收缩，此为呼吸肌本体感受性反射，该反射参与正常呼吸运动的调节。它的生理意义是当呼吸道阻力增加时，通过加强呼吸肌的收缩力量使呼吸运动相应地增强。

3）防御性呼吸反射：包括咳嗽反射和喷嚏反射。喉、气管和支气管黏膜上皮的感受器受到机械或化学刺激时，可引起咳嗽反射；鼻黏膜感受器受到刺激时，可引起喷嚏反射。此反射能排除呼吸道内有害刺激物和异物，对机体有保护作用。

（二）正常呼吸及生理性变化

1. 正常呼吸　正常成人在安静状态下呼吸为 16～20/min，节律规则，频率与深度均匀平稳，呼吸运动无声，不费力。呼吸与脉搏的比例为 1：4。男性、儿童以腹式呼吸为主，女性以胸式呼吸为主。

2. 生理性变化

（1）年龄：年龄越小，呼吸频率越快。新生儿呼吸可达 44/min。

（2）性别：同年龄的女性呼吸频率略快于男性。

（3）活动：剧烈活动可使呼吸运动加快加深；休息、睡眠时呼吸运动减慢。

（4）情绪：强烈的情绪波动，如恐惧、愤怒、悲伤等情绪可引起呼吸改变。

（5）其他：如高温环境、海拔增高可使呼吸加快加深，剧烈疼痛也会引起呼吸改变。

二、异常呼吸的观察及护理

（一）异常呼吸的观察

1. 频率异常

（1）呼吸过速（tachypnea）：成人安静状态下呼吸频率超过 24/min，称为呼吸过速，也称气促，见于发热、疼痛、甲状腺功能亢进等。一般体温每升高 1℃，呼吸频率大约增加 3～4/min。

（2）呼吸过缓（bradypnea）：呼吸频率低于 10/min，称为呼吸过缓，见于颅内压增高、麻醉药或镇静药过量等。

2. 节律异常

（1）潮式呼吸：又称陈 - 施呼吸（Cheyne-Stokes respiration）。其特点是呼吸由浅慢逐渐变为深快，然后再由深快逐渐变为浅慢，经过一段时间的呼吸暂停（5～20s）后，又开始重复如上变化的周期性呼吸，其形态就如潮水起伏。潮式呼吸的周期可达 30～120s。产生机制是由于呼吸中枢的兴奋性降低，只有当缺氧严重，二氧化碳积聚到一定程度，才能刺激呼吸中枢，使呼吸恢复或加强，当积聚的二氧化碳呼出后，呼吸中枢又失去了有效的刺激，呼吸又再次减弱继而暂停，从而形成了周期性的变化。多见于中枢神经系统疾病，如颅内压增高、脑炎、脑膜炎及巴比妥类药物中毒。

（2）间断呼吸：又称毕奥呼吸（Biot's respiration）。其特点是有规律的呼吸几次后，突然停止呼吸，间隔一个短时期后又开始呼吸，如此反复交替，即呼吸和呼吸暂停现象交替出现。产生机制同潮式呼吸，但比潮式呼吸更为严重，预后更差，常在呼吸完全停止前发生。

（3）叹气样呼吸：其特点是在一段浅快的呼吸节律中插入一次深大的呼吸，并伴有叹息声。偶尔一次叹息属于正常情况，可扩张小肺泡，多见于精神紧张、神经衰弱的患者，若反复发作则是临终前的表现。

3. 深度异常

（1）深度呼吸：又称库斯莫呼吸（Kussmaul's respiration），表现为呼吸深大而规则。多见于糖尿病、尿毒症等引起的代谢性酸中毒的患者，通过深大呼吸以排出体内过多的二氧化碳来调节酸碱平衡。

（2）浅快呼吸：表现为呼吸浅表而不规则，有时呈叹息样。多见于呼吸肌麻痹、某些肺与胸膜疾病，如肺炎、胸膜炎、肋骨骨折等，也可见于濒死的患者。

4. 声音异常

（1）蝉鸣样呼吸（strident respiration）：吸气时伴有一种高音调的，似蝉鸣样的音响。发生机制多因声带附近有阻塞，使空气进入发生困难所致，常见于喉头水肿、痉挛、喉头有异物等患者。

（2）鼾声呼吸（stertorous respiration）：由于气管或支气管内有较多的分泌物积蓄，引起呼气时发出粗大的鼾声，多见于昏迷患者。

5. 形态异常

（1）胸式呼吸减弱，腹式呼吸增强：正常女性以胸式呼吸为主。当胸部或肺部发生病变时，如肺炎、胸膜炎、胸壁外伤等产生剧烈的疼痛，均可使胸式呼吸减弱，腹式呼吸增强。

（2）腹式呼吸减弱，胸式呼吸增强：正常男性及儿童以腹式呼吸为主。当腹腔内压力增高，如腹膜炎，大量腹水，肝或脾极度大，腹腔内巨大肿瘤等，使膈肌下降受限，会造成腹式呼吸减弱，胸式呼吸增强。

6. 呼吸困难（dyspnea）　呼吸困难是指呼吸频率、节律、深浅度均出现异常，患者主观上感觉空气不足，胸闷，客观上表现为呼吸费力，烦躁不安，可出现发绀、鼻翼扇动、端坐呼吸。临床上可分为以下 3 类。

（1）吸气性呼吸困难：其特点是吸气费力，吸气时间延长，有显著的三凹征（胸骨上窝、锁骨上窝、肋间隙或腹上角凹陷）。主要机制是大气道部分梗阻，气流进入肺部不畅而导致肺内负压极度增高所致，常见于气管内异物、喉头水肿等。

（2）呼气性呼吸困难：其特点是呼气费力，呼气时间延长。主要机制是小气道部分梗阻，气流呼出不畅所致，常见于支气管哮喘、阻塞性肺气肿等。

（3）混合性呼吸困难：其特点是吸气、呼气均感费力，呼吸表浅、呼吸频率增加。主要机制是广泛性的肺部病变使呼吸面积减少，影响换气功能所致，常见于肺部感染、广泛性肺纤维化、大片肺不张、大量胸腔积液、气胸等。

正常呼吸和异常呼吸的形态及特点，见表 7-5。

表 7-5　正常呼吸和异常呼吸的形态及特点

呼吸名称	呼吸形态	特点
正常呼吸	吸气　呼气	规则、平稳
呼吸过速		规则、快速
呼吸过缓		规则、缓慢
深度呼吸		深大而规则
潮式呼吸		潮水般起伏
间断呼吸		呼吸和呼吸暂停交替出现

（二）异常呼吸的护理

1. 严密观察病情　密切观察呼吸的频率、节律、深浅度等有无异常改变，有无呼吸困难、发绀、咳嗽、胸痛等表现。

2. 环境舒适　调节病室内温度和湿度，增强患者舒适感。

3. 充分休息　病情严重者卧床休息，以减少耗氧量，可根据病情取半坐卧位或端坐位。

4. 保持呼吸道通畅　协助患者及时清除呼吸道分泌物，指导患者有效咳嗽，进行体位引流，对痰液黏稠者给予雾化吸入以稀释痰液，必要时给予吸痰以保持呼吸道通畅。

5. 改善缺氧状况　酌情给予氧气吸入或使用人工呼吸机辅助呼吸，促进气体交换，提高动脉血氧饱和度，改善缺氧状况。

6. 心理护理　消除患者的紧张情绪，主动配合治疗及护理。

7. 健康教育　指导患者戒烟限酒，教会患者呼吸训练及有效咳嗽的方法。

三、呼吸的测量

【目的】

判断呼吸有无异常，协助临床诊断，为预防、治疗、护理提供依据。

【操作程序】

1. 评估

（1）患者年龄、病情、治疗等情况。

（2）患者在30min内有无影响测量呼吸准确性的因素存在。

2. 计划

（1）患者准备：了解呼吸测量的目的、方法及注意事项；体位舒适，情绪稳定，保持自然呼吸状态。

（2）护士准备：着装整洁，洗手，戴口罩。

（3）用物准备：治疗盘内备秒表，记录本、笔，必要时备棉花。

（4）环境准备：整洁、安静、安全。

3. 实施（表7-6）。

表7-6　呼吸测量法

操作流程	操作步骤	要点说明
核对解释	备齐用物至床旁，核对床号、姓名	确认患者，但避免引起患者紧张
测量呼吸	护士测脉搏后手仍然保持诊脉姿势 观察胸部或腹部起伏（一起一伏为一次） 一般情况测量30s，测得数值乘以2；婴儿或异常呼吸者应测1min	同时注意节律、深度、声音、形态，以及有无呼吸困难
准确记录	将呼吸值先记录在记录本上	单位：次/分（/min）
安置患者	整理床单位，安置患者于舒适体位	
洗手转记	洗手，将呼吸值转记到体温单上	

4. 评价 护士测量方法正确，测量结果准确。

【注意事项】

1. 若测量前患者有剧烈活动、情绪波动、哭闹等情况，待安静休息 30min 后再测。

2. 由于呼吸受意识控制，故测量时要分散患者注意力，使其呼吸状态自然，以保证测量的准确性。

3. 危重患者呼吸微弱，可将少许棉花放于患者鼻孔前，观察棉花纤维被吹动的次数，计数 1min。

7-7 脉搏及呼吸的测量

第四节　血压的观察与护理

情景导入　　　患者，男性，57 岁。单位专职司机，离异独居，体型矮胖，喜吃肉。最近半年，睡眠不好，常有头晕、头痛，劳累后加重，休息后缓解，未曾就医。最近 1 个月，头晕、头痛症状加重，遂到医院就医。入院护士查体发现：T 36.3℃，P 90/min，R 21/min，BP 168/100mmHg。

请思考：1. 该患者血压是否正常？

2. 护士应如何为该患者测量血压？

3. 护士应采取哪些护理措施？

血管内流动的血液对单位面积血管壁的侧压力称血压（blood pressure，BP）。血压分为动脉血压和静脉血压，一般说的血压是指动脉血压，通常指的是肱动脉血压。

在一个心动周期中，动脉血压随着心室的收缩和舒张发生规律性的变化。当心室收缩时，动脉内的血液对动脉管壁所形成的最大压力，称为收缩压。当心室舒张时，动脉内的血液对动脉管壁所形成的最小压力称为舒张压。收缩压与舒张压之差称为脉压。

一、正常血压及其生理性变化

（一）血压的生理学基础

1. 血压的形成　循环系统内有足够的血液充盈是形成血压的前提条件，心脏射血和外周阻力是形成血压的两个基本因素，此外大动脉的弹性对血压的形成也有重要的作用。在外周阻力存在的情况下，心室收缩所释放的能量约 1/3 以动能的形式推动血液在血管内流动，其余 2/3 暂时以势能的形式贮存在主动脉和大动脉内，形成对血管壁的侧压力，导致血管扩张，形成较高的收缩压。在心舒期，主动脉和大动脉管壁发生弹性回缩，将一部分贮存的势能转变为动能，推动血液继续流动，同时维持一定高度的舒张压。

2. 影响血压的因素

（1）每搏输出量：在心率和外周阻力不变时，每搏输出量增大，射入主动脉内的血量增多，则收缩压明显升高，而舒张压升高不明显，故脉压增大。因此收缩压的高低主要反映每搏输出量的多少。

（2）心率：在其他因素不变时，心率加快，则心脏舒张期缩短，在心舒期内流向外周的血量减少，而主动脉内存留的血量增多，故舒张压明显升高。由于动脉血压升高可使血流速度加快，因此心缩期内仍有较多的血液从主动脉流向外周，故收缩压升高的程度相对较小，脉压也就减小。因此心率主要影响舒张压。

（3）外周阻力：在心输出量不变时，如果外周阻力增加，血液向外周流动的速度减慢，舒张期主动脉内存留的血流量增多，因而舒张压明显升高。由于动脉血压升高使血流速度加快，在心脏收缩期内仍有较多的血液流向外周，因此收缩压升高的幅度比舒张压小，脉压相应减小。因此，舒张压的高低可以反映外周阻力的大小。外周阻力的大小受阻力血管（小动脉和微动脉）口径和血液黏稠度的影响，若阻力血管口径变小，血液黏滞增加，外周阻力则增大。

（4）主动脉和大动脉管壁的弹性：大动脉管壁的弹性扩张可缓冲血压。老年人由于动脉管壁出现硬化，管壁的弹性纤维减少而胶原纤维增多，导致血管顺应性降低，大动脉的弹性贮器作用减弱，对血压波动的缓冲作用也就随之减弱，因而收缩压增高而舒张压降低，脉压明显增大。

（5）循环血量和血管容积：正常情况下，循环血量和血管容积相适应，才能使血管足够地充盈，产生一定的体循环充盈压。如果循环血量减少或血管容积增大，则会造成血压下降。

（二）正常血压及其生理性变化

1. 正常血压　以肱动脉血压为标准。正常成人在安静状态下的血压范围为：收缩压 90～139mmHg，舒张压 60～89mmHg，脉压 30～40mmHg（血压的计量单位有 kPa 和 mmHg 两种。mmHg 和 kPa 换算公式：$1kPa=7.5mmHg$；$1mmHg=0.133kPa$）。

2. 生理性变化　正常人的血压保持相对的恒定，可在一定范围内出现波动。在生理情况下，很多因素都可影响血压的变化，其中多以收缩压改变为主。常见影响血压的因素如下。

（1）年龄：血压会随着年龄的增长而增高，其中收缩压的升高比舒张压的升高更为显著见表 7-7。

表 7-7　各年龄组的平均血压值

年龄组	血压（mmHg）	年龄组	血压（mmHg）
1 个月	84/54	14～17 岁	120/70
1 岁	95/65	成年人	120/80
6 岁	105/65	老年人	140～160/80～90
10～13 岁	110/65		

（2）性别：女性在更年期前，血压低于男性；更年期后，血压升高，与男性差别不大。

（3）昼夜和睡眠：血压呈现明显的昼夜波动。夜间血压最低，清晨起床活动后血压迅速升高。大多数人的血压凌晨 2～3 时最低，上午 6～10 时和下午 4～8 时各有一个高峰，晚上 8 时后血压就逐渐下降，表现为"双峰双谷"，这一现象称动脉血压的日节律。在老年人这种血压的日夜高低现象更为显著，有明显的低谷与高峰。睡眠不佳、过度劳累时血压稍有升高。

（4）环境：寒冷环境，外周血管收缩，血压可略有升高；高温环境，血管扩张，血压可略有下降。故冬天血压值略高于夏天，长时间泡热水澡易使血压下降。

（5）体型：通常高大、肥胖者血压偏高。

（6）体位：通常情况下，卧位血压小于坐位血压，坐位血压小于立位血压，此与重力代偿机制有关。对于长期卧床或使用某些降压药物的患者，若突然由卧位改为立位时，可出现眩晕、血压下降等体位性低血压的表现。

（7）身体部位：一般情况下，两上肢血压并不完全相等，右上肢高于左上肢，因为右侧肱动脉来自主动脉弓的第一大分支无名动脉，而左侧肱动脉来自主动脉的第三大分支左锁骨下动脉，由于能量消耗，使得右侧血压比左侧高 10～20mmHg。下肢血压高于上肢 20～40mmHg，因为股动脉的管径较肱动脉粗，血流量大。

（8）其他：剧烈运动、情绪激动、吸烟、饮酒、摄盐过多、疼痛、药物等对血压也有影响。

二、异常血压的观察及护理

（一）异常血压

1. 高血压（hypertension） 指在未使用降压药物的情况下，成人收缩压≥140mmHg 和（或）舒张压≥90mmHg。中国高血压分类标准（2010 版）（表 7-8）。根据引起高血压的原因不同，将高血压分为原发性高血压与继发性高血压两大类。95% 患者的血压升高的病因不明称为原发性高血压，约 5% 患者血压升高是某种疾病的一种临床表现，称为继发性高血压。

表 7-8　中国高血压分类标准（2010 版）

分级	收缩压（mmHg）		舒张压（mmHg）
正常血压	<120	和	<80
正常高值	120～139	和（或）	80～89
高血压	≥140	和（或）	≥90
1 级高血压（轻度）	140～159	和（或）	90～99
2 级高血压（中度）	160～179	和（或）	100～109
3 级高血压（重度）	≥180	和（或）	≥110
单纯收缩期高血压	≥140	和	<90

注：若收缩压、舒张压分属不同等级，则以较高的分级为准。

2. 低血压（hypotension） 指血压低于 90/60mmHg。常见于大量失血、休克、急性心力衰竭等疾病。

3. 脉压异常

（1）脉压增大：脉压>40mmHg，常见于主动脉硬化、主动脉瓣关闭不全、甲状腺功能亢进症等疾病。

（2）脉压减小：脉压<30mmHg，常见于心包积液、缩窄性心包炎、末梢循环衰竭、主动脉瓣狭窄等疾病。

（二）异常血压的护理

1. 观察血压 测量的血压值异常时，护士应保持神态镇静，与患者的基础血压值对照后，给予合理的解释和安慰，及时与医生联系并协助处理，加强血压监测，及时了解血压变化，同时观察有无其他伴随症状，并做好记录。

2. 劳逸结合 根据患者血压情况合理安排休息和活动，高血压初期不限制一般的体力活动，可进行散步、打太极拳等适度运动。患者血压较高时应嘱其卧床休息，如血压过低，应迅速安置患者平卧位，并针对病因给予应急处理。

3. 心理护理 长期抑郁或情绪激动、强烈的精神创伤等因素可使血压升高。因此，应提供针对性的心理护理，消除患者紧张和压抑的心理，使其保持良好的心理状态，积极主动配合治疗及护理。

4. 合理饮食　协助患者选择高维生素、低胆固醇、低脂、低盐、富含纤维素，易消化的饮食。控制烟、酒、咖啡和浓茶的摄入。

5. 健康教育　介绍高血压的相关知识，教会患者及其家属学会自我监测血压和对紧急情况的处理方法。指导患者建立良好的生活行为习惯，帮助患者消除影响血压变化的不良生活方式。如戒烟限酒，避免过度劳累，注意营养均衡，控制脂肪与盐的摄入量，遵医嘱服药。低血压的患者应注意适度运动，以增强体质。

三、血压的测量

血压的测量可分为直接测量血压法和间接测量血压法。直接测量法是指在主动脉内插入导管，导管末端接监护测压系统，通过血压数值直接监测主动脉的压力。此方法精确可靠，但操作复杂，且有创伤性，仅适用于急危重患者、特大手术和严重休克患者的血压监测。临床上应用广泛的是血压计间接测量血压法。血压计是根据血液通过狭窄的血管形成涡流时发出响声而设计的。此方法简单易行，无创伤，适用于任何患者。

（一）血压计的种类与构造

1. 血压计种类　常用血压计有水银血压计（图7-6）、无液血压计和电子血压计（图7-7）3种。水银血压计又称汞柱式血压计，分为台式和立式两种。

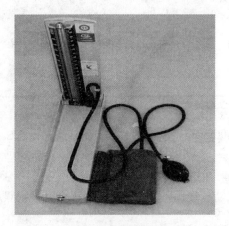
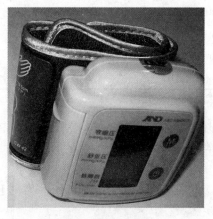

图7-6　水银血压计　　　　　　　　图7-7　电子血压计

2. 血压计构造　血压计主要由以下3个部分组成。

（1）输气球和调节压力活门。

（2）袖带：由内层长方形扁平的橡胶袋和外层布套组成。袖带的宽度和长度要符合要求，一般要求宽度比被测肢体的直径宽20%，长度以能完全包绕肢体并固定为度。一般上肢袖带长24cm，宽12cm。下肢袖带长135cm，比上肢袖带宽2cm。小儿袖带：新生儿袖带长5～10cm，宽2.5～4cm；婴儿袖带长12～13.5cm，宽6～8cm；儿童袖带长17～22.5cm，宽9～10cm。橡胶袋上有两根橡胶管，一根与输气球相连，另一根与测压计相通。

（3）测压计

1）水银血压计：由玻璃管、标尺、水银槽3个部分组成。在血压计盒盖内面固定一根玻璃管，管面上标有双刻度（标尺）0～300mmHg和0～40kPa，每小格标2mmHg和0.5kPa，玻璃管上端盖以金属帽和大气相通，下端和水银槽（贮有水银60g）相通。水银血压计的优点是测得数值准确可靠，但体积较大，且玻璃管部分易碎裂，携带较不方便。水银血压计应定期校验，准确定标。

2）无液血压计：又称弹簧式血压计或压力表式血压计。外形呈表状，正面盘上标有刻度，表上的指针指示血压数值。其优点是携带方便，但欠准确。

3）电子血压计：袖带中的传感器可收集血压声音，将信号经数字化处理，在显示屏上直接显示收缩压、舒张压和脉搏数值。此种血压计操作方便，清晰直观，不用听诊器，省略放气系统，排除了听觉不灵敏和噪声干扰等造成的误差，但准确性较差。

（二）血压测量的方法

【目的】

判断血压有无异常，间接了解循环系统的功能状况，协助诊断，为预防、治疗和护理提供依据。

【操作程序】

1. 评估

（1）患者年龄、病情、治疗等情况，有无偏瘫及功能障碍。

（2）患者在 30min 内有无影响测量血压准确性的因素存在。

（3）患者的心理状态及合作程度。

2. 计划

（1）患者准备：了解血压测量的目的、方法、注意事项及配合要点；体位舒适，情绪稳定。

（2）护士准备：着装整洁，洗手，戴口罩。

（3）用物准备：血压计，听诊器（检查血压计的袖带宽窄是否合适，水银是否充足，玻璃管有无裂缝，玻璃管上端是否与大气相通，橡胶管和输气球有无漏气；听诊器是否完好），记录本、笔。

（4）环境准备：整洁、安静且安全。

3. 实施（表 7-9）。

表 7-9 血压测量法

操作流程	操作步骤	要点说明
核对、解释	备齐用物至床旁，核对床号、姓名	确认患者，取得合作 测血压前，患者测量前 20～30min 内无剧烈活动或紧张、恐惧等影响血压的因素，情绪稳定
测量血压		
上肢血压测量法（肱动脉）		
选取体位	患者取坐位或仰卧位。坐位时肱动脉平第 4 肋软骨，仰卧位时平腋中线	使被测肢体的肱动脉与心脏位于同一水平
安置上肢	一般选择右上臂。卷袖（必要时脱袖）露出上臂，肘部伸直，掌心向上，自然放置	袖口不宜过紧，以免阻断血流，影响测得的血压值
开血压计	放妥血压计，开启水银槽开关	血压计"0"点应与肱动脉、心脏位于同一水平
缠袖带	驱尽袖带内空气，平整地缠于上臂中部，其下缘距肘窝 2～3cm，松紧以能塞入一指为宜（图 7-8）	袖带过松、过紧，可影响测得的血压值

续表

操作流程	操作步骤	要点说明
置听诊器	将听诊器胸件放于肱动脉搏动最明显处，一手稍加固定，一手握输气球，关闭压力活门（图7-8）	不可将胸件塞于袖带内 听诊器胸件的整个膜部要与皮肤紧密接触，但不可压得太重
输气加压	充气至动脉搏动音消失后再升高 20～30mmHg（2.6～4.0kPa）	动脉搏动音消失说明袖带内压力大于心脏收缩压，血流阻断 充气不可过快过猛
视和听	缓慢放气，以每秒4mmHg（0.5kPa）的速度为宜，双眼平视汞柱所指水银刻度，同时注意动脉搏动音的变化	视线与水银柱弯月面保持同一水平
	当听到第一声搏动音，此时水银柱所对应刻度即为收缩压；随后搏动逐渐减弱，当搏动音突然减弱明显或消失，此时水银柱所对应刻度即为舒张压	第一声搏动音出现表示袖带内压力已降至与心脏收缩压相等，血流能通过受阻的肱动脉 WHO规定舒张压以动脉搏动音的消失作为判断标准
下肢血压测量法（腘动脉）		
选取体位	仰卧、俯卧、侧卧	
安放下肢	挽起一侧裤腿，露出大腿部	必要时脱一侧裤子，以免影响血流，影响血压测量值的准确性
缠好袖带	将袖带缠于大腿下部，其下缘距腘窝3～5cm，松紧以能塞入一指为宜，将听诊器胸件放于腘动脉搏动最明显处，一手稍加固定，一手握输气球，关闭压力活门	
输气加压	同肱动脉	
视和听	同肱动脉	
驱气、整理	测量结束，驱尽袖带内空气，整理袖带放入盒内，将血压计右倾45°，关闭水银槽开关，盖盒，放妥	防止玻璃管碎裂 使得水银全部流回槽内
安置患者	整理床单位，协助患者穿衣，取舒适体位	
记录	将血压值先记录在记录本上，收缩压/舒张压［mmHg（kPa）］	当变音与消失音两者之间有差异时，两个读数都应记录：收缩压/变音/消失音 mmHg（kPa）如：120/80/60mmHg。 下肢血压记录时应注明
洗手转记	洗手，将血压值转记在体温单上或（和）相应的记录单上	

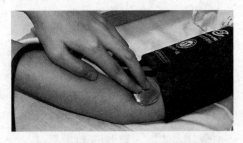

图 7-8　袖带下缘和听诊器放置位置

4. 评价

（1）患者安全，无损伤，无其他不适。

（2）护士测量方法正确，测量结果准确。

（3）护士能与患者或家属有效沟通，得到理解与配合。

【注意事项】

1. 需密切观察血压者，测血压应做到"四定"：定时间、定部位、定体位、定血压计。

2. 若测量前患者有剧烈活动、剧烈情绪波动、吸烟、进食等情况，待安静休息30min后再测。

3. 偏瘫、肢体有损伤的患者测血压时应选择健侧肢体，避免选择静脉输液一侧的肢体，以免影响液体输入。

4. 排除影响血压准确性的外界因素

（1）设备原因：袖带过宽时，大段血流受阻，测得血压值偏低；袖袋过窄时，须加大力量才能阻断动脉血流，测得血压值偏高。此外橡胶管过长、水银量不足也可使测得血压值偏低。

（2）操作原因：①患者体位。肱动脉位置高于心脏水平，由于重力原因，会使得测得血压值偏低；反之则偏高。②袖带松紧。袖带缠得过紧，未充气前血管已受压，会使得测得血压偏低；袖带缠得过松，呈气球状，有效面积变窄，测得血压值偏高。③视线水平。测量者视线高于水银柱弯月面，使得测得血压值偏低；反之则偏高。④放气速度。放气速度太慢，静脉充血时间长，使得测得舒张压偏高；放气太快，不易看清数字，读数不准。

5. 当血压听不清或有异常需重新测量时，须将袖带内气体驱尽，待水银降至"0"点，稍候片刻再测量，一般连续测量2～3次，取其最低值。

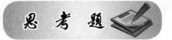

7-8　上肢血压测量法

思考题

1. 患者，女性，16岁。咽喉疼痛3d，伴发热2d，自行服用"感冒清、复方板蓝根和维生素C"等药，未见好转，遂到医院就诊。查体：T39.3℃，P90/min，R23/min，BP1 260/ 80mmHg。神志清楚，精神较差，扁桃体Ⅱ°肿大，以"扁桃体炎Ⅱ°"收住院。

请问：

（1）该患者发热的程度是哪种？

（2）应该为该患者采取哪些护理措施？

2. 患者，女性，60岁。原发性高血压3年。近期由于劳累，感觉头痛、眩晕、易疲劳、心悸、耳鸣，血压波动大，到医院就诊。查体：T36.2℃，P98/min，R20/min，BP180/88mmHg。

请问：

（1）该患者的血压是否正常？

（2）对该患者的护理重点是什么？

思路解析

考一考

（付能荣）

饮食与营养的护理

📖 **学习目标**

1. 掌握各种饮食的概念、种类、适用范围和饮食原则。
2. 熟悉患者营养状态评估的内容。
3. 了解出入液量的记录方法和内容。
4. 熟练掌握鼻饲法，学会为患者提供一般饮食护理和饮食健康指导。
5. 具有良好的护患沟通能力；具有慎独精神，操作规范，关心患者。

平衡膳食、合理营养是健康的重要物质保证。不良的饮食可引起营养不均衡，甚至导致疾病。人体所需的营养由饮食获得，因此，护士需要掌握饮食和营养方面的知识，才能指导人们科学饮食，维护和增进健康。

第一节 医院饮食

情景导入　患者，男性，78 岁。因脑出血入院，经治疗后病情得到控制。目前，患者意识清楚，但体质较弱，仍不能说话及正常吞咽。医嘱：鼻饲饮食，低流量吸氧。

请思考： 1. 如何为该患者插胃管？如何证实胃管在胃内？
2. 该患者经治疗后逐渐好转，如何做好出院时的饮食指导？

为了维持生存和健康，人体需要从食物中获取营养。人体所需要的营养素有六大类：蛋白质、脂肪、糖类、矿物质、维生素和水（膳食纤维虽然不是一种营养素，但是它有多方面的生理作用和健康效益，也是人体需要的）。能够提供能量的营养素主要有蛋白质、脂肪、糖类。它们的产热量分别为：糖类 16.7kJ/g（4kcal/g），脂肪 37.6kJ/g（9kcal/g），蛋白质 16.7kJ/g（4kcal/g）。人体对热能的需要量受年龄、性别、生理特点及劳动强度等因素的影响。根据中国营养学会的标准，我国成年男子的热能供给量为 10.0～17.5MJ/d，成年女子为 9.2～14.2MJ/d；我国成年男子蛋白质供给量为 90g/d，女子 80g/d；我国成年人脂肪供给量为 50g/d；我国成年人糖类供给量为 300～500g/d。

为了便于群众在日常生活中掌握各类食物的搭配，达到平衡膳食的目的，以摄取合理营养、促进健康，中国营养学会设计了"中国居民平衡膳食宝塔"图，把平衡膳食的原则转化成各类实物的重量，提出了营养上比较理想的膳食模式（图 8-1，彩图 3）。由于人们饮食结构的特点，人体的热能来源主要是糖类，其次是脂肪、蛋白质。

因此，护士只有掌握了人体营养学的基本知识，营养与健康、疾病的关系，才能全面准确地评估患者的营养状况、饮食习惯等，制定并实施科学的饮食计划，满足患者的营养需要。根

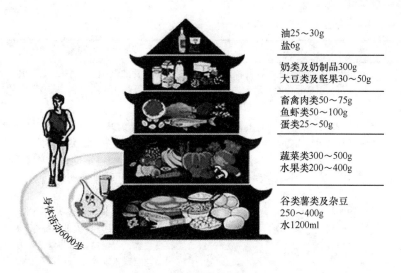

油25～30g
盐6g

奶类及奶制品300g
大豆类及坚果30～50g

畜禽肉类50～75g
鱼虾类50～100g
蛋类25～50g

蔬菜类300～500g
水果类200～400g

谷类薯类及杂豆
250～400g
水1200ml

身体活动6000步

图 8-1　中国居民平衡膳食宝塔

据患者的病情需要，医院饮食可分为三大类：基本饮食、治疗饮食和试验饮食。

一、基本饮食

基本饮食（basic diets）是对营养素的种类和摄入量不做限定性调整，为适合一般患者需要的饮食。基本饮食有 4 种，即普通饮食（general diet）、软质饮食（soft diet）、半流质饮食（semi-liquid diet）、流质饮食（liquid diet），见表 8-1。

表 8-1　基本饮食

类别	适用范围	饮食原则	用法及热量
普通饮食	病情较轻或疾病恢复期；体温正常；咀嚼、吞咽和消化功能正常者	营养平衡，易消化、无刺激性食物；与健康人饮食相似，一般食物即可	每日 3 餐，蛋白质 70～90g/d，总热量 2 200～2 600kcal
软质饮食	口腔疾患或术后恢复期；消化功能差；咀嚼不便，如老、幼患者；低热	无刺激性、易咀嚼、易消化、少粗纤维的软质食物，如米饭、面条，菜、肉应剁碎、煮烂，选择无刺激性、少油炸、少油腻的烹调方法	每日 3～4 餐，蛋白质 60～80g/d，总热量 2 200～2 400kcal
半流质饮食	口腔及消化道疾患；手术后患者；身体虚弱；中度发热	少量多餐；无刺激性、易咀嚼、吞咽和消化、少粗纤维的流质食物，如泥、末、粥、羹、馄饨、蒸蛋、豆腐等	每日 5～6 餐，每次 300ml 左右，蛋白质 50～70g/d，总热量 1 500～2 000kcal
流质饮食	急性消化道疾患；口腔疾患、各类大手术后；危重或全身衰竭的患者；高热	食物呈液体状，如奶类、汤类、豆浆、稀藕粉等，此类饮食所提供的热量及营养不足，只能短期使用；通常辅以肠外营养以补充热量	每日 6～7 餐，每次 200～300ml，蛋白质 40～50g/d，总热量 800～1 200kcal

二、治疗饮食

治疗饮食（therapeutic diets）是根据疾病治疗的需要，在基本饮食的基础上适当调整总热能和营养素的摄入量，以达到治疗和辅助治疗目的的一类饮食，见表 8-2。

表 8-2　治疗饮食

类别	适用范围	饮食原则及用法
高热量饮食（high calorie diet）	用于热能消耗较高的患者，如高热、甲状腺功能亢进、大面积烧伤、结核、产妇及消瘦的患者等	在基本饮食的基础上加餐 2 次，可进食牛奶、豆浆、鸡蛋、巧克力及甜食等，总热能约为 3 000kcal/d
高蛋白饮食（high protein diet）	用于高代谢性疾病的患者，如结核、甲状腺功能亢进、大面积烧伤、恶性肿瘤、大手术后、贫血、营养不良、孕妇及哺乳期妇女等	在基本饮食的基础上增加蛋白质的摄入量。如肉类、鱼类、蛋类、豆类、奶类等。蛋白质供给量为 1.5～2.0g/（kg·d），蛋白质总量不超过 120g/d，总热量为 2 500～3 000kcal/d
低蛋白饮食（low protein diet）	用于限制蛋白质摄入的患者，如急性肾炎、尿毒症、肝性脑病等患者	限制蛋白质的摄入量，成人蛋白质摄入总量<40g/d，视病情需要可限制在 20～30g/d，多给蔬菜和含糖量较高食物，以维持正常热能。肾功能不全者忌食豆制品，应摄入动物性蛋白；肝性脑病患者以植物蛋白为主
低脂肪饮食（low fat diet）	用于高脂血症，动脉硬化，肝、胆、胰疾患，冠心病，肥胖，腹泻等患者	成人脂肪应<50g/d，肝、胆、胰疾患的患者可<40g/d。尤其要限制动物脂肪的摄入，禁食肥肉、蛋黄等食物。高脂血症及动脉硬化者不必严格限制植物油（椰子油除外）
低盐饮食（low salt diet）	用于心脏病、急慢性肾炎、肝硬化腹水、高血压及各种原因所致的水钠潴留的患者	成人食盐摄入量<2g/d（含钠 0.8g，不包括食物内自然存在的含钠量），禁食腌制食品如咸菜、香肠、皮蛋、咸肉等
无盐低钠饮食（non salt low sodium diet）	适应证基本同低盐饮食，用于水肿较重者	无盐饮食：除食物内自然含钠量之外，不放食盐，饮食中钠含量（<0.7g/d）；低钠饮食：除无盐外，还应控制食物中自然存在的钠含量（<0.5g/d），两者均应禁食腌制食品、含钠食物和药物，如油条、挂面、汽水、碳酸氢钠药物等
低胆固醇饮食（low cholesterol diet）	用于高胆固醇血症、动脉粥样硬化、冠心病、高血压等患者	成人胆固醇摄入量<300mg/d，禁用或少用含胆固醇高的食物，如动物内脏、蛋黄、脑、肥肉、动物油等
高纤维素饮食（high cellulose diet）	用于便秘、肥胖症、高脂血症、糖尿病等患者	进食高纤维食物，如芹菜、韭菜、粗粮、豆类等
少渣饮食（low residue diet）	用于伤寒、痢疾、腹泻、肠炎、肛门疾病、食管胃底静脉曲张、咽喉部及消化道手术的患者	少食含纤维素多的食物，勿用刺激性调味品，勿食坚硬的食物，肠道疾患少用油脂
要素饮食（elemental diets）	用于严重烧伤、创伤、低蛋白血症、手术前后需营养支持者、晚期癌症患者、胃肠道疾病、急性胰腺炎、短肠综合征及营养不良者	要素饮食是由人工配制的，含有人体所需要的营养成分，不需要消化即可吸收的无渣饮食。根据患者的需要，将粉状要素饮食按比例添加水，配置成适宜的浓度和剂量，可口服、鼻饲或由造瘘管处滴注，滴注温度 38～40℃，滴速 40～60 滴 / 分，最多不超过 150ml/h。配置时需严格无菌操作，配置好的溶液应放于 4℃冰箱保存，保证 24h 内用完，以免变质。应用要素饮食期间需定期监测体重、血糖、尿糖、血尿素氮、肝功能等指标，注意观察不良反应或并发症

8-1 治疗饮食

三、试　验　饮　食

试验饮食（test diets）也称诊断饮食，通过对受试者的饮食进行特定的调整，从而协助疾病诊断和提高检验结果正确性的一种饮食。试验饮食的种类，见表 8-3。

表 8-3　试验饮食

类别	适用范围	饮食要求
隐血试验饮食	用于协助诊断有无消化道出血	试验前 3d 忌食易造成隐血试验假阳性的食物和药物，如肉类、肝类、动物血、含铁的绿色蔬菜。可进食牛奶、豆制品、白菜、土豆、冬瓜和面条等。
胆囊造影饮食	用于需要行造影检查胆囊、胆管、肝胆管，协助诊断有无结石、慢性炎症等疾病	检查前 1d 中午进食高脂肪饮食，刺激胆囊收缩和排空，便于造影剂进入胆囊。晚餐进食无脂肪、低蛋白、高糖的清淡饮食。晚餐后口服造影剂，并禁食、水，禁烟至次日早晨。检查当日晨禁早餐，第 1 次 X 线检查后，如胆囊显影良好，可进食高脂肪餐（脂肪量 25~50g）；30~45min 后进行第 2 次 X 线检查观察胆囊收缩情况
甲状腺摄 ^{131}I 试验饮食	协助测定甲状腺功能	试验前 2 周起，禁食含碘食物，如海带、海蜇、紫菜、虾、加碘食盐等。禁用碘剂做局部消毒。14d 后，做 ^{131}I 功能测定
肌酐试验饮食	用于协助检查、测定肾小球的滤过功能	试验期为 3d，试验期间禁食肉类、禽类、鱼类、茶和咖啡，限制蛋白质的摄入；全天主食<300g、蛋白质<40g/d，以排除外源性肌酐的影响，蔬菜、水果、植物油不限制，热量不足可增加藕粉和含糖的食物，第 3d 留取尿液做肌酐试验
尿浓缩功能试验饮食	用于检查肾小管的浓缩功能	试验期为 1d，全天饮食中水分摄入量控制在 500~600ml，可食用含水分少的食物，如米饭、面包、土豆、豆腐干、馒头、炒鸡蛋等，烹调时尽量不加水或少加水；避免食用过甜、过咸或含水量高的食物；蛋白质摄入量为 1g/（kg·d）

8-2 试验饮食

第二节　一般饮食的护理

科学合理的饮食护理，是满足患者最基本生理需要的重要措施之一，护士应全面评估患者的营养状况及饮食习惯等，确认患者存在的健康问题，并采取适宜的护理措施，帮助患者改善营养状况，以促进早日康复。

一、营养的评估

（一）影响因素的评估

1. 生理因素

（1）年龄：不同年龄阶段的人群，对热能及营养素的需要有所不同。婴幼儿和青少年生长发育速度快，对蛋白质、维生素和微量元素等需求较多；老年人新陈代谢慢，所需热能减少，但由于钙的流失加快，会对钙的需求有所增加。另外，年龄也可影响人们对食物质地的选择。婴幼儿咀嚼、吞咽和消化功能尚未发育完善，老年人咀嚼和消化功能减退，应为其提供质软、易消化的食物。

（2）活动量：活动是能量代谢的主要因素。因职业、性格等的不同，活动量也不同。活动量大的人所需要的热量及营养素高于活动量小的人。

（3）身高和体重：身材高大、体格健壮的人对营养的需求量较高。

（4）特殊生理情况：妊娠和哺乳期妇女对营养的需求明显增加，同时还会有饮食习惯的改变。妊娠期女性摄入营养素的比例应均衡，同时需要增加蛋白质、铁、碘、叶酸的摄入量。在妊娠的后 3 个月尤其要增加钙的摄入量。哺乳期女性在每日饮食的基础上再增加 500kcal 热量，蛋白质的需要量为 65g/d。同时应注意维生素 B 和维生素 C 的摄入。

2. 病理因素

（1）疾病：许多疾病可以影响患者对食物的摄取、消化、吸收和排泄等。某些高代谢性疾病如发热、甲状腺功能亢进、烧伤等，以及慢性消耗性疾病如结核病等，会使机体所需营养素增加。某些疾病可引起机体营养素流失，如大面积烧伤患者，烧伤创面有大量渗出液，则所需营养也应增加。

（2）药物：在治疗过程中，一些药物可以促进或抑制食欲，从而影响消化吸收。如盐酸赛庚啶、类固醇类、胰岛素等药物可以增进食欲；非肠溶性红霉素、氯贝丁酯等可降低食欲；苯妥英钠可干扰叶酸和维生素 C 的吸收和代谢等。

（3）食物：某些人会对某种特定食物发生过敏反应或不耐受。如虾、蟹等海产品可引起一些人腹泻和哮喘。人体对食物不耐受的原因主要是由于人体内特定酶的遗传缺陷，而导致对食物中的色素、添加剂或天然含有物质的不耐受，如由于乳糖酶缺乏而引起对乳制品的不耐受，食用乳制品后可发生腹泻及酸性便等。

（4）饮酒：长期大量饮酒可导致食欲缺乏，对营养素的摄入造成影响，也会对全身的各个系统和器官造成危害，如酒精性肝病、胰腺炎、心肌病等，严重时会危及生命。

3. 心理社会因素

（1）心理因素：不良的情绪，如焦虑、抑郁、烦躁或过度兴奋、悲哀、恐惧等均可引起交感神经兴奋，抑制胃肠蠕动和消化液的分泌，使患者食欲减退，进食减少甚至厌食。而愉快轻松的心理状态会促进食欲。此外，清新整洁的进食环境、良好的食物感官性状，会使人具有轻松愉快的心情并促进食欲。

（2）社会文化因素：人的饮食受经济状况、文化背景、宗教信仰、地域环境等因素影响。经济状况直接影响到人们对食物的购买力和饮食习惯，一般情况下，经济状况良好的地区或家庭，人们的营养状况相对较好；文化背景和宗教信仰影响人们对食物种类的选择、制作及进食的时间和方式等；不同的地域和气候环境会影响人们对食物的选择，并形成特定的饮食习惯。如东北地区居民喜食腌渍的酸菜，但因其中含有较多的亚硝胺类物质，长期食用易导致消化系统肿瘤的发生。现代高效率、快节奏的生活方式使食用快餐、速食食品的人越来越多。饮食习惯不佳，如偏食、吃零食等，可造成某些营养素的摄取量过多或过少，导致营养不均衡。

（二）饮食状况的评估

1. 一般饮食形态

（1）用餐时间长短：用餐时间短会使咀嚼不充分，从而影响营养素的消化与吸收。

（2）摄入种类及摄入量：食物种类繁多，不同食物中营养素的含量不同。应注意评估患者摄入食物的种类、数量及比例是否适宜，是否易被人体消化吸收。

2. 食欲　注意评估患者食欲有无改变，若有改变，注意分析原因。

3. 影响因素　注意评估患者有无咀嚼不便，口腔疾患等可影响其饮食状况的因素。

（三）身体状况的评估

1. 体格检查　通过对患者的外貌、皮肤、毛发、黏膜、指甲、骨骼和肌肉等方面的评估，可初步确定患者的营养状况，见表 8-4。

表 8-4　不同营养状况的身体征象

项目	营养良好	营养不良
皮肤	有光泽、有弹性	干燥无光泽、弹性差、肤色过淡或过深
毛发	浓密、有光泽	干燥稀疏、无光泽
黏膜	红润	苍白、干燥
皮下脂肪	正常范围	肥胖或消瘦
指甲	粉色、坚实	粗糙、无光泽；反甲，易断裂
肌肉和骨骼	肌肉结实、有弹性，骨骼无畸形	肌肉松弛无力，骨骼畸形

2. 人体测量　人体测量的目的是通过测量人体的生长发育情况来了解其营养状况。常用的测量项目包括身高、体重、皮褶厚度和上臂围。

（1）身高和体重：身高和体重是综合反映生长发育及营养状况最重要的指标，在评估患者的营养状况时，常采用以下两种方法：

1）实际体重与标准体重的比较

① 男性：标准体重（kg）＝身高（cm）－105

② 女性：标准体重（kg）＝身高（cm）－105－2.5

③ 实测体重占标准体重的百分数计算公式：

实测体重与标准体重之差 / 标准体重 ×100%

百分数在 ±10% 之内为正常范围，增加 10%～20% 为过重，超过 20% 为肥胖，减少 10%～20% 为消瘦，低于 20% 为明显消瘦。

2）体重指数（BMI）＝体重（kg）/［身高（m）］^{2}

WHO 标准为：体重指数＜18.5 为消瘦，体重指数 ≥25 为超重，≥30 为肥胖；中国标准为：体重指数 ≥24 为超重，≥28 为肥胖。

（2）皮褶厚度：又称皮下脂肪厚度，是评价脂肪贮备状态的指标。常用测量部位为肱三头肌部。测量方法为：左上臂于肩胛骨的肩峰至尺骨鹰嘴突的中点上约 2cm 处，测量者以二指紧捏受试者皮肤与皮下脂肪向上提，使肌肉与脂肪分开，以卡尺测量（图 8-2），通常测定 3 次，取其平均值。然后将测量值与理想值比较。

理想值：男性 12.5mm，女性 16.5mm。测量值 / 理想值＞90% 为营养正常，90%～80% 为轻度营养不良，80%～60% 为中度营养不良，＜60% 为严重营养不良；若＜5mm，表示无脂肪可测，体脂消耗殆尽；如 120% 以上，则为肥胖。

（3）上臂围是测量上臂中点位置的周长。可反映肌蛋白贮存和消耗程度，热代谢的情况。我国男性上臂围平均 27.5cm，女性 25.8cm。测量值＞标准值的 90% 为营养正常，90%～80% 为轻度营养不良，80%～60% 为中度营养不良，＜60% 为严重营养不良。

（四）实验室检查

实验室检查可测定被检者体液或排泄物中的营养素、营养素代谢产物或与之有关的化学成

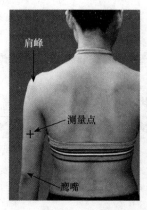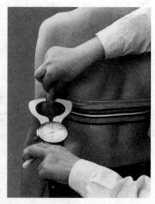

肩峰

测量点

鹰嘴

图 8-2　肱三头肌部皮下脂肪厚度测量

分，以判断个体的营养水平。实验室检查是评价人体营养状况最客观的指标，对及早发现营养缺乏的类型和程度有重要意义。目前，常见的检查项目包括血蛋白质、尿素氮和淋巴细胞总数等。

二、一般饮食的护理

患者入院后，由医生确定患者所需饮食，开出饮食医嘱。护士遵医嘱填写入院饮食通知单后，将通知单交于营养科；并在病区的饮食单上注明饮食种类；同时在患者的床头或床尾做上标记，以方便分发饮食。

（一）进食前准备

1. 护士准备　衣帽整洁，洗手，必要时戴口罩。

2. 用物准备　在病情许可的情况下，尽可能按照患者的饮食习惯，提供其喜爱的食物和清洁美观的餐具。

3. 环境准备

（1）饭前半小时整理床单元，开窗通风，去除一切不良气味和不愉快场景，如便器、呕吐物、噪音等。保证环境的整洁、安静、明亮和空气新鲜。

（2）进食前暂停非紧急检查、治疗和护理。

（3）对同病室危重患者应以屏风遮挡，病情允许可以安排在餐厅进餐。

4. 患者准备

（1）增进患者舒适：疼痛患者可提前采取镇痛措施，如按摩、使用止痛剂等。高热者适时给予降温。检查敷料包扎松紧度，必要时给予调整。特定卧位引起疲劳时，帮助患者更换卧位。情绪不良者可给予心理抚慰，缓解其焦虑或悲伤状态。

（2）清洁护理：协助患者洗手、漱口，根据患者病情可进行口腔护理，以增进食欲。按需给予便盆，用后即撤去。

（3）协助患者取进餐体位：病情较轻者，可下床进食。不便下床者，协助患者取坐位或半坐位，放好洁净的跨床小桌。卧床患者可取侧卧位或仰卧位，头偏向一侧，并给予适当的支托。

（二）进食时护理

1. 核对、分发食物　护士根据饮食单上的要求，协助配餐员及时将饭菜准确无误地分发给每位患者。

2. 协助进食

（1）将治疗巾或餐巾围于患者胸前，以保持衣服及被单清洁。

（2）鼓励患者自行进食，将食物和餐具放在患者伸手可及的地方。不能进食者，需要护士喂食，按患者的饮食习惯和喜好顺序进行，固态和液态应交替喂食。喂食时，护士要有耐心、速度适中，以便于咀嚼和吞咽。食物温度适宜，避免烫伤。进流质饮食，可用吸管吸吮。

（3）双目失明或双眼遮盖的患者，除按照上述要求外，喂食前应告知患者食物名称以增进食欲。如患者要求自己进食，可设置时钟平面图放置食物，并告知方位、食物名称、有利于患者按顺序进行。如在 6 点处放饭，3 点、9 点处放菜，12 点处放汤（图 8-3）。

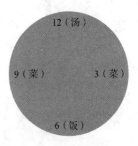

图 8-3　时钟平面图

（4）进食中，护士应有针对性地告知患者饮食方面的知识；耐心回答患者的提问；必要时，可纠正其不良的饮食习惯。

（5）不能经口进食的患者，可采用特殊方式进食（见本章第 3、4 节内容）。

3. 发现问题及时处理

（1）患者出现恶心，应暂时停止进食，并鼓励其做深呼吸。

（2）对呕吐者及时给予帮助。协助其头偏向一侧；提供装呕吐物的容器；及时更换被污染的被服；开窗通风，去除异味；协助患者漱口，不能自理者给予口腔护理；征求患者意见是否继续进食；注意观察呕吐物的性质、颜色、量、气味，并做好记录。

（三）进食后护理

1. 及时清理食物残渣、撤去餐具、整理床单位。

2. 协助患者洗手、漱口或进行口腔护理，取下治疗巾或餐巾，以保持餐后清洁、舒适。

3. 记录患者进食的种类、量、进食时和进食后的反应等，以了解患者的进食情况及是否满足营养需求。

4. 对特殊情况，如暂时需要禁食、延迟进食等应做好交接班工作。

（四）健康指导

1. 了解患者的营养知识及饮食习惯，针对性讲解营养素的种类、功能、来源及每日供给量。指导患者平衡膳食。

2. 告知患者根据病情选择合适的饮食种类及量，并解释理由。鼓励其养成良好的饮食习惯，使其理解并愿意遵守饮食医嘱。

第三节　管饲饮食

对于病情危重、因各种情况无法经口进食或消化吸收功能障碍的患者，为保证营养素的摄入，促进患者康复，临床上采用特殊的饮食护理，包括胃肠内营养（enternal nutrition，EN）和胃肠外营养（parenteral nutrition，PN），其中首选胃肠内营养。胃肠内营养是通过口服或管饲等方式经胃肠道提供热能及营养素的方式。

管饲饮食（tube feeding）是将导管插入胃肠道，通过导管给患者提供食物、水、药物等，以维持患者营养和治疗需要的方法。根据导管插入的部位，临床上可分为口胃管、鼻胃管、鼻肠管、胃造瘘管、空肠造瘘管（图 8-4）。其中，鼻胃管最为常见。

鼻饲法（nasogastric gavage）是将导管经一侧鼻腔插入胃内，从管内灌注流质饮食、水和

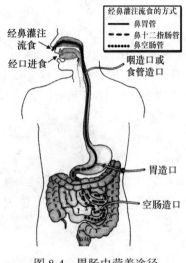

图 8-4 胃肠内营养途径

药物的方法。适用于：①不能经口进食的患者，如昏迷、口腔疾患、某些手术后或肿瘤、食管狭窄、食管气管瘘、破伤风患者（不能张口）。②拒绝进食的患者如精神疾患患者。③早产儿和病情危重的婴幼儿等。通过鼻胃管供给食物和药物，以维持患者营养和治疗的需要。

【目的】

注入营养、水分和药物，保证生理需要和治疗需要，利于早日恢复。

【操作程序】

1. 评估

（1）患者病情（尤其要评估有无禁忌证情况）、意识状态、鼻腔情况（鼻黏膜有无损伤、有无鼻中隔偏曲、有无炎症、息肉等）。

（2）患者及家属对鼻饲法的反应及配合程度。

8-3 鼻饲法 - 评估

2. 计划

（1）患者准备：了解插管的目的、操作过程及配合方法。患者鼻腔通畅。

（2）护士准备：着装整洁，洗手，戴口罩。

（3）用物准备

1）插管时用物准备：①铺治疗盘，内置治疗碗 2 个，分别盛放流质饮食 200ml（温度为 38~40℃）和适量温开水、镊子、压舌板、纱布。②治疗盘内置治疗巾、弯盘、50ml 注射器、一次性胃管、棉签、胶布、别针、橡皮圈、听诊器、手电筒、治疗碗、水温计、液体石蜡、无菌手套和手消毒剂。

2）拔管时用物准备：治疗盘内置治疗碗（内有纱布）、松节油、乙醇、棉签、弯盘、治疗巾、漱口杯（内盛温开水）、手套和手消毒剂。

（4）环境准备：整洁、安静、光线充足。

8-4 胃管种类

3. 实施（表 8-5）。

表 8-5 鼻饲法

操作流程	操作要点	要点说明
核对解释	携用物至患者床旁，核对床号、姓名，告知其鼻饲的目的和配合方法	确认患者，取得合作
安置体位	协助患者取坐位、半坐卧位或仰卧位；无法坐起者取右侧卧位；昏迷患者取去枕仰卧位，头后仰	坐位有利于吞咽，减轻患者的呕吐反射 右侧卧位有利于胃管插入 头后仰有利于胃管插入
铺巾置盘	备胶布，铺治疗巾于患者颌下，弯盘置于患者口角旁，确定患者剑突位置并做好标志	

续表

操作流程	操作要点	要点说明
清洁鼻腔	检查鼻腔，选择畅通无疾患的一侧，用棉签蘸取温开水清洁鼻腔	
检查胃管	打开铺好的治疗盘，将 50ml 注射器和一次性胃管取出放入无菌盘内，戴好无菌手套，从胃管末端注入少量空气，检查是否通畅 把液状石蜡油倒入纱布内，润滑胃管前段 10～20cm	减少插入时的摩擦阻力
测量长度	测量插管长度，鼻尖经耳垂再至剑突，或前额发际至剑突距离，标记需插入的长度（图 8-5）	一般成人插管长度为 45～55cm，小儿胃管插入长度为眉间至剑突与脐中点的距离
插管	一手持纱布托住胃管，另一手持镊子夹住胃管，根据患者情况进行插管（10～15cm），清醒患者插入至咽喉部时，请患者做吞咽动作，以利于将管顺利插入胃内，直至所做标记处。昏迷患者插入至咽喉部时，用左手将患者头部托起，使下颌尽量靠近胸骨柄，增大咽喉部通道的弧度，以便于胃管顺利通过咽部，进入食管，之后缓缓插至预定刻度	护士插管动作和患者吞咽动作协调一致 若插管不畅时检查口腔，了解胃管是否盘曲在口咽部，或将胃管抽出少许，再小心插入 若患者出现恶心、呕吐，可暂停插入，嘱深呼吸，缓解后再插入，以减轻患者的不适 若患者出现呛咳、呼吸困难、发绀等情况，表示误入气管。应立即拔管，休息片刻后再重新插入
验证固定	用胶布初步固定胃管在鼻翼两侧 确认胃管在胃内的方法：①胃管末端连接注射器回抽，能抽出胃液（图 8-6A）；②用注射器经胃管向胃内快速注入 10ml 空气，将听诊器放于左上腹部听到气过水声（图 8-6B）；③将胃管末端放入盛有水的治疗碗中，无气泡逸出（图 8-6C） 用第二条胶布将胃管固定在面颊部，防止胃管脱出	防止胃管移位或滑出 确保安全
灌注	用注射器吸取少量温开水注入胃管 缓慢注入流质食物或药液，避免注入空气导致腹胀，每次灌注量不超过 200ml，时间间隔不少于 2h 鼻饲完毕，再注入少量温开水	温开水可以润滑管腔，防止鼻饲液黏附于管壁 注入流质食物后应反折胃管末端，避免灌入空气，引起腹胀 防止鼻饲液积聚于管腔中堵塞管腔，或变质引起胃肠炎
反折固定	将胃管开口用纱布包好反折，用橡皮圈缠紧，或用胶布进行固定 用别针固定于枕边或衣领处，防止脱落 嘱患者维持原卧位 20～30min	防止食物反流和胃管脱落 维持原体位避免食物返流
整理记录	协助清洁患者口鼻、面部，撤去治疗巾，整理床单位 洗净注射器，放于治疗盘内，用纱布盖好备用 洗手，记录	长期鼻饲者每日给予两次口腔护理，鼻饲用物每日更换消毒 记录鼻饲时间、鼻饲液种类、量、患者反应
拔管		
核对解释	携用物至患者床旁，核对床号、姓名，解释操作目的、配合要点	

续表

操作流程	操作要点	要点说明
拔出胃管	戴清洁手套，铺治疗巾，置弯盘于患者颌下，松开别针，轻轻揭去固定胶布 用纱布包裹近鼻腔的部分胃管，嘱患者深呼吸，在患者呼气时拔管，边拔管边盘曲胃管（图8-7），到咽喉部时快速拔出，以免管内残余的液体滴入气管 用纱布包裹胃管，置于医用垃圾桶内，脱手套	避免污染床单位，减少患者的视觉刺激 拔管动作应与患者呼气动作协调一致
整理记录	清洁患者口鼻及面部，用松节油擦去胶布痕迹，再用乙醇擦除松节油，协助患者漱口 清理用物，协助患者取舒适卧位，整理床单位 洗手，记录	使患者清洁舒适 记录拔管时间和患者反应

4. 评价

（1）患者及家属了解操作目的，患者能积极配合。

（2）护士操作轻稳，体贴关心患者。达到目的，无意外发生。

8-5 鼻饲法插管、拔管

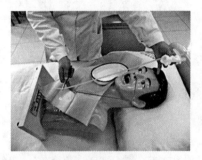

图 8-5　量取插管长度（前额发际→剑突、鼻尖→耳垂→剑突）

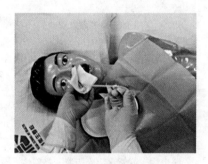

图 8-7　拔胃管

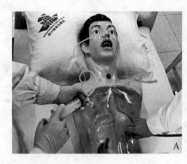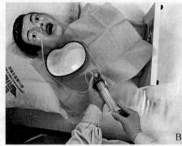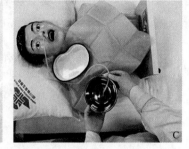

图 8-6　确定胃管在胃内

【注意事项】

（1）插管前向患者及家属解释鼻饲的目的及配合方法，以取得患者及家属的理解和配合。

（2）上消化道出血的患者、食管及胃底静脉曲张者、鼻腔、食管手术后及食管梗阻等患者，禁忌插管，以免给患者造成损伤。

（3）插管时动作轻稳，注意食管的 3 处狭窄（第一狭窄：位于咽喉部；第二狭窄：平气管分叉处；第三狭窄：穿越膈处）（图 8-8），防止黏膜损伤。

（4）有活动性义齿者应取下义齿，防止插管时脱落，误吞。昏迷患者因吞咽和咳嗽反射消失，不能配合，在插管时，应将患者去枕平卧头向后仰；当胃管插至会厌部（约 15cm）时，托起头部，使下颌靠近胸骨柄加大咽部通道的弧度，使管道沿后壁滑行（图 8-9），插入所需长度。

（5）每次灌注量不超过 200ml，温度 38～40℃，间隔时间不少于 2h。鼻饲给药应将药片研碎、溶解后再注入。

（6）灌注流食前应注入温开水，目的是湿润管腔。灌注后再次注入温开水，目的是冲净流质食物，避免黏附在管壁的残液发酵变质，造成胃肠炎和堵塞管腔。

（7）长期鼻饲者，应当每日进行 2 次口腔护理，每周更换 1 次胃管，于前日晚最后 1 次喂食后拔管，第 2 天早晨从另一侧鼻腔插入。

8-6 鼻饲法注意事项

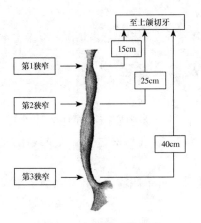 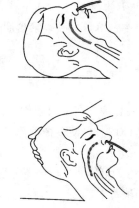

图 8-8　食管的三处狭窄　　　　　　图 8-9　为昏迷患者插管

第四节　肠外营养支持

一、肠外营养的概念

肠外营养是指通过静脉途径（如周围静脉或中心静脉）输入患者所需热能及营养素的一种营养支持方法。患者禁食时，所需营养素均通过静脉输注时，称为全肠外营养。

二、适应证和禁忌证

（一）适应证

1. 胃肠道不能进食超过 5d 的患者，如急性胰腺炎、肠瘘患者或短肠综合征患者。

2. 高代谢患者，如严重创伤、严重烧伤或肿瘤放化疗患者。

3. 肺部疾病应用机械辅助呼吸的患者。

4. 既往营养不良又合并急性病变的患者，如心力衰竭、肝疾病，肾功能不全导致的营养不良。

（二）禁忌证

1. 胃肠道功能正常，能获得足够的营养。

2. 估计应用时间不超过 5d。

3. 患者伴有严重水电解质紊乱、酸碱失衡、出凝血功能紊乱或休克时应暂缓使用，待内环境稳定后再考虑胃肠外营养。

4. 已进入临终期、不可逆昏迷等患者不宜应用胃肠外营养。

三、营养素及制剂

（一）葡萄糖

成人每日总量不超过 300～400g，4～5g/（kg·d），摄入过多过快时，可转化为脂肪沉积于肝脏，导致脂肪肝。

（二）脂肪

成人 1～2g/（kg·d），占总能量的 20%～25%。

（三）氨基酸

提供氮源，用于合成人体蛋白质，1～1.5g/（kg·d），占总能量的 15%～20%。

（四）维生素和矿物质

人体内无维生素 B 族储备，禁食期间需肠外营养补充。根据患者情况补充维生素和矿物质。

四、输注方式及输注途径

（一）输注方式

1. 全营养混合液　在无菌条件下，将一天所需的营养物质按次序注入输液袋或玻璃容器中，再输入患者体内。可使多种营养素同时进入体内，简化输液过程，减少代谢并发症的发生并减少感染。

2. 单瓶输注　无条件进行全营养混合液输注时，可单瓶输注，由于各营养素是分次输注，易造成营养素的浪费。

（二）输注途径

1. 周围静脉　短期内使用（<2 周）。超过 2 周，周围静脉一般难以耐受。部分营养支持或中心静脉置管有困难时可选择周围静脉。操作简单安全，但对营养素的浓度、输注速度有限制。周围静脉穿刺常规选择上肢远端部位，一般不选择下肢静脉穿刺，以避免静脉栓塞和血栓性静脉炎的危险。

2. 中心静脉　长期使用、全肠外营养支持者一般选用中心静脉，但操作较复杂、并发症多。理想静脉为颈外静脉和锁骨下静脉。

五、并发症及护理措施

（一）并发症

1. 机械性并发症　由于患者体位不当或护士穿刺不当，可引起气胸、血胸、血管损伤、神经或胸导管损伤、空气栓塞、导管移位、血栓性浅静脉炎等并发症，其中最为严重的是空气栓塞。

2. 感染性并发症　营养液的污染、置管时无菌操作不严格可导致穿刺部位感染、导管性脓毒症；患者由于长期禁食，肠道缺少食物的刺激使肠屏障功能减退，可致肠源性感染。

3. 代谢性并发症　输注营养液速度、浓度不当，或突然停止输注，可出现非酮性高渗性高血糖性昏迷、反应性低血糖、高脂血症和肝胆损伤。

（二）护理措施

1. 心理护理　多数患者首次接触肠外营养支持都会存有疑虑，护士应耐心解释操作目的、方法、使用时间、安全性及可能出现的并发症以及费用等。消除患者的紧张情绪，取得配合。

2. 严格无菌操作　配置营养液和静脉穿刺过程中均应严格无菌操作。

3. 控制输液速度　成人首日输注速度为 60ml/h，而后逐渐增加速度。输注 20% 的脂肪乳剂 250ml 需 4～5h。

4. 营养液的保管　配置好的营养液于 4℃的冰箱内保存，使用前 1～2h 取出置室温下，并在 24h 内输完。不可在营养液中加入其他液体、药物。

5. 导管护理　每日消毒、更换导管处敷料，注意观察皮肤情况。

6. 观察　注意观察患者有无并发症的发生，发现异常及时处理。

7. 严密监测　每日记录出入液量，检测血常规、血糖、尿糖、电解质等，以便调整营养液配方。

第五节　出入液量记录

正常人体每天会摄入和排出一定量的液体，摄入量与排出量保持动态平衡。当摄入量大于排出量，会导致水分积聚在体内造成水肿或给脏器带来负担，故应限制水分摄入。当摄入量小于排出量，会导致机体脱水，应及时补液。因此，护士应准确地测量并记录每日液体摄入量和排出量。常用于休克、大面积烧伤、大手术后或心、肾、肝疾患的患者。

一、记录内容与要求

（一）每日摄入量

包括饮水量、食物中的含水量、输液量、输血量等。患者饮水时应用固定容器以便测量。记录固体食物的单位数量或重量，根据医院常用食物含水量表（表 8-6，表 8-7），计算总的摄入量。如馒头 2 个，约重 100g，含水量为 50ml。

（二）每日排出量

主要为尿量，还包括其他途径的排出液，如大便量、呕吐液量、出血量、伤口渗出液量、咯出液量和引流量等。自行排尿者可记录 24h 内总量，尿失禁者需留置导尿；婴幼儿使用尿布，可用浸湿后的重量减去使用前的重量即为尿量。

二、记 录 方 法

1. 用蓝钢笔在出入液量记录单的眉栏处填写姓名、床号、诊断、科别、病房、住院号及页码。

2. 出入液量除大便记录次数外，液体的记录均以毫升（ml）为单位，如为固体食物，也应根据总重量计算出含水量再记录。

3. 日间（7 时～19 时）用蓝钢笔记录，夜间（19 时～次日 7 时）用红钢笔记录。

4. 12h 和 24h 分别做一次小结和总结。一般在 19 时做 12h 小结，次日 7 时做 24 小时总结。并用蓝钢笔填写在体温单的相应栏内。

5. 记录应真实、及时、准确、规范，字迹清楚。

表 8-6　医院常用食物含水量表

食物	单位	原料重量（g）	含水量（ml）	食物	单位	原料重量（g）	含水量（ml）
米饭	1 中碗	100	240	藕粉	1 大碗	50	210
大米粥	1 大碗	50	400	牛奶	1 大杯	250	217
面条	1 大碗	100	250	豆浆	1 大杯	250	230
馒头	1 个	50	25	蒸鸡蛋	1 大碗	60	260
花卷	1 个	50	25	牛肉		100	69
油饼	1 个	100	25	猪肉		100	29
烧饼	1 个	50	20	羊肉		100	59
豆沙包	1 个	50	34	带鱼		100	50
菜包	1 个	150	80	青菜		100	92
水饺	1 个	10	20	大白菜		100	96
蛋糕	1 块	50	25	冬瓜		100	97
饼干	1 块	7	2	豆腐		100	90
油条		50	12	黄瓜		100	83
煮鸡蛋	1 个	40	30	萝卜		100	73
馄饨	1 大碗	100	350	西红柿		100	90

表 8-7　各种水果含水量

名称	重量（g）	含水量（ml）	名称	重量（g）	含水量（ml）
西瓜	100	79	葡萄	100	65
甜瓜	100	66	桃子	100	65
杏子	100	80	柿子	100	58
苹果	100	68	香蕉	100	60
桔子	100	54	菠萝	100	86
梨	100	71	柚子	100	85
广柑	100	88	樱桃	100	67

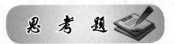

思 考 题

1. 患者，女性，47 岁。因肝硬化合并上消化道出血入院。入院后给予上消化道止血，护理查体：患者面色苍白，精神差，T 36.5℃，P 62/min，R 26/min，BP 82/55mmHg。拟行硬化剂治疗，请护士制定一份饮食计划。

请问：

（1）该患者应选择何种饮食？

（2）如何为该患者配制饮食？

2. 患者，男性，60 岁。高血压病史 10 年。今日晨起时突感头晕而不慎摔倒，致颅内血肿，急诊入院。护理查体：T 36.5℃，P 86/min，R 20/min，BP 200/120mmHg，昏迷状态。需给予鼻饲饮食。

请问：

（1）对该患者插管时，如何保证胃管顺利插入？

（2）如何证明胃管在该患者的胃内？

（3）为该患者灌注食物时应注意什么？如何灌注药物？

思路解析

考一考

（刘玉雪）

第 9 章

排便和排尿护理

📖 **学习目标**

1. 掌握便秘、腹泻、大便失禁、灌肠法、无尿、少尿、多尿、尿潴留、尿失禁和导尿术的概念，异常排便、排尿活动的观察及护理，各种灌肠法、导尿术及留置导尿的目的、操作方法。

2. 熟悉影响排便、排尿的因素，导致排便、排尿异常的原因。

3. 了解与排便、排尿有关的解剖和生理。

4. 能够正确实施导尿术、留置导尿术、大量不保留灌肠和保留灌肠等操作。

5. 具有良好的护患沟通能力；具有慎独精神，操作规范，关心患者。

排便和排尿是机体将代谢终产物、过剩的或不需要的物质排出体外的过程，属于人的基本生理需要之一，是机体维持内环境稳定的重要措施。排便和排尿活动受多种因素的影响，且绝大多数人认为排便、排尿是涉及个人隐私的行为。因此，当患者因各种原因不能正常排便、排尿时，往往羞于启齿。护士应用所学专业知识和技能，帮助患者满足其生理需要，同时还要考虑其心理和社会的需要，促使其早日康复。

第一节 排 便 护 理

情景导入　　患者，女性，47岁。主述腹胀，4d未排便。责任护士小王进行护理体检：腹部较硬且紧张，可触及包块，肛诊可触及粪块。

请思考： 1. 患者的排便出现了什么情况？

2. 护士小王如何处理？处理中需要注意什么？

粪便的主要成分是食物经过消化吸收后，由肠道排出体外的食物残渣。护士对患者粪便及排便活动的观察，有助于疾病的诊断、治疗和护理；同时，对排便异常的患者，还应采取有效的护理措施，使患者尽快康复。

一、与排便有关的解剖和生理

（一）大肠的解剖

大肠是消化管的末段，起自右髂窝，呈"门"字形环绕小肠，穿过盆膈，经肛门开口于外界。全长约1.5m，包括盲肠、结肠（分为升结肠、横结肠、降结肠和乙状结肠）、直肠（约12cm）和肛管（3~4cm）。一般大肠口径较大，管壁较薄，管壁由内至外分为4层：黏膜层、黏膜下层、肌层和外膜。其肌层一般呈内环、外纵两层排列，在盲肠、结肠的纵行平滑肌集中

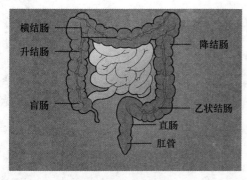

图 9-1 大肠解剖图

形成 3 条肉眼可见的结肠带，由于结肠带的长度短于肠管的长度，使肠壁形成一些袋状膨出的结肠袋（图 9-1）。

（二）大肠的主要生理功能

1. 吸收水分、无机盐和维生素。

2. 形成和排出粪便，也排出少量气体。

3. 利用肠内细菌制造维生素。

4. 分泌碱性黏液，润滑肠黏膜。

（三）大肠的运动

1. 袋状往返运动　是空腹时最常见的一种运动形式。主要由环形肌无规律的收缩所致，使结肠袋中肠内容物向前后两个方向作短距离移动，但不向前推进。

2. 分节或多袋推进运动　是进食后较多见的一种运动形式。由一个结肠袋或一段结肠收缩，使肠内容物推移至下一结肠段。

3. 蠕动　是一种推进运动，由一些稳定向前的收缩波组成，波前面的肌肉舒张，波后面的肌肉则保持收缩状态，迫使这段肠管闭合并排空。其对排便起着重要作用。

4. 集团蠕动　是一种进行很快，且前进很远的蠕动。通常开始于横结肠，可将一部分大肠内容物推送至降结肠或乙状结肠。每日有 2～3 次这种集团蠕动，常发生在早餐后 60min 内，是由胃 - 结肠反射和十二指肠 - 结肠反射刺激引起，这两种反射对排便有重要意义。

（四）排便

直肠内通常无粪便。当肠蠕动将粪便推入直肠时，刺激直肠壁内感受器，兴奋冲动经盆神经和腹下神经传至脊髓腰骶段的初级排便中枢，上传到大脑皮层，引起便意和排便反射。如果环境条件允许，大脑皮层发出下行冲动到初级排便中枢，通过盆神经传出冲动，使降结肠、乙状结肠和直肠收缩，肛门内括约肌舒张；同时，阴部神经冲动减少，肛提肌收缩，肛门外括约肌舒张；此外，由于支配腹肌、膈肌的神经兴奋，腹肌、膈肌收缩，腹内压增加，共同促使粪便排出体外。

二、与排便有关的评估

（一）粪便评估

1. 正常粪便

（1）排便次数和量：排便次数因人而异，一般情况下，成人每日排便 1～2 次，重量 150～200g；婴幼儿每日 3～5 次。

（2）形状和软硬度：正常成人粪便柔软、成形。

（3）颜色和气味：正常成人粪便因有粪胆素，故呈黄褐色；婴儿粪便呈黄色或金黄色。食物和药物可影响其色，服用大量绿叶蔬菜，粪便呈暗绿色；服用大量动物血或铁剂时，粪便可呈无光样黑色；正常粪便因含有蛋白质分解产物而有臭味，强度由腐败菌的活动性和动物蛋白量而定；肉食者气味重，素食者气味轻。

（4）内容物：主要是食物残渣，还有脱落的上皮细胞、大量细菌和机体新陈代谢产物。

2. 异常粪便

（1）排便次数：一般情况下，成人每日排便多于 3 次或每周少于 3 次应视为异常，如腹泻、便秘。

（2）形状和软硬度：消化不良或急性肠炎可为稀便或水样便，不成形；便秘时，水分在肠道内被过量吸收，使大便干结坚硬，呈栗子样；直肠、肛门狭窄呈扁条状。

（3）颜色、气味

1）颜色：柏油样便，提示上消化道出血；暗红色便，常提示下消化道出血；陶土样便，提示胆道梗阻；果酱样便，提示阿米巴痢疾、肠套叠；淡黄色混有泡沫，提示脂肪吸收不良；粪便表面有鲜红色或便后有鲜血滴出，提示有直肠息肉、肛裂或痔疮；呈"米泔水"样便，见于霍乱、副霍乱。

2）气味：消化不良为酸臭味；直肠溃疡、直肠癌为腐臭味；继发感染时，有恶臭味；上消化道出血，有腥臭味。

（4）混合物：粪便混有大量黏液，多见于肠炎；粪便中伴有脓血，多见于痢疾、直肠癌；肠道寄生虫感染者，粪便可有蛔虫、蛲虫等寄生虫。

9-1 粪便的评估

（二）排便活动异常的评估

1. 腹泻（diarrhea） 指排便次数增多，粪便稀薄不成形，甚至呈水样便，常伴有恶心、呕吐、腹痛和里急后重。主要由肠蠕动加快，肠黏膜吸收水分障碍，使肠内容物迅速通过消化道，水分在肠道内不能被吸收所致。持续严重的腹泻，可导致大量水分和胃肠液的丢失，发生水、电解质和酸碱平衡紊乱。长期慢性腹泻，可致机体营养不良，出现消瘦、体重下降等。常见的原因：饮食不当，胃肠道的炎症，消化系统功能紊乱，情绪紧张，使用泻剂不当等。

2. 便秘（constipation） 指排便次数减少，粪便干硬，排便不畅，甚至排便困难。常伴有腹胀、食欲缺乏、乏力、嗜睡。常见原因：机体活动减少；肠蠕动减弱；生活无规律或排便习惯改变；食入粗纤维少，饮水减少；肛肠手术、器质性病变；中枢神经系统功能障碍；某些药物的副作用等。

3. 粪便嵌塞（fecal impaction） 又称粪结石，指粪便持久滞留堆积在直肠内，坚硬不能排出。原因是粪便滞留在直肠内，水分被持续吸收。同时，从乙状结肠下来的粪便又不断加入直肠内的粪块，最终粪便变得又硬又大，坚实如石，堆积在直肠内，无法从肛门生理性排出，引起机械性肠梗阻。常发生于慢性便秘患者。

4. 大便失禁（fecal incontinence） 指肛门括约肌不受意识控制，而不自主地排便。常见原因：神经肌肉病变或损伤，如瘫痪；肛肠疾患或损伤；精神障碍；情绪失调等。

5. 肠胀气（faltulence） 指胃肠道内有过量气体积聚，不能排出。胃肠道内通常含有气体约150ml，其中胃内约50ml，肠道内约100ml。气体主要来源于经口吞咽时带入；肠内食物发酵；血液的气体弥散。正常情况下，胃内气体由口腔嗝出，肠道内气体部分被小肠吸收，其余部分经肛门排出体外，不会产生不适。不能排出则产生肠胀气，患者常有腹胀、痉挛性疼痛、呃逆、肛门排气过多，望诊腹部膨隆，叩诊为鼓音。当肠胀气压迫膈肌和胸腔时，则出现呼吸困难。

（三）影响排便活动因素的评估

1. 心理因素 是影响排便的重要因素。精神抑郁时，躯体活动减少，肠蠕动减弱，可致便秘；情绪紧张、焦虑可使迷走神经兴奋，肠蠕动加强，可致吸收不良，发生腹泻。

2. 社会文化因素 社会的文化教育影响个人的排便观念。排便是个人隐私的观念已被大多数社会文化所接受。当个体因排便问题需要他人帮助而丧失隐私时，可能压抑排便的需要，而造成排便功能的异常。

3. 排便习惯　许多人都有自己固定的排便时间、姿势。如果排便时间紊乱，总是忽略便意，则无法建立规律的排便习惯；姿势体位的改变也可能影响正常排便。

4. 食物和液体摄入　均衡饮食与足量的液体是维持正常排便的重要条件。富含纤维的食物可提供必要的粪便容积，加速食糜通过肠道，减少水分在大肠内的再吸收，使大便柔软而能轻易排出。每日摄入足量液体，可以液化肠内容物使食物能顺利通过肠道。当摄食量过少、食物中缺少纤维或水分不足时，无法产生足够的粪便容积和液化食糜，食糜通过回肠速度减慢、时间延长，水分的再吸收增加，导致粪便变硬、排便减少而发生便秘。

5. 活动　长期卧床或缺乏运动，会导致肌张力下降，影响粪便在肠道内运行，造成水分吸收过多，大便干硬不易排出。

6. 药物　麻醉药、止痛药等可使肠蠕动减弱而导致便秘；预防便秘药物使用剂量不当时，可引起腹泻或便秘加重。

7. 治疗和检查　腹部、肛门手术后，由于局部肠壁肌肉暂时麻痹和伤口疼痛可导致排便困难；胃肠 X 线检查，常需灌肠或服用钡剂，可影响排便。

9-2 排泄的影响因素

三、排便异常患者的护理

（一）腹泻患者的护理

1. 卧床休息　减少肠蠕动和体力消耗。应为患者提供安静、舒适的环境，注意保暖。

2. 饮食调理　鼓励患者多饮水，给予清淡易于消化的流质或半流质饮食。腹泻严重时应禁食，以减轻肠道负担，有利其功能恢复。忌辛辣、粗纤维和油腻食物摄入。

3. 遵医嘱给药　如止泻药、抗感染药、口服补盐液或静脉输液，以治疗疾病，维持水、电解质平衡。

4. 皮肤护理　粪便通常呈酸性，含有消化酶。肛周皮肤受其刺激易发生红肿、疼痛，表皮脱落。每次便后，用软纸轻擦肛门，用温水清洗肛周皮肤，并在肛门周围涂油膏，以保护局部皮肤。

5. 观察并记录　观察和记录粪便的性质、次数和量等。需要时留取标本送检。病情危重者，注意生命体征、意识、尿量等变化。若疑为传染病，则应按隔离原则护理。

6. 心理支持　粪便臭味及沾污的被服、便器都会给患者带来不适。因此，要给予患者安慰和支持。协助患者更换沾污的被服、清洗沐浴，使患者舒适。将便器清洗干净后，放到患者易取处，保证患者能迅速而且容易地取用便器。使病室空气流通、无臭味。

7. 健康教育　向患者讲解有关腹泻的知识，指导其注意饮食卫生，养成良好的卫生习惯。告知患者多饮水，饮食宜清淡，预防脱水。教会患者观察排便情况，有异常及时与医务人员联系。

9-3 腹泻的护理

（二）便秘患者的护理

1. 心理护理　给予解释和指导，减轻患者的紧张情绪和思想顾虑。

2. 提供环境　排便时，用屏风、窗帘遮挡。避开查房、治疗、护理和进餐时间。给予足够时间，使其安心排便。

3. 选取适宜的姿势　尽可能采用患者惯用的姿势。床上使用便器时，除非有特别禁忌，最好采用坐姿或抬高其床头。病情许可时，协助患者下床上厕所排便。

4. 腹部按摩　排便时，用手自右向左沿结肠解剖位置环行按摩，可促使降结肠内容物向下移动，并可增加腹压，促进排便。

5. 用缓泻剂　遵医嘱指导患者正确使用缓泻剂。对老人、小孩应选用作用缓和的泻药；慢性便秘采用果导、番泻叶、大黄等接触性泻剂。

6. 用简易通便剂　指导患者正确使用开塞露或甘油栓。

7. 必要时灌肠　上述方法无效时，按医嘱给予灌肠。

8. 健康教育

（1）向患者讲解有关排便的知识，养成定时排便的习惯。

（2）合理安排膳食：食物中应有足够的纤维素。病情许可，每天液体摄入量不少于2 000ml。适当食用油脂类食物。

（3）运动：帮助患者拟定有规律的活动计划（如散步、做操等）。卧床患者可进行床上活动。

（4）训练：对需要绝对卧床休息者或某些手术者，有计划地训练床上使用便器。

⌐9-4 便秘的护理⌐

（三）粪便嵌塞患者的护理

1. 早期可使用栓剂、口服缓泻剂来润肠通便。

2. 灌肠　必要时，先做油类保留灌肠，2～3h后行清洁灌肠。

3. 人工取便　通常在上述两种方法无效后使用。术者戴上手套，将涂润滑剂的手指慢慢的插入患者直肠内，触到硬物时，注意大小、硬度，然后机械性破碎粪块，一块一块地取出。操作时动作轻柔，防止损伤直肠黏膜。操作中，患者如有心悸、头晕等不适，应立即停止操作。人工取便易刺激迷走神经，因此心脏病、脊椎受损者须慎用。

4. 健康教育　向患者和家属讲解有关排便的知识，指导建立合理的膳食结构，养成良好排便习惯，防止便秘发生。

（四）大便失禁患者的护理

1. 心理护理　排便失禁患者通常心理压力较大，会感到自卑和忧郁，期望得到理解和帮助。护士应尊重理解患者，给予安慰和支持，帮助患者树立信心，积极配合护理和治疗。

2. 皮肤护理　保持皮肤清洁、干燥，床上铺橡胶单和中单。每次便后，用温水洗净肛门周围及臀部皮肤。必要时，肛门周围涂软膏以保护皮肤，防破损、感染。注意观察骶尾部皮肤的变化，定时按摩受压部位，预防压疮发生。

3. 帮助患者重建控制排便的能力

（1）掌握患者排便规律，定时给便器，促进患者按时排便。

（2）教会患者进行肛门括约肌及盆底肌的锻炼。指导患者取站、坐或卧位，先缓慢收缩相关肌肉，再慢慢放松，每次10s左右，连续10次。每次练习20～30min，每日数次。以患者不感觉疲劳为宜。

4. 如病情允许，保证每天摄入足够液体。

5. 保持病室整洁、无臭味　应勤整理、更换，保持病室整洁，定时通风换气，使空气清新。

（五）肠胀气患者的护理

1. 去除原因　去除引起肠胀气的原因，如不吃产气食物如豆类、含糖量高的食物、碳酸饮料、油炸食品等。指导患者养成良好的饮食习惯，如进食时细嚼慢咽。治疗肠道疾病等。

2. 适当活动　鼓励患者适当活动。如病情允许，可协助患者下床活动；卧床患者可在床上活动或变换体位。

3. 对症治疗　轻微肠胀气，可进行腹部热敷或按摩。严重的，遵医嘱给予药物治疗或行肛管排气。

四、与排便有关的护理技术

（一）灌肠法

灌肠法（enema）是将一定量的液体由肛门经直肠灌入结肠，以刺激肠蠕动，清除肠腔内粪便、积气或由肠道供给药物的方法。

根据灌肠的目的不同分为保留灌肠法和不保留灌肠法。不保留灌肠法又分为大量不保留灌肠法、小量不保留灌肠法和清洁灌肠法。

大量不保留灌肠法

【目的】

1. 解除便秘和肠胀气。

2. 清洁肠道，为肠道手术、检查或分娩做准备。

3. 排除肠内毒物，减轻中毒。

4. 为高热患者降温。

【操作程序】

1. 评估　患者年龄、病情、临床诊断、意识状态、心理状况、理解及配合能力，有无灌肠禁忌证；患者排便情况等。

2. 计划

（1）患者准备：了解灌肠的目的和方法，愿意配合，排空膀胱。

（2）护士准备：着装整洁，修剪指甲，洗手，戴口罩。

（3）用物准备

1）治疗车上层：免洗手消毒液，医嘱执行本，治疗盘（盘内备灌肠筒、橡胶管、玻璃接头、血管钳或液体调节开关、肛管、润滑剂、棉签、手套或备一次性灌肠包1个），水温计，弯盘、橡胶单，治疗巾，卫生纸。根据医嘱准备的灌肠液。

2）治疗车下层：便盆，便盆巾，生活垃圾桶，医用垃圾桶。

3）灌肠溶液：常用0.1%～0.2%的肥皂液；生理盐水。成人每次用量为500～1 000ml，小儿200～500ml。溶液温度一般为39～41℃，降温时用28～32℃，为中暑者选用4℃生理盐水。

（4）环境准备：酌情关闭门窗，屏风或围帘遮挡患者。保持合适的室温，光线充足。

3. 实施（表9-1）。

表 9-1　大量不保留灌肠法

操作流程	操作步骤	要点说明
核对解释	备齐用物，携至床旁，核对患者床号、姓名及灌肠溶液，解释灌肠的目的、灌肠时的感觉及配合事项，嘱患者排尿	确认患者，取得合作
安置体位	关闭门窗，拉上围帘，协助患者取左侧卧位（对不能自控排便者可取仰卧位，臀下放便盆），双膝屈曲，脱裤至膝部，将臀部移至床沿	左侧卧位使乙状结肠、降结肠处于下方、利用重力作用使灌肠液顺利从直肠流入乙状结肠和降结肠
垫巾置盘	垫橡胶单和治疗巾于臀下，盖好被子，只暴露臀部，弯盘置于臀旁，卫生纸放于治疗巾上	保护床单免受污染，保暖，保护患者自尊
挂灌肠筒	将灌肠筒挂于输液架上，筒内液面距肛门约 40～60cm，戴手套	灌肠筒过高，压力过大，液体流入速度过快，不易保留，而且易造成肠道损伤
润管排气	润滑肛管前端，连接肛管，排尽管内气体，夹管	减少刺激，利于插管 防止气体进入直肠
插管灌液	左手用卫生纸分开臀部，显露肛门，嘱患者深呼吸，右手持肛管轻轻插入 7～10cm（小儿插入 4～7cm），固定肛管，开放管夹，使液体缓缓流入	嘱患者深呼吸，以放松肛门外括约肌利于插管 插管动作要轻柔
观察处理	密切观察筒内液面下降速度和患者情况： 如液面下降过慢或停止，多因肛管前端阻塞，可转动肛管或挤捏肛管 如患者感腹胀、有便意，可嘱患者张口深呼吸，以放松腹肌。同时降低灌肠筒的高度或暂停片刻 如患者出现面色苍白、出冷汗、剧烈腹痛、脉速、心性气促等，应立即停止灌肠，通知医生进行处理	挤捏肛管可使堵塞管孔的粪块脱落 降低灌肠筒的高度可以减小流入溶液的压力 患者可能发生肠痉挛或出血
拔管擦拭	灌肠液即将流尽时夹管，用卫生纸包裹肛管轻轻拔出放入弯盘内，擦净肛门	避免空气进入肠道及灌肠液、粪便随管流出
安置体位	协助患者取舒适的卧位，嘱其尽量保留 5～10min 后再排便 能下床者，协助上厕所排便。不能下床者，把便盆、卫生纸和呼叫器放在易取处	使灌肠液在肠内有足够的作用时间，软化粪便，利于排出 降温灌肠，液体应保留 30min 后再排出，排便 30min 后测量体温并记录
整理记录	整理床单位，开窗通风 观察大便性状，必要时留取标本送检。清理用物，分类处理 洗手，在体温单大便栏内记录灌肠结果记录灌肠结果	保持病室整洁，去除异味 防止病原微生物传播 灌肠缩写符号为"E"，如灌肠后无大便记 0/E；灌肠后解便一次记 1/E；自行排便 1 次，灌肠后又排便 1 次，用 $1^1/E$ 表示

◇9-5 大量不保留灌肠◇

4. 评价

（1）护患沟通有效，患者能配合操作，且对服务满意。

（2）操作方法正确，达到目的，无并发症发生。

【注意事项】

1. 认真做好查对，防止差错；做好解释，消除患者的顾虑，取得合作。

2. 正确选择灌肠溶液，注意溶液的温度、浓度和量。伤寒患者灌肠时溶液不得超过

500ml、压力要低（液面距肛门不超过 30cm）；肝性脑病患者禁用肥皂液灌肠，以减少氨的产生和吸收；充血性心力衰竭或水钠潴留患者禁用生理盐水灌肠，以减少钠的吸收，避免加重心脏负担。

3. 以降温为目的的灌肠，嘱患者保留 30min 后排便，排便后 30min 再测体温。

4. 观察粪便性质、颜色、量，必要时送检。

5. 禁忌证　急腹症、消化道出血、妊娠和严重心血管疾病等禁用。

清洁灌肠

以达到清洁肠道目的的、反复进行的大量不保留灌肠，称为清洁灌肠。

【目的】

1. 彻底清洁肠道，为直肠、结肠检查和手术做肠道准备。

2. 彻底清除肠道内的有毒物质。

【操作程序】

1. 评估　患者病情、排便情况、肛周皮肤黏膜状况、意识、心理状态、理解配合能力。

2. 计划　同大量不保留灌肠，灌肠液为少量肥皂液及大量生理盐水。

3. 实施　反复多次进行大量不保留灌肠。第一次灌肠用肥皂液，以后用生理盐水灌数次，直至排出液清洁无粪质为止。

4. 评价

（1）操作方法正确、熟练，动作轻稳，关心体贴患者。

（2）患者能够配合，无不良反应发生。

（3）患者排出液清洁无粪质，达到灌肠目的。

【注意事项】

灌肠时压力要低，液面距肛门的距离不超过 40cm。注意每次灌洗后，应让患者休息片刻。

小量不保留灌肠

适用于小儿、孕妇、年老体弱、危重、腹部或盆腔手术后的患者。

【目的】

1. 软化粪便，解除便秘。

2. 排出肠道内的气体，减轻腹胀。

【操作程序】

1. 评估

（1）患者临床诊断、病情、意识状态、自理能力、排便情况、肛门部位皮肤及黏膜情况。

（2）患者的心理反应及合作程度。

2. 计划

（1）患者准备：了解灌肠的目的、过程和配合要点，愿意配合。嘱其解小便，排空膀胱。

（2）护士准备：着装整齐，修剪指甲，洗手，戴口罩。

（3）用物准备（与大量不保留灌肠法不同之处）：灌肠筒一套为小容量灌肠筒或注洗器、量杯；肛管细（20～22 号）；灌肠溶液常用"1、2、3"溶液（50% 硫酸镁 30ml，甘油 60ml，温开水 90ml）或油剂（甘油或液体石蜡 50ml 加等量温开水），溶液温度为 38℃。另备温开水 5～10ml。也可选用一次性灌肠器。

（4）环境准备：酌情关闭门窗，屏风或围帘遮挡患者。保持合适的室温，光线充足。

3. 实施（表 9-2）。

表 9-2　小量不保留灌肠法

操作流程	操作步骤	要点说明
核对解释	物品备齐携至床旁，核对床号、姓名及灌肠液，解释目的和配合要点	确认患者，取得合作
安置体位	关门窗，拉窗帘或用屏风遮挡，患者取左侧卧位，双膝屈曲，褪裤至膝部，暴露臀部并移至床沿	利用重力作用使灌肠液顺利流入乙状结肠
垫巾置盘	臀下垫橡胶单、中单和治疗巾，弯盘放于臀边	保护床单免受污染
吸液排气	戴手套，抽吸溶液或药液，连接肛管，润滑肛管前端，排气后夹管	减少刺激，利于插管，防止气体进入直肠
插管注液	左手垫卫生纸，分开臀裂，暴露肛门，嘱患者深呼吸，右手将肛管轻轻插入 7～10cm（小儿插入 4～7cm），固定肛管 放松血管钳，缓慢注入溶液后夹管。取下注射器再吸溶液，松夹后再推注溶液。如此反复，至溶液推注完毕。 注入温开水 5～10ml，抬高肛管尾端，使管内溶液全部流入。如用小容量灌肠筒（或一次性灌肠袋），液面距肛门高度应低于 30cm	灌注速度不得过快，以免刺激肠黏膜，引起排便反射 更换注洗器时，防止空气进入肠道，引起腹胀
拔管擦拭	夹管，用卫生纸包裹肛管前端轻轻拔出，放入弯盘内。擦净肛门	
协助排便	协助患者穿裤，取舒适卧位。嘱其尽量保留溶液 10～20min 后再排便，以充分软化粪便，有利排便	充分软化粪便，以利排便
整理记录	整理用物及床单位，开窗通风 洗手，记录	询问患者感受与需要 记录灌肠的时间，灌肠液的种类、量，患者的反应及排便情况

4. 评价

（1）护患沟通有效，满足患者身心需要。操作中注意保护患者隐私。

（2）操作熟练，患者积极配合，灌肠过程顺利、安全。

【注意事项】

1. 正确选择灌肠溶液，每次灌洗量不超过 200ml。

2. 灌肠速度不宜过快，压力不宜过大。如用灌肠袋，高度不超过 30cm。

保留灌肠

保留灌肠是自肛门灌注药物，保留在直肠或结肠内，通过肠黏膜吸收达到治疗目的。

【目的】

常用于镇静、催眠及治疗肠道感染。

【操作程序】

1. 评估

（1）患者病情、意识状态、临床诊断、治疗目的、肠道病变部位、排便情况、肛周皮肤及黏膜的情况。

（2）患者的心理状态，合作程度。

2. 计划

（1）患者准备：了解保留灌肠的目的、过程和配合要点，愿意配合。排尽大、小便。

（2）护士准备：着装整齐，修剪指甲，洗手，戴口罩。

（3）用物准备：一般用物同小量不保留灌肠，只是肛管更细（选 20 号以下）。常用溶液遵医嘱准备（镇静、催眠用 10% 水合氯醛；肠道杀菌用 2% 小檗碱、0.5%～1% 新霉素或其他抗生素）。灌肠溶液量不超过 200ml，溶液温度 38℃。

（4）环境准备：酌情关闭门窗，屏风或围帘遮挡患者。保持合适的室温，光线充足。

3. 实施（表 9-3）。

表 9-3　保留灌肠法

操作流程	操作步骤	要点说明
核对解释	物品备齐携至床旁，核对床号、姓名及灌肠液，解释目的，嘱患者排尿、排便	排便、排尿后利于灌肠液的保留和吸收
安置体位	关门窗，拉围帘或用屏风遮挡。脱裤至膝部，根据病情选择卧位，将臀部移至床沿，抬高臀部 10cm，防止溶液流出	慢性细菌性痢疾病变多在直肠或乙状结肠，取左侧位；阿米巴痢疾病变多在回盲部，取右侧位（图 9-2）
铺巾置盘	垫橡胶单和治疗巾于臀下，放弯盘于臀边，卫生纸放于治疗巾上	保护床单不被污染
润管排气	戴手套，润滑肛管前段，排气后夹管	减少刺激，利于插管；防止气体进入直肠
插管灌液	分开臀部，显露肛门，嘱患者深呼吸，右手持肛管轻插入 15～20cm，缓慢注入药液后再注入 5～10ml 温开水，抬高肛管使管内液体全部流入	为保留药液，减少刺激，要做到肛管细、插入深、注入药液速度慢、量少 如用灌肠筒，液面距肛门不超过 30cm
拔管、交待	拔出肛管，用卫生纸在肛门处轻轻按揉擦干，移去弯盘、橡胶单和治疗巾，脱手套。嘱患者尽量保留 1h 以上再排便	使药液充分吸收，达到治疗目的
整理记录	整理患者和床单位，分类处理用物，洗手，记录	记录灌肠时间，灌肠液的种类、量，患者的反应

9-6 注洗器灌肠法

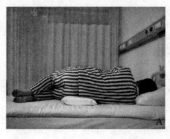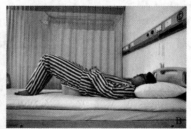

图 9-2　灌肠常用体位
A. 右侧卧位抬高臀部；B. 仰卧位臀下放便盆

4. 评价

（1）护患沟通有效，患者能配合操作。

（2）操作方法正确，达到保留灌肠的目的。

【注意事项】

1. 肛门、直肠、结肠手术后的患者和排便失禁患者不宜做保留灌肠。

2. 肠道抗感染治疗以晚上睡前灌肠为宜，有利于保留药物，达到治疗目的。

3. 灌肠前嘱患者排便，肛管要细、插入要深、注入药液要慢、量要少，液面距肛门高度不超过 30cm，使灌入药液能保留较长时间，利于肠黏膜充分吸收，达到治疗目的。

（二）简易通便法

是简单易行，经济有效的措施，协助患者排便，解除便秘。适用于年老、体弱、久病卧床的便秘患者。常用的方法如下。

1. 开塞露法 开塞露用甘油或山梨醇制成，装在塑料壳内。使用时将封口端剪去（开口端应光滑），首先挤出少量液体润滑开口处。患者取左侧卧位，分开臀部显露肛门，嘱患者深呼吸，放松肛门括约肌，将开塞露前端轻轻插入肛门后将药液全部挤入（图 9-3）。成人每次 20ml，小儿每次 10ml。嘱患者保留 5～10min，以刺激肠蠕动，软化粪块，利于排便。

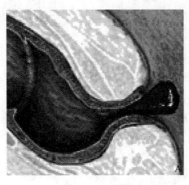
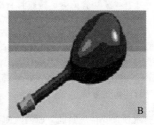

图 9-3 开塞露简易通便法
A. 开塞露的使用；B. 开塞露

2. 甘油栓通便法 甘油栓是甘油和明胶制成的栓剂，因机械性刺激及润滑作用而通便。使用时，操作者手上垫纱布或戴手套，捏住栓剂底部（较粗的一端）轻轻插入肛门至直肠内，抵住肛门处轻轻按揉，嘱患者保留 5～10min 后排便。

3. 肥皂栓通便法 将普通肥皂削成圆锥形（底部直径 1cm，长 3～4cm）。护士戴手套，蘸热水后轻轻插入肛门。利用肥皂的化学性和机械性刺激而引起排便。如有肛裂、肛管皮肤黏膜溃疡及肛门剧烈疼痛者，则不宜使用此法。

（三）肛管排气法

肛管排气法是将肛管从肛门插入直肠，以排除肠腔内积气，减轻腹胀的方法。

【目的】

帮助患者排除肠腔内积气，减轻腹胀。

【操作程序】

1. 评估 患者的临床诊断、病情、意识状态、生命体征、腹胀情况等，心理状态和合作程度。

2. 计划

（1）患者准备：了解肛管排气的目的、过程和注意事项，愿意配合。

（2）护士准备：着装整齐，修剪指甲，洗手，戴口罩。

（3）用物准备

1）治疗盘内备：肛管、玻璃接管、橡胶管、棉签、透明玻璃瓶（内盛水 3/4 满，瓶口系带或带挂钩）。

2）治疗盘外：润滑剂、细长胶布条（1cm×15cm）、橡胶圈、别针、卫生纸、弯盘、小橡胶单、治疗巾和清洁手套。

（4）环境准备：酌情关闭门窗，屏风或围帘遮挡患者。保持合适的室温，光线充足。

3．实施（表9-4）。

表9-4　肛管排气法

操作流程	操作步骤	要点说明
核对解释	备齐用物，携至床旁，核对床号、姓名，解释目的及方法	确认患者，取得合作
安置体位	关门窗，拉窗帘或用屏风遮挡，调节室温。协助患者褪裤至膝部，露出臀部，取左侧卧位或仰卧位	利于操作
系瓶连接	将瓶系（挂）于患者床旁，橡胶管一端插入玻璃瓶的液面下，另一端与肛管相连	防止外界空气进入直肠加重腹胀。同时可观察排气情况
插管固定	戴手套，润滑肛管前端，一手分开患者的臀部露出肛门，嘱患者深呼吸，另一手将肛管从肛门缓慢地轻轻旋转插入15～18cm。用胶布条将肛管固定在臀部，留出足够长的橡胶管用别针固定在床单上	减少刺激，利于插管 利于患者活动，防止肛管脱落
观察处理	观察排气情况。排气畅通，瓶内液面下有气泡逸出；排气不畅，瓶中气泡很少或无	如排气不畅，帮助患者按摩腹部或更换体位，以促进气体排出
拔管	保留肛管不超过20min，拔出肛管，清洁肛门，取下手套	长时间留置肛管会降低肛门括约肌的反应，甚至导致肛门括约肌永久性的松弛
整理记录	协助患者取舒适体位，整理床单位，分类处理用物洗手、记录	记录排气时间、效果、患者反应

4．评价

（1）护患沟通有效，患者愿意配合操作。操作方法正确。

（2）患者腹胀减轻或消失，感觉舒适，无并发症发生。

【注意事项】

1．排气不畅时，可沿结肠方向按摩或协助患者更换卧位，以促进排气。

2．保留肛管不超过20min，长时间留置肛管会导致肛门括约肌功能降低，甚至出现肛门括约肌永久性松弛。必要时，可在2～3h后再插管排气。

知识拓展

肛门插管的方向

在临床上，经常需要进行肛门插管和其他一些经肛门的侵入性操作。如灌肠、肛管排气、测肛温、肛门直肠镜检查等。如果插管方向不正确，会引起损伤、出血等并发症。

肛管位于直肠会阴曲的尾侧，肛管的长轴从前上斜向后下。此轴向前上的延长线约通过肚脐。因此，肛门插管应以脐的方向为准，插入约4cm再转向后上，进入直肠，顺应肠道解剖至所需长度。

第二节 排尿护理

情景导入　　患者，女性，69岁。因脑出血、昏迷、尿失禁入院。遵医嘱为患者实施留置导尿术。

请思考：1. 该患者留置导尿的目的是什么？
2. 针对该患者的情况，在留置尿管过程中应注意如何护理？

一、排尿概述

（一）排尿的解剖与生理

泌尿系统由肾、输尿管、膀胱及尿道组成（图 9-4）。

肾是成对的实质性器官，尿液通过肾的滤过、重吸收和分泌作用经输尿管连续不断地流入膀胱内。

膀胱位于小骨盆内、耻骨联合的后方。空虚时，其顶部不超过耻骨联合上缘。膀胱为储存尿液的囊状肌性器官，其形状、大小、位置均随尿液充盈的程度而变化。

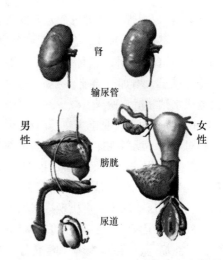

图 9-4　男性、女性泌尿生殖系统解剖结构

尿道是尿液排出体外的通道，始于膀胱的尿道内口，末端出口止于体表。男、女性尿道有很大差异。男性尿道长 18~20cm，有 3 个狭窄，即尿道内口、膜部和尿道外口；两个弯曲，即耻骨下弯和耻骨前弯。耻骨下弯恒定、无变化，而耻骨前弯则随阴茎位置不同而变化，如将阴茎向上提起和腹壁呈 60°，耻骨前弯即可消失（图 9-5）。女性尿道长 4~5cm，较男性尿道粗、短、直，尿道外口位于阴蒂下方，呈矢状裂（图 9-6）。

排尿是一种受大脑控制的反射活动。当膀胱内尿量充盈达到 400~500ml 时，膀胱壁的牵张感受器受到刺激而兴奋，冲动沿盆神经传入至骶髓的排尿反射初级中枢；同时，冲动也上传至

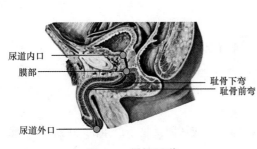

图 9-5　男性尿道

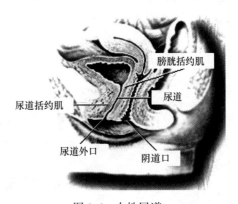

图 9-6　女性尿道

大脑皮质，产生尿意。如果个体认为环境不适宜排尿，大脑皮质可下传抑制信息，抑制初级排尿中枢，暂不排尿；如环境允许，抑制解除，可排尿。

（二）影响排尿的因素

1. 年龄、性别　婴幼儿因大脑发育不完善，对初级排尿中枢的抑制能力较弱，所以小儿排尿次数多，且易发生夜间遗尿现象。老年人因膀胱肌肉张力减弱，易出现尿频。妇女在妊娠时，增大的子宫或胎头压迫膀胱可致尿频。

2. 心理因素　心理因素对排尿有很大影响，当情绪紧张、焦虑、恐惧或剧烈疼痛时，可能会促使或抑制排尿。排尿还受暗示影响，如有些人听到流水声就会产生排尿的愿望。

3. 文化因素　在隐蔽的场所排尿已是一种社会规范，当个体缺乏隐蔽的环境时会影响正常的排尿。

4. 排尿习惯　排尿与个人习惯有关，如大多数人习惯于起床和睡前排尿。排尿姿势的改变、时间不充裕、环境不合适都会影响排尿活动。

5. 饮食、饮水　液体的摄入量直接影响尿量和排尿的频率。如大量饮水和摄入含水分多的食物，尿量会增加；咖啡、茶、酒类饮料有利尿作用，可使排尿增多；含盐较高的饮料和食物会造成水钠潴留，使尿量减少。

6. 气候因素　夏季炎热，出汗多，导致尿液浓缩，尿量减少；冬季外周血管收缩，体内水分相对增加，反射性抑制抗利尿激素的分泌，尿量增加，排尿次数增加。

7. 疾病因素　神经系统的损伤和病变，使排尿反射的神经传导和排尿意识控制障碍，会出现尿失禁；肾的病变使尿液生成障碍，出现少尿或无尿；泌尿系统的肿瘤、结石、狭窄，男性前列腺肥大压迫尿道，可出现排尿困难，甚至尿潴留。

8. 治疗因素　某些药物可直接影响排尿，如利尿药可阻碍肾小管再吸收而使尿量增加；麻醉药、止痛药、镇静药影响神经传导，从而干扰排尿。

二、排尿的评估

（一）正常排尿

正常情况下，排尿受意识支配，无痛，无障碍，可自主随意进行。成人日间排尿 3～5 次，夜间 0～1 次，每次尿量 200～400ml，每 24 小时排出尿量 1 000～2 000ml。新鲜尿呈澄清、透明的淡黄色，密度为 1.015～1.025，pH 值受食物影响，一般为 5～7，呈弱酸性。正常尿液的气味来自尿内的挥发性酸，呈特殊的芳香味。尿液排出放置一段时间后，由于尿液中尿素分解放出氨，可有氨臭味。

（二）异常排尿

1. 尿液一般性状评估

（1）尿量与次数异常

1）多尿：24h 尿量超过 2 500ml 者称多尿，正常情况下大量饮水、妊娠可出现；病理情况下由于内分泌代谢障碍或肾小管浓缩功能不全引起，见于糖尿病、尿崩症等。

2）少尿：24h 尿量少于 400ml 或每小时尿量少于 17ml 者为少尿，见于心脏、肾疾病休克患者等。

3）无尿：24h 尿量少于 100ml 或 12h 内无尿，称无尿或尿闭，见于严重的心脏、肾疾病和休克等患者。

4）膀胱刺激征：如每次尿量少，且伴有尿频、尿急、尿痛及排尿不尽等症状称为膀胱刺激征，常见于膀胱炎患者。

（2）尿液颜色异常：肉眼血尿呈红色或棕色，见于泌尿系肿瘤、结石、炎症、外伤或结核等患者；血红蛋白尿呈酱油色或浓茶色，见于溶血患者；胆红素尿呈黄褐色，见于传染性肝炎、黄疸患者；乳糜尿呈乳白色，见于丝虫病等（图 9-7，彩图 4）。

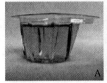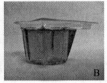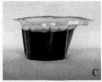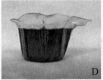

图 9-7　尿液颜色
A. 正常尿；B. 血尿；C. 血红蛋白尿；D. 胆红素尿；E. 乳糜尿

（3）透明度异常：尿中有脓细胞、红细胞、大量上皮细胞、黏液、管型等，可致尿液混浊，常见于泌尿系感染。

（4）气味异常：新鲜尿有氨臭味，提示泌尿道感染；尿液呈烂苹果味，提示糖尿病酮症酸中毒；尿液有大蒜臭味，提示有机磷农药中毒。

（5）pH 值异常：酸中毒患者的尿液呈强酸性；严重呕吐患者的尿液呈强碱性。

（6）比重异常：尿比重的高低主要取决于肾的浓缩功能，若尿比重固定为 1.010 左右，提示肾功能严重障碍。

9-7 尿液的评估

2. 膀胱视触评估

当膀胱积尿充盈时膀胱底部可超出耻骨上缘，视诊可见下腹部略隆起并可用手触及。膀胱触诊一般采取单手滑行触诊法：嘱患者仰卧屈膝位，检查者以右手自脐开始向耻骨方向滑行触摸，触及膀胱。若膀胱增大为积尿所致，其形状呈扁圆形或圆形，囊性感，较固定。按压时有尿意，排尿或导尿后缩小或消失。

3. 排尿型态评估

（1）尿潴留（retention of urine）：指尿液大量存留在膀胱内不能自主排出。当尿潴留时，膀胱容积可增至 3 000～4 000ml，膀胱高度膨胀至脐部，下腹部膨隆、疼痛及压痛，并伴有排尿困难。体检可见耻骨上膨隆，触及囊样包快，叩诊呈实音。见于各种原因引起的尿道或膀胱颈部阻塞（机械性梗阻）和排尿神经反射障碍、麻醉（腰麻最多见）引起的尿潴留（非机械性梗阻）。

（2）尿失禁（incontinence of urine）：指排尿失去意识控制，尿液不自主流出。尿失禁可分为真性尿失禁、假性尿失禁、压力性尿失禁、急迫性尿失禁。

1）真性尿失禁：指膀胱的神经功能障碍或受损，使膀胱尿道括约肌失去功能，尿液不自主地流出，膀胱完全不能储存尿液，表现为持续滴尿，见于昏迷、瘫痪、膀胱阴道瘘、膀胱尿道瘘等。

2）假性尿失禁：又叫充溢性尿失禁。膀胱内储存部分尿液，当充盈到一定压力时，即不自主溢出少量尿液，膀胱内压力降低时，排尿停止。主要原因是脊髓排尿中枢活动受抑制，如脊髓损伤的患者。

3）压力性尿失禁：由于膀胱、尿道括约肌张力减低，骨盆底部肌肉及韧带松弛，当咳嗽、喷嚏或运动时，腹肌收缩，腹内压升高，以致不自主地排出少量尿液（排尿量少于 50ml）。多见于经产妇。

4）急迫性尿失禁：当患者有强烈的、急迫的排尿愿望时，立刻不自主排尿。表现为在膀胱容量还较低的情况下，出现尿频、尿急，导致尿失禁。多见于膀胱感染、机械性刺激。

三、排尿异常患者的护理

（一）尿失禁患者的护理

1. 心理护理　患者常感到羞涩、焦虑、自卑，护士要理解尊重患者，主动关心问候患者，提供必要的帮助，使其树立信心，积极配合治疗和护理。

2. 皮肤护理　保持患者会阴部皮肤及床铺清洁干燥。做到常观察、常清洗且常更换。

3. 室内环境　定时开门窗通风换气，保持空气清新。

4. 观察排尿反应　假性尿失禁患者膀胱充盈时会出现腹胀不安，护士尽可能在尿液溢出前帮助患者试行排尿。对老年患者准备好便器，每隔2～3小时给予便器1次，消除紧张心理，有意识地控制排尿。

5. 尿液管理

（1）外部引流：女性患者可用女式尿壶紧贴外阴接取尿液，也可用尿布垫或尿不湿；男性患者可置尿壶于外阴合适部位接取尿液，也可用阴茎套连接集尿袋接尿（此法不宜长期使用）。每天定时取下阴茎套和尿壶，清洗会阴部和阴茎，观察局部有无发红、水肿和破损。随时了解患者对各种处理措施的反应，保证患者舒适。

（2）长期尿失禁患者可行留置导尿，避免尿液刺激皮肤。并定时放尿，以锻炼膀胱肌肉张力。

6. 重建正常排尿功能

（1）一般患者对饮水有顾虑，不愿多喝水。结果可能导致尿道感染，减少排尿反射，加重尿失禁。所以，护士应向患者说明饮水的重要性，解除其思想顾虑，除有禁忌者外，应鼓励患者保证液体摄入量达2 000～3 000ml，但尽量在白天完成，入睡前限制饮水，以减少夜间排尿影响睡眠。对心肾功能不全者，补充液体时应遵医嘱。

（2）训练膀胱功能：帮助患者拟定排尿时间表，让患者养成定时排尿的习惯。开始白天每隔1～2小时让患者排尿，夜间每隔4小时排尿，并逐渐延长间隔时间，以训练有意识的排尿，促进排尿功能的恢复。排尿时采取正确体位，指导患者自己用手轻按膀胱上方，向尿道方向压迫，协助排空膀胱。

（3）盆底肌的锻炼：骨盆和会阴部肌肉强有力有助于预防尿失禁，指导患者进行盆底肌肉锻炼，以增强控制排尿功能。作盆底肌肉运动的具体方法是患者可取站位、坐位或卧位，先试作排尿（排便）动作，再慢慢收紧盆底肌，后缓缓放松，每次10s左右，连续10遍，每日5～10次，以不疲劳为宜。

9-8 尿失禁的评估及护理

（二）尿潴留患者的护理

机械性梗阻应给予对症处理。非机械性梗阻，可采取以下护理措施。

1. 心理护理　安慰患者，消除其焦虑和紧张情绪。

2. 提供排尿环境　可用屏风或围帘遮挡，请无关人员回避，为患者创造一个隐秘的环境；

适当调整治疗和护理时间，使患者安心排尿。

3．调整体位和姿势　取适当体位，病情许可应协助患者以习惯姿势排尿，如扶患者坐起或抬高上身。对需绝对卧床休息或某些手术患者，应事先有计划的训练床上排尿，避免术后不习惯卧床排尿而造成尿潴留。

4．促进排尿　利用条件反射诱导排尿。如让患者听流水声或用温水冲洗会阴；采用中医方法如针灸刺激排尿；热敷下腹部，以解除肌肉紧张，促进排尿；当病情许可的情况下，还可用手轻轻按摩腹部协助排尿。

5．药物排尿　必要时根据医嘱肌内注射卡巴可，尿潴留患者禁用利尿药。

6．健康教育　指导患者养成定时、及时排尿的习惯，教会患者自我放松的正确方法。

7．经上述处理无效时，可遵医嘱采用导尿术。

9-9 尿潴留的护理

四、导　尿　术

导尿术（catheterization）是在严格无菌操作下，用无菌导尿管自尿道插入膀胱引出尿液的方法。作为一项无菌性护理操作，如果医护人员违反操作规程或缺乏责任心易引起泌尿系统的医源性感染，因此，在操作中应熟悉男、女性尿道解剖特点，严格掌握操作要领，遵守无菌原则，避免增加患者的痛苦。

【目的】

1．为尿潴留患者引流尿液，减轻痛苦。

2．协助临床诊断　收集不被污染的尿标本，进行细菌培养；检查膀胱功能，测膀胱容量、压力及残余尿量；进行尿道或膀胱造影。

3．为膀胱肿瘤患者进行膀胱化疗。

【操作程序】

1．评估　患者的性别、年龄、病情、排尿情况、意识、心理状态、合作程度；会阴部的清洁情况及皮肤黏膜情况、膀胱充盈程度；患者的心理状态、自理能力、对导尿的认识及合作程度。

2．计划

（1）患者准备：患者和家属了解导尿的目的、意义、过程、注意事项及配合操作的要点；清洁外阴，做好导尿准备，若患者无自理能力，应协助其进行外阴清洁。

（2）护士准备：仪表端庄，着装规范，洗手，戴口罩。

（3）用物准备

1）治疗车上层：医嘱执行单、一次性导尿包（内含一次性导尿管、一次性使用引流袋、镊子、一次性使用灭菌橡胶外科手套、纱布、洞巾、限流器、注射器、试管、碘伏棉球、石蜡油棉球、器械盘、包布）（图 9-8）、管道标识、浴巾、免洗手消毒液。

2）治疗车下层：便盆、便盆巾、医疗垃圾桶、生活垃圾桶（图 9-9）。

（4）环境准备：环境安静、整洁，调节室温。酌情关闭门窗，拉上围帘或用屏风遮挡。

3．实施

（1）女患者导尿术，见表 9-5。

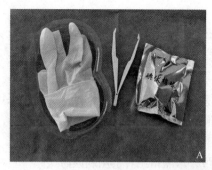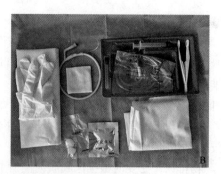

图 9-8　一次性导尿包

A. 初次消毒用物；B. 二次消毒、导尿用物

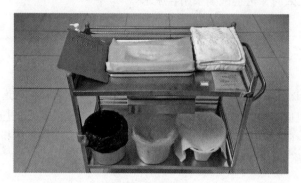

图 9-9　导尿用物

表 9-5　女性患者导尿术

操作流程	操作步骤	要点说明
核对解释	备齐用物至床旁，核对患者，向患者解释操作的目的、方法及配合事项	确认患者，取得合作
准备	关闭门窗，拉上围帘 指导或协助患者清洗会阴部 移开床旁椅至右侧床尾，便盆放在床旁椅上，便盆巾搭在椅背上	保护患者隐私 减少微生物数量 方便操作
安置体位	协助患者仰卧屈膝，两腿略外展，暴露外阴	避免过多暴露患者，注意保暖；显露外阴，便于操作
垫巾置盘	垫治疗巾于臀下，弯盘置于会阴处	防止污染床单
初次消毒	左手戴手套，右手持血管钳夹取棉球消毒阴阜、大阴唇再以左手拇指、示指分开大阴唇，消毒小阴唇和尿道口；污染棉球置弯盘内；消毒完毕，脱下手套置弯盘内，将弯盘、治疗碗移至治疗车下层	消毒顺序自外向内、由上而下、先对侧后近侧，每个棉球限用 1 次
铺巾准备	嘱患者勿移动肢体，保持原有体位，将导尿包置于患者两腿之间，按无菌操作技术打开包布 检查并戴上无菌手套，铺洞巾，使洞巾和内层包布形成无菌区 按操作顺序排列好用物，选择一根合适的导尿管，用润滑油棉球润滑导尿管前端，放于弯盘内	以免污染无菌区 扩大无菌区域，便于操作，防止污染 减轻插管刺激和阻力，防止损伤尿道黏膜，便于插管
再次消毒	左手拇指、示指分开大阴唇，右手持止血管钳夹消毒棉球再次消毒尿道口、小阴唇（先对侧，再近侧）、尿道口，污染棉球放弯盘内。消毒毕，撤去消毒用物至无菌区右后侧，左手继续固定小阴唇	消毒顺序由上至下，由内向外再向内，每个棉球只用 1 次

续表

操作流程	操作步骤	要点说明
插导尿管	另一手将盛有导尿管和血管钳的弯盘移至会阴处，嘱患者张口深呼吸，导尿管末端放于弯盘内，右手用血管钳持导尿管轻轻插入尿道4~6cm，见尿后再插入1cm	张口呼吸可使患者肌肉和尿道括约肌松弛，有助于插管
固定接尿	松开固定小阴唇的手，下移固定导尿管，将尿液引入弯盘内。当弯盘内尿液盛2/3满后，用止血钳夹闭导尿管末端，将尿液倒入便盆内。如有需要，再打开导尿管继续放尿。如需作尿培养，用无菌标本瓶或试管接取中段尿5ml，盖好瓶盖，置合适处	左手固定尿管，防止尿管脱出
拔管撤物	导尿毕，夹住导尿管，轻轻拔出，放入弯盘内。擦净外阴，脱去手套，撤下洞巾，清理用物，放在治疗车下层	
整理记录	询问患者感受，协助患者穿裤，取舒适卧位，整理床单位测量尿量，分类处理用物，标本送验洗手，记录	记录导尿的时间、目的、尿量、性状、导尿过程中患者的反应

9-10 女患者导尿术

知识拓展

导尿管的种类

临床上导尿管根据有无气囊分为2种，一种为普通导尿管；另一种为气囊导尿管，距离尿管头约2.5cm处有一小气囊，将导尿管插入膀胱后，向置入膀胱尿管远端的气囊里充气或充水，胀大的气囊不能脱出尿道而停在膀胱三角区。气囊尿管因内固定，效果好，刺激小，故广泛应用于临床。

根据导尿管腔的多少将导尿管分为①单腔导尿管：留取中段尿、膀胱灌注治疗以及暂时解除尿潴留。②双腔导尿管：一个腔引流尿液，另一个腔与气囊相通。③三腔导尿管：其中一个腔用于膀胱冲洗或向膀胱内滴药（图9-10）。

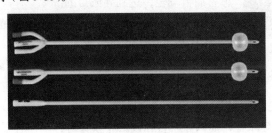

图9-10　常见导尿管类型

（2）男患者导尿术（表9-6）。

表9-6　男患者导尿术

操作流程	操作步骤	要点说明
核对解释	同女患者导尿术	
准备	同女患者导尿术	
安置体位	协助患者仰卧，两腿稍外展，暴露外阴	
垫巾置盘	同女患者导尿术	

续表

操作流程	操作步骤	要点说明
初次消毒	左手戴手套,右手持血管钳夹取消毒液棉球,依次消毒阴阜、阴茎、阴囊,取纱布包裹阴茎将包皮往后推,暴露尿道口,自尿道口向外向后旋转消毒尿道口、龟头、冠状沟数次。消毒毕,将初次消毒用物放于治疗车下层,脱下手套	初次消毒顺序为由外向内、由上向下,先对侧后近侧,每个棉球限用1次 包皮和冠状沟易藏污垢,应注意仔细擦拭
铺巾准备	戴无菌手套,铺洞巾,使洞巾和内层包布衔接形成无菌区 按操作顺序摆放用物,润滑导尿管前段	同女患者导尿术
再次消毒	用无菌纱布包住阴茎,将包皮向后推,充分暴露尿道口,再次消毒尿道口、龟头、冠状沟数次,消毒毕,撤去消毒用物至无菌区右后侧	由内向外,每个棉球限用1次
插导尿管	提起阴茎使之与腹壁成60°(图9-11),用另一止血钳持导尿管轻轻插入尿道20~22cm,见尿后再插入1~2cm。若插导尿管时遇有阻力,可稍待片刻,嘱患者张口做深呼吸,再徐徐插入,切忌暴力	提起阴茎可使耻骨前弯消失,利于顺利插管
固定接尿	同女患者导尿术	
拔管撤物	同女患者导尿术	
整理记录	同女患者导尿术	

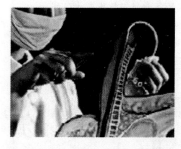

图 9-11　阴茎与腹壁成 60°

4．评价

（1）护患沟通有效,患者及家属理解导尿目的,能配合操作。

（2）护士能维护患者的自尊,保护患者隐私。操作中关心体贴患者,动作轻柔,符合无菌要求,导尿操作过程顺利、安全,患者痛苦减轻,达到导尿目的。

（3）用后物品处置符合消毒技术规范。

【注意事项】

1．严格执行无菌操作原则,预防尿路感染。

2．老年女性尿道口回缩,插管时应仔细辨认。导尿管如误入阴道,应立即拔出,更换导尿管后重新插入。

3．选择粗细适宜的导尿管,插入导尿管和拔出导尿管时,动作轻柔以免损伤尿道黏膜。

4．注意保护患者隐私,营造私密安全的操作环境。

5．对膀胱高度膨胀且极度虚弱的患者,第一次导尿量不可超过1 000ml。因大量放尿可导致腹腔内压突然降低,大量血液滞留于腹腔血管内,血压突然下降而导致虚脱;亦可因膀胱突然减压,导致膀胱黏膜急剧充血,而引起血尿。

五、留置导尿术

留置导尿术（retention catheterization）是指导尿后将导尿管留在膀胱内,引流尿液的方法。

【目的】

1．为尿失禁或会阴部有伤口的患者引流尿液,保持会阴部的清洁干燥。

2．盆腔手术前留置导尿管,以防术中误伤膀胱。

3．某些泌尿系统疾病术后留置导尿管，便于引流和冲洗，并可减轻手术切口的张力，利于愈合。

4．抢救休克、危重患者时，准确测量每小时尿量、比重，以便及时观察有效循环血容量、肾功能等。

5．为尿失禁患者进行膀胱功能训练。

【操作程序】

1．评估　评估患者年龄、病情、意识状态、心理状况、理解及配合能力；膀胱充盈度、会阴部黏膜有无损伤及清洁状况。

2．计划

（1）患者准备：患者及家属了解留置导尿的目的、意义、过程、注意事项及配合要点。清洁外阴，若患者无自理能力，由护士协助清洁。

（2）护士准备：工作人员着装整齐，洗手，戴口罩。

（3）用物准备：

1）治疗车上层：医嘱、一次性导尿包、浴巾、免洗手消毒液、管道标签和别针。

2）治疗车下层：便盆、便盆巾、医疗垃圾桶和生活垃圾桶。

（4）环境准备：环境安静、整洁，调节室温。酌情关闭门窗，拉上围帘或用屏风遮挡。

3．实施（表 9-7）。

表 9-7　留置导尿术

操作流程	操作步骤	要点说明
核对消毒	同导尿术操作至初次消毒结束	
铺巾准备	戴无菌手套，铺洞巾，使洞巾和内层包布衔接形成无菌区 按操作顺序摆放用物，检查导尿管、润滑导尿管前段，连接集尿袋、注射器	扩大无菌区，利于操作，避免污染
消毒插管	同导尿方法消毒会阴部及尿道口，插入导尿管，见尿后再插入 7～10cm	见尿后再插入 7～10cm，可保证气囊完全进入膀胱，以免注水后气囊卡在尿道内口，造成黏膜损伤
固定尿管	根据导尿管上气囊标明的容积，向气囊注入无菌水 5～10ml，轻拉导尿管有阻力感，证实尿管已固定（图 9-12） 如需做尿培养，用无菌标本瓶留取中段尿 5ml，妥善放置	注水时注意观察、询问患者感受
固定尿袋	夹毕引流管，取下洞巾，用别针将集尿袋固定在低于膀胱高度的床边，开放引流管，观察引流情况	防止尿液反流导致逆行感染
整理记录	询问患者感受，协助患者穿裤，取舒适卧位，整理床单位 分类处理用物，标本送验 洗手，做管道标识于尿管上，记录	标明插管时间，便于按时更换尿管 记录留置尿管的时间、患者的反应等

9-11 男患者留置导尿术

4．评价

（1）尿液引流通畅，局部皮肤清洁干燥，未发生泌尿系统感染，导尿管固定稳妥。

（2）拔管后，患者能自行排尿，无留置导尿引起的排尿功能障碍。

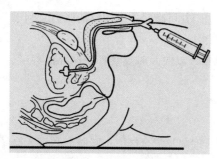

图 9-12　气囊导尿固定

【注意事项】

1. 保持尿液引流通畅，避免导管受压、扭曲或堵塞。

2. 防止逆行感染。

（1）保持尿道口清洁，每日用 0.1% 新洁尔灭溶液消毒 1～2 次，女性消毒尿道口及外阴，男性消毒尿道口、龟头及冠状沟。

（2）每日定时更换集尿袋，记录尿量。每周更换导尿管 1 次，硅胶导尿管可酌情延长更换时间。

（3）引流管及集尿袋均不可高于耻骨联合，以免尿液逆流引起感染。

知识拓展

导尿管插入困难的原因、处理

导尿时最常遇到的问题是导尿管插入困难，其原因有多种。如尿道口因创伤、炎症等所致的狭窄以及尿道结石、畸形所致的堵塞，男性前列腺增生、炎性水肿等所致的膀胱颈部梗阻。处理方法：对尿道狭窄的患者可选用新、细而质地较硬的导尿管，但要严格地沿着尿道的走行方向缓缓插入，切忌强行硬插，损伤尿道黏膜；有尿道损伤史的患者，插管时要考虑有无假性尿道形成的可能；对尿道痉挛插管困难的患者，可予尿道内 2% 利多卡因 2ml，5min 后再行插管。

（4）如病情允许，鼓励患者多饮水，每天维持尿量 2 000ml 左右，可起到自然冲洗尿道的作用。

（5）常更换卧位，鼓励适量活动，促进排尿。

（6）密切观察：询问患者有无尿路感染的症状，观察尿液情况，每周查尿常规 1 次。若发现尿液混浊、沉淀或出现结晶，应及时进行膀胱冲洗。

3. 训练膀胱功能　可采用间歇性阻断引流，使膀胱定时充盈、排空，促进膀胱功能的恢复。

4. 患者离床活动或作检查时，可携集尿袋前往。其方法：将导尿管固定于下腹部，保持集尿袋低于耻骨联合。亦可将导尿管与集尿袋分离，用无菌纱布包裹导尿管末端，反折后以胶布扎紧，固定于下腹部；集尿袋开口端用无菌纱布包裹或套入无菌试管内，固定于床单上。患者卧床时，常规消毒两管开口端后接上。

六、膀 胱 冲 洗

膀胱冲洗是利用三通导尿管将无菌溶液灌入膀胱内，再利用虹吸原理将灌入的液体引流出来的方法。

【目的】

1. 对留置导尿管的患者，保持引流通畅，预防感染。

2. 前列腺及膀胱手术后，清除膀胱内的血凝块、黏液和细菌等异物。

3. 治疗某些膀胱疾病，如膀胱炎、膀胱肿瘤。

【操作程序】

1. 评估　患者的病情、临床诊断、意识状态、生命体征、留置导尿是否通畅、尿液性状，患者的心理状况、合作理解程度。

2．计划

（1）患者准备：患者及家属了解膀胱冲洗的目的、过程和注意事项，学会在操作时如何配合。

（2）护士准备：工作人员着装整齐，洗手，戴口罩。

（3）用物准备：①治疗车上层备无菌膀胱冲洗装置 1 套、冲洗液、消毒液、无菌棉签、一次性治疗巾、浴巾、免洗手消毒液。治疗车下层备便盆及便盆巾、医疗垃圾桶、生活垃圾桶。②常用灌洗液：生理盐水、0.02% 呋喃西林、3% 硼酸液、氯己定液、0.1% 新霉素溶液。③灌入溶液：温度以 38～40℃为宜，若为前列腺肥大摘除术后患者，用冰生理盐水灌洗。

（4）环境准备：环境安静、整洁，调节室温。酌情关闭门窗，拉上围帘或用屏风遮挡。

3．实施（表 9-8）。

表 9-8 膀胱冲洗术

操作流程	操作步骤	要点说明
核对解释	备齐用物至床旁，核对患者，解释操作的目的、方法及配合要点	确认患者，取得合作
放空膀胱	按留置导尿管术固定导尿管，并排空膀胱	便于冲洗液顺利滴入膀胱；有利于药液与膀胱内壁充分接触，并保持有效浓度
冲洗膀胱	按输液法消毒瓶塞，打开膀胱冲洗装置，将针头插入瓶塞，溶液倒挂于输液架上，排气后关闭冲洗管 若导尿时使用的三腔气囊导尿管，消毒后直接将冲洗管与导尿管中冲洗腔连接；若导尿时使用的为单腔或双腔导尿管，需用"Y"型接管连接，分开导尿管和集尿袋引流管接头连接处，分别消毒，分别与"Y"型管的两个分管连接，主管与冲洗导管连接（图 9-13） 夹闭引流管，开放冲洗管，调节滴速，溶液滴入膀胱 200～300ml 或患者有尿意时，关闭冲洗管，放开引流管，冲洗液全部引流后，关闭引流管 按需要反复进行冲洗，每天冲洗 3～4 次，每次 500～1 000ml。冲洗中注意询问患者的感受，观察患者的反应及引流液的性状	一般滴速为 60～80 滴 / 分，滴速不宜过快，以免引起患者强烈尿意，冲洗液从导尿管侧溢出尿道外 患者如出现不适或出血，应立即停止冲洗，并通知医生进行处理
消毒固定	冲洗完毕，若为三腔尿管直接取下冲洗管；单腔或双腔尿管则取下冲洗管，消毒导尿管和引流管接头并连接 清洁外阴，固定导尿管	
整理记录	协助患者取舒适卧位，整理床单位，分类处理用物 洗手，记录	记录冲洗液名称、量、引流量、引流液性质、冲洗过程中患者反应等

4．评价

（1）操作正确、熟练，操作过程无污染，注意保护关心患者。

（2）达到操作目的，患者安全。

（3）护患沟通有效，健康教育正确，患者积极配合。

【注意事项】

1．严格执行无菌操作，防止医源性感染。

2．冲洗过程中要密切观察，若流出量少于灌入的液体量，应考虑是否血块或脓液堵塞，可

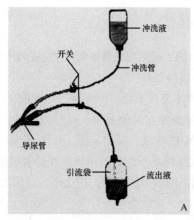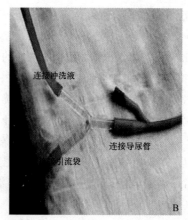

图 9-13　膀胱冲洗术
A. 三腔导尿管连接膀胱冲洗术；B. "Y"型管连接膀胱冲洗术

增加冲洗次数或更换导尿管；冲洗时若患者感觉不适，应当降低冲洗的量和速度，必要时停止冲洗，密切观察；若患者感到剧痛或者引流液中有鲜血时，应当停止冲洗，通知医师处理。

3. 冲洗时，冲洗液瓶内液面距床面约 60cm，以便产生一定的压力，利于液体流入，冲洗速度不宜过快，以防尿意强烈，膀胱收缩，迫使冲洗液从导尿管侧溢出尿道外，一般为 60～80 滴 / 分钟；如果滴入药液，须在膀胱内保留 30min 后再引流出体外，或者根据需要延长保留时间。

4. "Y"型接管应低于耻骨联合，以便引流彻底。

5. 寒冷气候，冲洗液应加温至 38～40℃，以防冷水刺激膀胱，引起膀胱痉挛。

6. 冲洗过程中注意观察引流管是否通畅。若需持续冲洗，冲洗管和引流管 24 小时更换一次。

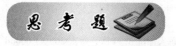

1. 患者，女性，65 岁。因在高温环境工作时间过长，出现口渴、食欲缺乏、头痛、头晕、多汗、疲乏、虚弱、恶心及呕吐、心悸，动作不协调，体温升高。在家属陪伴下入院。医生诊断为"中暑"，请护士为其实施灌肠。
请问：
（1）护士应为该患者实施哪种灌肠？
（2）灌肠过程中有哪些注意事项？

2. 患者，女性，32 岁。因车祸后休克，护士遵医嘱为患者留置导尿管。
请问：
（1）护士为该患者留置尿管的目的是什么？
（2）护士在留置尿管操作中应注意什么？
（3）该患者留置尿管后，有哪些注意事项？

思路解析
考一考

（来平英）

第10章

冷、热疗技术

📖 **学习目标**

1. 掌握冷、热疗法的目的及禁忌证，冰袋、热水袋的使用，乙醇拭浴法。
2. 熟悉冷、热疗法的效应，冷湿敷法，湿热疗法。
3. 了解影响冷热疗法效果的因素。
4. 能够正确、规范地实施冷、热疗法等操作。
5. 具有良好的护患沟通能力。

冷、热疗法（cold and heat therapy）是临床工作中常用的物理治疗方法，可以缓解患者痛苦，提高患者舒适度，对某些疾病有一定的治疗作用。由于冷、热疗技术方法简便、易于操作，被广泛应用于医院、家庭和社区。护士在实施冷、热疗法操作过程中应及时、有效地评估患者局部或全身情况，正确使用冷、热疗法，防止不良反应发生，以达到促进疗效、减轻损伤的目的。

第一节 概 述

情景导入　　　　患者，女性，35岁。因"肺炎链球菌肺炎"收住院，住院期间患者呼吸急促，面色潮红，查体：T：39℃，P：130/min，R：28/min，值班护士遵医嘱给予患者乙醇拭浴。

请思考： 1. 乙醇拭浴的目的是什么？
2. 在此过程中，哪些部位禁忌拭浴？

一、冷、热疗法的概念

冷、热疗法是应用低于或高于人体温度的物质作用于人体皮肤表面，通过神经传导引起皮肤和内脏器官血管的收缩或舒张，改变机体各个系统的血液循环和新陈代谢过程，以达到治疗目的的方法。

冷和热都是温度刺激，当这类刺激作用于皮肤表面时，神经末梢发出冲动，通过传入神经纤维传到大脑皮层，位于大脑皮层的感觉中枢对冲动进行识别并通过传出神经纤维发出指令，使机体产生反应。

二、冷、热疗法的效应

（一）生理效应

当机体受到冷热刺激后，可产生一系列生理反应。由于冷觉感受器数量较温觉感受器多，因此人体对冷的反应较热敏感。一般情况下，冷疗产生的效应与热疗相反，见表10-1。

表 10-1　冷、热疗法的生理效应

生理效应	用热	用冷
细胞代谢率	增加	减少
需氧量	增加	减少
血管	扩张	收缩
毛细血管通透性	增加	减少
血液黏稠度	降低	增加
血液流动	增快	减慢
淋巴流动	增快	减慢
结缔组织伸展性	增强	减弱
神经传导速度	增快	减慢
体温	上升	下降

（二）继发效应

继发效应（secondary effect）又称之为续发效应，是指当机体用冷或热超过一定时间后，会出现与生理效应相反的作用。如使用热疗本应引起小动脉扩张，但持续用热 30~45min 后，局部却会出现小动脉的收缩；用冷本应引起小动脉收缩，但持续用冷 30~60min 后，局部却会发生小动脉的扩张。因此，在为患者进行冷疗或热疗时，以 20~30min 为宜。如需反复使用，中间应给予 1h 休息时间，让组织复原。继发反应的实质是机体为避免接触过冷或过热物质对组织造成损伤的防御反应，是机体自我保护的表现。

三、影响冷、热疗法效果的因素

（一）方式

不同的冷热应用方式，产生的效果有所不同。水是良好的导体，其传导能力和渗透力比空气强，所以相同温度的干冷、干热与湿冷、湿热比较，湿冷、湿热的效果明显优于干冷、干热。在临床工作中，应根据患者的病变部位和治疗要求选择恰当的方法，在达到疗效的同时，避免冻伤或烫伤的发生。

（二）面积

冷、热疗法应用的效果与面积大小有关。应用面积越大，冷、热疗法的效果越强，反之，则相反。但需要注意的是使用面积越大，患者的耐受性越差，可能会引起全身反应。

（三）温度

人体体表温度与冷、热疗温度差异越大，机体对冷热刺激的反应则越强，反之，则相反。若环境温度高于或等于机体温度时用热，热疗效应会加强；而在冷环境中用冷，冷疗效果相应也会加强。因此，在冷、热疗应用的过程中，应考虑人体体表温度和环境温度对治疗效果的影响。

（四）时间

冷、热疗法要想达到治疗目的，掌握合理的使用时间是关键。在适宜的时间内，冷、热疗的效果与时间呈正相关。但如果时间过长，则会产生继发效应，而抵消治疗效应；甚至出现不良反应，如疼痛、皮肤苍白、冻伤、烫伤等。

（五）部位

用冷或热的部位不同，产生的效应也不同。不同厚度的皮肤对冷、热刺激敏感性不同，如手掌和脚底皮肤较厚，对冷热刺激的耐受性较大，而身体皮肤较薄的区域，如前臂内侧、颈部，对冷热的刺激较为敏感。血液循环状况也会影响冷热效果，因此，为了增强冷、热疗法的效果，应选择血液循环良好的部位。如临床中为高热患者降温，常将冰袋、冰囊置于颈部、腋下、腹股沟等大血管流经处，以增强散热效果。

（六）个体差异

年龄、身体状况、性别、居住地环境、肤色等均可影响冷、热疗法的效应。婴幼儿由于体温调节中枢功能尚未发育成熟，对冷热变化的适应能力有限；而老年人则由于其功能减退，对冷热刺激的反应敏感性降低。如昏迷、血液循环障碍、血管硬化、感觉迟钝等患者对冷热刺激的敏感性降低，应防烫伤或冻伤。通常女性对冷热刺激的敏感性较男性强；长期居住在热带的人群对热的耐受能力较强，而长期居住在寒带地区的人群对冷的耐受能力较强。浅肤色者比深肤色者对冷热反应更强烈。同一个体长期使用同一温度，对该刺激的敏感性会逐渐降低。

第二节 冷 疗 法

一、冷疗法的作用

（一）减轻局部组织充血和出血

冷疗可使血管收缩，毛细血管通透性降低，血液循环减慢，血液黏稠度增加，从而减轻局部充血和出血。常用于鼻出血、牙科手术或扁桃体摘除术后、局部软组织损伤初期（48h 内）等。

（二）控制炎症扩散

冷疗可使局部血管收缩，由于血流减少，细胞的新陈代谢降低，细菌的活力也降低，从而抑制炎症的扩散。适用于炎症早期。

（三）减轻疼痛

冷疗可通过抑制细胞活动，降低末梢神经敏感性，减慢神经冲动传导，从而减轻疼痛。同时，冷疗使血管收缩，毛细血管通透性降低，局部渗出减少，减轻由于组织肿胀压迫神经末梢所致的疼痛。适用于烫伤、牙痛、急性损伤初期。

（四）降低体温

当冷直接作用于皮肤时，可通过传导和蒸发等方式使体温降低。全身用冷后，毛细血管收缩，继而皮肤血管扩张，增加散热，降低体温。对脑外伤、脑缺氧患者，可以利用局部或全身降温，减少脑细胞需氧量，有利于脑细胞功能的恢复。临床上常用于高热、中暑等患者。

二、冷疗的禁忌证

（一）血液循环障碍

当机体血液循环不良时，用冷会使血管收缩，导致局部组织缺血缺氧加重，甚至变性坏死。因此大面积组织受损、全身微循环障碍、休克、水肿、糖尿病患者等不宜冷疗。

（二）慢性炎症或深部化脓病灶

用冷可使局部血流量减少，影响炎症的吸收。

（三）组织破损

用冷可减少血液循环，增加组织损伤，影响伤口愈合。特别是大范围组织损伤，应禁用冷疗。

（四）对冷过敏

对冷过敏者冷疗后，可能出现皮肤红斑、荨麻疹、关节疼痛、肌肉痉挛等过敏症状。

（五）冷疗的禁忌部位

1. 枕后、耳郭、阴囊处　由于皮肤薄，血液供应少，易引起冻伤。

2. 心前区　用冷可致反射性心率减慢、心房或心室纤颤及房室传导阻滞。

3. 腹部　用冷易出现腹痛、腹泻。

4. 足底　用冷可致反射性末梢血管收缩而影响散热或引起一过性冠状动脉收缩。

三、冷 疗 方 法

冷疗分为局部冷疗法和全身冷疗法两大类。局部冷疗法有冰袋、冰囊、冰帽、冷湿敷等；全身冷疗法有酒精擦浴、温水擦浴等。

（一）冰袋、冰囊的使用

【目的】

降温、止血、局部消肿、限制炎症扩散并减轻疼痛。

【操作程序】

1. 评估

（1）患者的年龄、病情、意识状态、自理能力、局部组织情况，如皮肤颜色、温度，有无硬结，感觉障碍等。

（2）患者的心理反应及合作程度。

（3）环境温度及湿度。

2. 计划

（1）患者准备：了解冷疗的目的、方法、注意事项和配合要点。

（2）护士准备：着装整齐，修剪指甲，洗手，戴口罩。

（3）用物准备：治疗盘内放冰袋或冰囊（图10-1）、布套、小毛巾；治疗盘外备冰块、盆、

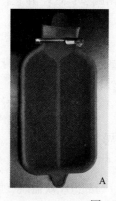
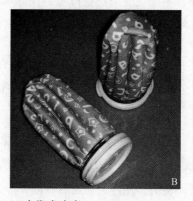

图 10-1　冰袋或冰囊

A. 冰袋；B. 新型冰囊

木槌、帆布袋、手消毒液。

（4）环境准备：根据情况调节室温，如需暴露患者可用屏风遮挡，保持环境清洁、安静。

3. 实施（表 10-2）。

表 10-2　冰袋、冰囊使用法

操作流程	操作步骤	要点说明
备齐用物	检查冰袋或冰囊有无破损、漏气 将冰块倒入帆布袋，用木槌敲成核桃大小，倒入盆内用冷水冲去棱角 用漏勺将小冰块装入冰袋或冰囊 1/2～2/3 满，驱出袋内空气，夹紧袋口。用毛巾擦干冰袋或冰囊，倒提抖动检查无漏水后套上布套 携冰袋 / 冰囊至患者床旁	确保可正常使用 防止冰块棱角损坏冰袋，发生漏水 过满冰袋呈弧形，与皮肤接触面积减少，影响治疗效果 防止冰袋或冰囊漏水，冻伤患者或引起不适感
核对解释	认真核对医嘱、患者姓名及床号，解释操作目的及配合要点	确认患者，取得合作
放置冰袋	将冰袋或冰囊置于需冷敷部位；高热降温，将冰袋置于前额、头顶、颈部外侧、腋下、腹股沟等大血管流经处；扁桃体摘除术后，将冰囊紧贴皮肤置于颈前颌下，以减少出血	以保证疗效
观察效果	注意观察患者局部皮肤及全身反应，倾听患者主诉，冰袋或冰囊有无异常	防止发生血液循环障碍或冻伤
撤除冰袋	用冷 30min 后撤除冰袋或冰囊，协助患者取舒适卧位，整理病床单位	防止发生继发效应 如长期用冷，需间隔 1h 再重复使用
整理用物	倒空冰袋或冰囊，倒挂晾干，吹入少量空气后夹紧袋口，置于阴凉处备用；布套清洁后晾干备用	防止两层橡胶粘连
洗手记录	洗手，记录用冷部位、时间、效果和反应	

4. 评价

（1）护患沟通有效，能满足患者身心需要。

（2）操作方法正确，达到冷疗目的，患者感觉舒适、安全，无不良反应。

【注意事项】

1. 密切观察患者病情变化及用冷部位血液循环情况。定时检查用冷部位皮肤颜色，避免冻伤，听取患者主诉，出现异常情况立即停止用冷。

2. 注意观察冰袋或冰囊有无漏水，冰块融化后应及时更换，保持布套干燥。

3. 为防止继发效应的发生，冷疗的时间不得超过 30min。如果用于高热降温，则 30min 后应进行体温测量，当体温降至 39℃以下，应取下冰袋，做好记录。如需长时间用冷，可间隔 1h 后再重复使用。

10-1 冰袋

（二）冰帽 / 冰槽的使用

【目的】

头部降温，降低脑细胞的代谢，减少脑细胞需氧量，预防脑水肿。

【操作程序】

1. 评估

（1）患者的年龄、病情、意识状态、自理能力和头部状况。

（2）患者的心理反应及合作程度。

2. 计划

（1）患者准备：患者及家属了解冰帽冷疗的目的、方法、配合要点和注意事项。

（2）护士准备：着装整齐，修剪指甲，洗手，戴口罩。

（3）用物准备：冰帽/冰槽（图10-2）、冰块、盆及冷水、木槌、帆布袋、勺、海绵垫、水桶、肛表。若用冰槽降温，则备不脱脂棉球及凡士林纱布。

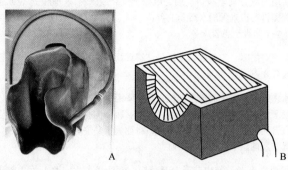

图 10-2   冰帽/冰槽

A. 冰帽；B. 冰槽

（4）环境准备：根据情况调节室温，保持环境整洁、安静，酌情关闭门窗或遮挡患者。

3. 实施（表10-3）。

表 10-3   冰帽/冰槽使用法

操作流程	操作步骤	要点说明
核对解释	备齐用物，携至患者床旁，查对床号、姓名，告知冷疗目的、方法，取得患者配合	确认患者，取得合作
降温	冰帽降温：将患者头部置于冰帽中，将海绵垫垫于后颈部、枕部、双耳郭处；排水管放于水桶内	防止冰水流入耳内，保护后颈、枕部、外耳及角膜
	冰槽降温：将患者头部置于冰槽中，双耳塞不脱脂棉球，双眼覆盖凡士林纱布	
观察效果	观察效果及反应，严格执行交接班制度	肛温应不低于30℃，以防发生心房、
	每30分钟测1次生命体征并记录，维持肛温在33℃左右	心室纤维性颤动或房室传导阻滞
整理记录	撤除用物，整理床单元，记录使用的部位、时间、效果和反应	
用物处理	冰帽处理同冰袋；冰槽将水倒空后，及时擦拭清洁备用	

4. 评价

（1）护患沟通有效，能满足患者身心需要。

（2）操作方法正确，达到冷疗目的，患者感觉舒适、安全，无不良反应。

【注意事项】

1. 密切观察患者   观察体温和心率的变化，肛温不可低于30℃，以防发生心室纤颤等并发症。观察患者头部皮肤色泽，尤其注意耳郭、后颈和枕部皮肤，以防冻伤。

2. 观察冰帽、冰槽、冰块情况 冰帽或冰槽有无漏水、冰块是否融化，有则及时更换或添加，以保证冷疗效果。

3. 防继发反应发生 为防止继发反应，冷疗时间不宜超过 30min。

10-2 冰帽

（三）冷湿敷法

【目的】

降温、止血、消炎和止痛。

【操作程序】

1. 评估

同冰袋、冰囊使用法评估内容。

2. 计划

（1）患者准备：了解冷疗的目的、方法、配合要点和注意事项。

（2）护士准备：着装整齐，修剪指甲，洗手，戴口罩。

（3）用物准备：治疗盘内备长钳 2 把、敷布 2 块、棉签、橡胶单和治疗巾；治疗盘外备装有冰水的小盆，必要时，备换药用物。

（4）环境准备：根据情况调节室温，保持环境整洁、安静。如需暴露患者，可用屏风遮挡。

3. 实施（表 10-4）。

表 10-4 冷湿敷法

操作流程	操作步骤	要点说明
备齐用物	根据患者局部情况备齐所需用物	伤口处冷敷应备无菌用物及换药用物
核对解释	将用物携至床旁，核对医嘱、患者姓名及床号，解释操作目的及配合要点	确认患者，取得合作
准备患处	协助患者取舒适卧位，暴露治疗部位，必要时用围帘或屏风遮挡 在治疗部位下方垫一次性治疗巾，将凡士林涂于患处，并盖上一单层纱布	保护患者隐私 凡士林能减缓冷的传导，防止冻伤，确保冷疗效果
湿敷患处	将敷布浸入冰水盆中，双手各持一把钳子，将敷布拧至不滴水（图 10-3） 抖开敷布，将敷布折叠敷于患处，上盖塑料薄膜及棉垫或毛巾 每 2～3 分钟更换一次敷布，及时更换盆内冰水，治疗时间以 15～20min 为宜	塑料薄膜可防止棉垫或毛巾潮湿；棉垫或毛巾可维持冷疗温度 确保冷敷效果，防止产生继发效应
观察效果	注意观察患者局部皮肤及全身反应，倾听患者主诉	
整理、记录	撤除用物，擦干患者皮肤，整理床单元，记录冷敷的部位、时间、效果和患者反应	
用物处理	将物品消毒后备用	

4. 评价

（1）护患沟通有效，能满足患者身心需要。

（2）操作方法正确，达到冷疗目的，患者感觉舒适、安全，无不良反应。

【注意事项】

1. 密切观察局部皮肤变化及患者反应。

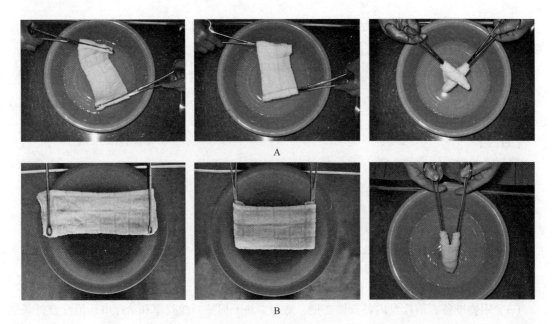

图 10-3　拧敷布法

A. 方法一；B. 方法二

2. 敷布需拧干至不滴水为宜。

3. 若为物理降温，在冷湿敷 30min 以后应测量体温，并将结果记录于体温单上。

（四）温水（乙醇）擦浴

【目的】

为高热患者降温。

【操作程序】

1. 评估

同冰袋、冰囊使用法评估内容，并询问有无乙醇过敏史。

2. 计划

（1）患者准备：患者及家属了解擦浴的目的、方法、配合要点和注意事项。

（2）护士准备：着装整齐，修剪指甲，洗手，戴口罩。

（3）用物准备：治疗盘内备大、小毛巾各 2 块，热水袋、冰袋及布套，清洁衣裤；治疗盘外备脸盆，内备 32～34℃温水约 2/3 满，或盛放浓度为 25%～35% 乙醇溶液 200～300ml。必要时备屏风、便器、手消毒液。

（4）环境准备：根据情况调节室温，如需暴露患者可用屏风遮挡。

3. 实施（表 10-5）。

表 10-5　温水（乙醇）擦浴

操作流程	操作步骤	要点说明
核对解释	将用物携至床旁，核对医嘱、患者姓名及床号，解释操作目的及配合要点	确认患者，取得合作
安置体位	协助患者取舒适卧位，松开床尾被盖，按需给予便器 头部放冰袋，足底放热水袋	注意保暖，保护患者隐私，尽量减少暴露 冰袋有助降温，减轻头部充血导致的头痛；热水袋可促进足底血管扩张，减轻头部充血，并使患者感觉舒适

续表

操作流程	操作步骤	要点说明
拭浴上肢	协助患者脱去上衣，露出一侧上肢，大浴巾垫于拭浴部位，小毛巾浸入乙醇（温水）中拧至半干，缠于操作者手上成手套状，以离心方向擦拭，再用大毛巾拭干 同法拭浴对侧，每侧擦拭 3min，全程不超过 20min	每擦拭一个部位更换一次小毛巾，以维持拭浴温度 腋窝、肘窝、手心、腹股沟、腘窝处可稍用力擦拭，并适当延长擦拭时间，以促进散热 擦拭顺序： 颈外侧—肩—上臂外侧—手背 侧胸—腋窝—上臂内侧—肘窝—前臂内侧—手心 防止发生继发效应
拭浴背部	协助患者侧卧，背向操作者，露出背部，身下垫大浴巾，分上、中、下 3 部分纵向擦拭背部，再用大浴巾拭干 协助患者平卧，更换上衣	
拭浴下肢	协助患者脱裤，露出近侧下肢，身下垫大浴巾 同上肢擦拭法，每侧各擦拭 3min，擦拭完毕为其更换裤子，取舒适卧位	擦拭顺序： 　髋部→下肢外侧→足背 　腹股沟→下肢内侧→内踝 　臀下沟→下肢后侧→腘窝→足跟
严密观察	注意观察局部皮肤及患者反应，倾听患者主诉	如有异常，停止擦拭，立即处理
撤热水袋	拭浴完毕，取下热水袋，协助患者取舒适卧位，整理病床单位	
整理用物	整理用物，按规定消毒后，放回原处	
撤去冰袋	30min 后测量体温，若体温降至 39℃以下，取下头部冰袋	体温记录在体温单上
洗手记录	洗手，记录拭浴时间、效果、局部反应及患者反应	

4. 评价

（1）护患沟通有效，保护患者，满足患者身心需要。

（2）操作方法正确，达到擦浴目的，患者感觉舒适、安全，无不良反应。

【注意事项】

1. 禁擦后颈部、胸前区、腹部、足底等处，以免引起不良反应。

2. 擦浴时要随时观察患者情况，询问其感受，如有异常应停止擦浴，通知医生。注意保护患者隐私，以满足其身心需要。

3. 拭浴应以拍拭方式进行，避免摩擦生热。对腋窝、肘窝、腹股沟、腘窝等血管丰富处，适当延长时间有利于散热。

4. 新生儿、血液疾病患者应慎用乙醇擦浴以免发生不良反应。

10-3 乙醇拭浴；10-4 局部冷疗法

知识拓展

医用冰毯全身降温仪

医用冰毯全身降温仪（简称冰毯机）降温法是利用半导体制冷原理，将水箱内蒸馏水冷却。通过主机工作与冰毯内的水进行循环交换，促使毯面接触皮肤进行散热，达到降温目的。冰毯机全身降温法分为单纯降温法及亚低温治疗法两种，单纯降温法适用于高热及其他降温效果不佳的患者；亚低温治疗适用于重型颅脑损伤。

第三节 热 疗 法

一、热疗法的作用

（一）减轻深部组织充血

热疗使皮肤血管舒张，血流量增加，全身血液重新分布，使深部血流量减少，常用于深部组织充血。

（二）促进炎症的消散和局限

热疗使局部血管舒张，血液循环速度增快，促进组织中毒素和废物的排出。随着血流量增加，白细胞数量增多，吞噬能力和新陈代谢均增加，机体局部和全身的抵抗力和修复力也增强，因此，在炎症早期用热可促进炎性渗出物的吸收和消散；在炎症后期用热，由于白细胞释放蛋白溶解酶，有助于溶解、清除坏死组织，使炎症局限。软组织损伤或扭伤48h后，用热可促进软组织渗出物的吸收和消散。

（三）减轻疼痛

热疗能降低痛觉神经的兴奋性，改善血液循环，减轻炎性水肿，加速致痛物质排出及渗出物的吸收，从而解除局部神经末梢因刺激和压迫而引起的疼痛。热疗还可使肌肉和韧带等组织松弛，可缓解因肌肉痉挛、僵硬、关节强直而引起的疼痛。常用于腰肌劳损、胃肠痉挛等患者。

（四）保暖与舒适

热疗可使局部血管扩张，促进血液循环，患者感到温暖舒适。多用于危重、年老体弱、早产儿及末梢循环不良患者的保暖。

二、热疗的禁忌证

（一）急腹症尚未明确诊断前

热疗能够减轻疼痛，因而易掩盖病情真相，导致贻误诊断和治疗。

（二）面部危险三角区感染化脓时

面部危险三角区血管丰富又无静脉瓣，且与颅内海绵窦相通，热疗能使该处血管扩张，血流量增多，容易导致细菌和毒素进入血液循环，使炎症扩散，有造成颅内感染和败血症的危险。

（三）各种脏器内出血

热疗可使局部血管扩张，增加脏器的血流量和血管通透性，从而加重出血倾向。

（四）软组织损伤早期（48h内）

热疗可促进局部血液循环，血管扩张，从而加重皮下出血、肿胀及疼痛。因此，挫伤、扭伤或砸伤等软组织损伤早期，忌用热疗。

（五）其他

1. 心、肝、肾功能不全者 大面积热疗可使皮肤血管扩张，减少内脏器官的血液供应，加重病情。

2. 皮肤湿疹 采用热疗可能会加重皮肤受损，也可使患者瘙痒难忍。

3. 急性炎症 热疗可使局部温度升高，有利于细菌繁殖和分泌物增多，而加重病情，故牙龈炎、中耳炎、结膜炎禁用热疗。

4. 孕妇 用热会影响胎儿的生长。

5. 金属移植物部位 金属能导热，容易造成患者烫伤。

6. 恶性肿瘤 热疗可加速正常细胞的代谢，同时也可使异常细胞代谢增强，从而加重病情；热疗还会加速血液循环而使肿瘤扩散和转移。

7. 麻痹、感觉异常者慎用。

三、热疗的方法

热疗的方法有干热法和湿热法两种，干热法包括热水袋、烤灯等；湿热法包括湿热敷、热水坐浴、温水浸泡法等。

（一）热水袋的使用

【目的】

常用于保暖、解痉、镇痛。

【操作程序】

1. 评估

（1）患者的年龄、病情、意识状态、治疗状况，热疗部位皮肤情况。

（2）患者有无局部或肢体末梢循环不良、感觉迟钝等。

（3）患者的自理能力、表达能力及合作程度。

2. 计划

（1）患者准备：患者了解热疗的目的、方法、注意事项。

（2）护士准备：着装整齐，修剪指甲，洗手，戴口罩。

（3）用物准备：治疗盘内放热水袋（图10-4）、布套、盛有热水的水壶、水温计和毛巾。

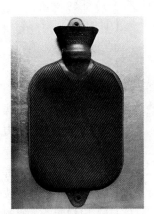

图 10-4 热水袋

（4）环境准备：根据情况调节室温，如需暴露患者可用屏风遮挡，保持环境清洁、安静。

3. 实施（表10-6）。

表 10-6 热水袋的使用

操作流程	操作步骤	要点说明
备热水袋	检查热水袋有无破损，测量水温为60~70℃ 将热水袋放平后，取下塞子，一手持热水袋口边缘，另一手灌入热水，边灌边提高袋口，以免热水溢出 灌至热水袋容积的1/2~2/3满即可。将热水袋慢慢放平，排尽空气，旋紧塞子 擦干热水袋后倒提，并轻轻抖动，检查无漏水后装入布套	确认热水袋能正常使用
核对解释	备齐物品，携至床旁，核对床号、姓名，解释操作目的和注意事项，检查患者皮肤情况	确认患者，取得合作
置热水袋	置热水袋于所需部位，袋口朝向身体外侧	热水袋外面可用毛巾包裹，或将热水袋置于两层被盖之间，防止烫伤患者
密切观察	注意观察局部皮肤及患者反应，倾听患者主诉	如有异常，停止擦拭，立即处理
撤热水袋	用热30min后撤去热水袋，协助患者取舒适卧位，整理病床单位	防止发生继发效应
整理用物	将热水袋倒空后倒挂晾干，吹入少量空气，旋紧袋口备用；布袋及时送洗	
洗手记录	洗手，记录用热部位、时间、效果及患者反应，必要时应做好床边交班	体温记录在体温单上

4．评价

（1）护患沟通有效，能满足患者身心需要。

（2）操作方法正确，达到热疗目的，患者感觉舒适、安全，无烫伤。

【注意事项】

（1）对婴幼儿、老年人、昏迷、麻醉未醒、末梢循环不良、感觉障碍等患者，热水袋的水温应调至 50℃以内，并用大毛巾包裹，避免直接接触患者的皮肤而引起烫伤。

（2）使用热水袋过程中，应经常观察。如发现皮肤潮红，患者主诉疼痛，应立即停止使用，并在局部涂凡士林保护皮肤。

（3）热水袋如需持续使用，应及时更换热水。

（二）烤灯的使用

【目的】

消炎、解痉、镇痛，促进创面干燥结痂，利于肉芽组织生长，以利伤口愈合。

【操作程序】

1．评估

（1）患者的年龄、病情、意识状态、自理能力、热疗部位皮肤情况。

（2）患者的自理能力及合作程度。

2．计划

（1）患者准备：患者了解使用烤灯的目的、方法、配合要点和注意事项。

（2）护士准备：着装整齐，修剪指甲，洗手，戴口罩。

（3）用物准备：鹅颈灯或红外线灯（图 10-5）。必要时，备有色眼镜、屏风。

（4）环境准备：根据情况调节室温，酌情关闭门窗或遮挡患者。

3．实施（表 10-7）。

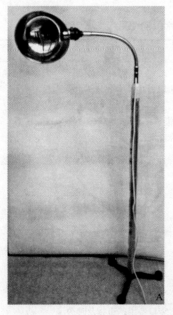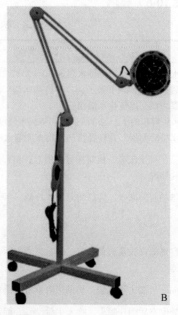

图 10-5　鹅颈灯和红外线灯

A. 鹅颈灯；B. 红外线灯

表 10-7　烤灯的使用

操作流程	操作步骤	要点说明
备灯	检查烤灯性能，根据治疗部位选择适当功率灯泡	确认烤灯功能正常
核对解释	携灯至床旁，核对床号、姓名，再次告知患者烤灯使用的目的、方法、注意事项，为患者取恰当体位，充分暴露照射部位	确认患者，取得合作
照射治疗	移动红外线灯头至治疗部位斜上方或侧方，如有保护罩可垂直照射，灯距一般为 30～50cm，以患者自觉温热为佳，照射时间为 20～30min	防止产生继发效应
密切观察	观察患者有无发热、心悸、头晕，以皮肤出现均匀红斑为合适剂量	以皮肤出现均匀红斑为合适剂量
整理记录	照射结束撤除用物，嘱患者休息 15min 后再离开，记录照射部位、时间、效果和反应	
用物处理	用物消毒后，放回原处备用	

4．评价

同热水袋使用法

【注意事项】

1．根据治疗部位选择不同功率灯泡，如手、足等小部位用 250W 为宜，胸腹、腰背部等可用 500～1 000W 的大灯头（鹅颈灯 40～60W）。

2．意识不清、感觉障碍、血液循环障碍、瘢痕者，治疗应加大灯距，避免烫伤。

3．照射面颈部、前胸部的患者，应注意保护眼睛，可戴有色眼镜或用纱布遮盖，避免发生白内障。

4．照射过程中，随时观察患者局部皮肤反应，如皮肤出现紫红色，应立即停止照射，并涂凡士林保护皮肤。

10-5 干热疗法

（三）热湿敷法

【目的】

消炎、消肿、解痉和镇痛。

【操作程序】

1．评估

（1）患者的年龄、病情、意识状态、自理能力、局部皮肤和伤口状况。

（2）患者的心理反应及合作程度。

2．计划

（1）患者准备：患者及家属了解热湿敷目的、方法、配合要点和注意事项。

（2）护士准备：着装整齐，修剪指甲，洗手，戴口罩。

（3）用物准备：长钳 2 把、敷布 2 块、纱布、凡士林、棉签、橡胶单、治疗巾、棉垫、水温计、治疗盘、装有热水的小盆、酌情备热源或热水袋、必要时备换药用物。

（4）环境准备：根据情况调节室温，保持环境整洁、安静，如需暴露患者可用屏风遮挡。

3．实施（表 10-8）。

表 10-8 热湿敷法

操作流程	操作步骤	要点说明
核对解释	携物至床旁，查对床号、姓名，告知热湿敷目的、方法，取得患者配合	确认患者，取得合作
准备患处	患者取舒适体位，暴露患处后，观察皮肤情况，将橡胶单和治疗巾垫于受敷处皮肤下，将凡士林涂于受敷部位后盖上纱布	保护患者隐私
湿敷患处	将敷布置于50~60℃的热水中浸湿后，将布取出拧至不滴水 抖开敷布用手腕掌侧试温，不烫手即可敷于患处，如局部不忌压，上面可放置热水袋，并盖棉垫或用大毛巾包裹以保持温度 每3~5min更换一次敷布，持续时间为15~20min	如患者感觉过热，可揭开敷布一角散热
密切观察	观察局部皮肤情况及患者反应	
整理记录	撤除用物，用纱布擦净患处，整理床单元，记录热敷部位、时间、效果和患者反应	
用物处理	将物品消毒后备用	

4．评价

（1）护患沟通有效，能满足患者身心需要。

（2）操作方法正确，达到热疗目的，患者感觉舒适、安全，无不良反应。

【注意事项】

1．热湿敷过程中，应注意观察局部皮肤状况，每3~5分钟更换1次敷布，以保持适当温度。

2．面部热湿敷的患者，敷后15min方能外出，以防受凉感冒。

3．有伤口的部位作热湿敷时，应按无菌操作进行，敷后伤口按换药法处理。

（四）热水坐浴

【目的】

消炎、消肿、镇痛，常用于会阴、肛门疾病及手术后患者等。

【操作程序】

1．评估

（1）患者的年龄、病情、意识状态、自理能力、局部皮肤和伤口状况。

（2）患者的心理反应及合作程度。

2．计划

（1）患者准备：患者了解坐浴目的、方法、配合要点和注意事项。

（2）护士准备：着装整齐，修剪指甲，洗手，戴口罩。

（3）用物准备：坐浴椅（图10-6）、消毒坐浴盆、水温计、热水壶、药液（遵医嘱）、毛巾、无菌纱布。必要时，备屏风、换药用物。

（4）环境准备：根据情况调节室温，关闭门窗。必要时，可用屏风遮挡。

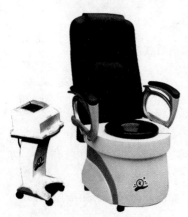

图 10-6 坐浴椅

3．实施（表10-9）。

表 10-9　热水坐浴

操作流程	操作步骤	要点说明
核对解释	携物至床旁，查对床号、姓名，再次告知坐浴目的、方法，协助排尿、排便、洗手	确认患者，取得合作
准备坐浴液	将备好的药液置于浴盆内 1/2 满，调节水温至 40～45℃	
协助坐浴	协助患者脱裤至膝部，先用纱布蘸拭；待臀部皮肤适应水温后，再坐入盆中 注意调节水温，添加热水时要注意安全，嘱患者偏离浴盆，以防烫伤。 坐浴时间为 15～20min	保护患者隐私
密切观察	观察患者有无面色苍白、脉搏、呼吸异常或眩晕等	患者出现乏力、头晕，应立即停止坐浴
整理记录	坐浴毕，擦干臀部、穿好裤子，记录坐浴时间、效果和患者反应	
用物处理	将物品消毒后备用	

4. 评价

（1）护患沟通有效，保护患者隐私，满足患者身心需要。

（2）操作方法正确，达到坐浴目的，患者感觉舒适、安全，无不良反应。

【注意事项】

1. 坐浴过程中，应注意患者安全，随时观察其面色、脉搏等，如患者主诉头晕、乏力等，应立即停止坐浴。

2. 对会阴、肛门部有伤口的患者，应准备无菌浴盆及坐浴液，并于坐浴后按换药法处理伤口。

3. 女患者在月经期、妊娠末期、产后 2 周内及阴道出血、盆腔器官有急性炎症时，不宜坐浴，以免引起感染。

（五）温水浸泡法

【目的】

消炎、镇痛、清洁及消毒伤口，常用于手、足、前臂、小腿部感染等。

【操作程序】

1. 评估

同热水坐浴法评估内容。

2. 计划

（1）患者准备：患者了解浸泡目的、方法、注意事项和配合要点。

（2）护士准备：着装整齐，修剪指甲，洗手，戴口罩。

（3）用物准备：治疗盘内备长镊子、纱布、水温计、毛巾。治疗盘外备浸泡盆（根据浸泡部位选择）、浸泡溶液（遵医嘱）、热水瓶和手消毒液。必要时，备换药用物。

（4）环境准备：根据情况调节室温，如需暴露患者可用屏风遮挡，保持环境清洁、安静。

3. 实施（表 10-10）。

4. 评价

同热水坐浴法评价内容。

表10-10　温水浸泡法

操作流程	操作步骤	要点说明
核对解释	查对床号姓名，告知温水浸泡目的、方法，协助排尿、排便	确认患者，取得合作
配药调温	将配置好的溶液置于浸泡盆内1/2满，调节水温至43～46℃	
协助浸泡	将需浸泡的肢体慢慢放入盆中，需要时用镊子夹取纱布清洗创面 随时添加热水或药液，以维持所需温度，浸泡时间为15～20min	防止烫伤，预防感染
密切观察	观察患者局部皮肤有无发红、疼痛等	
整理记录	浸泡完毕，擦干肢体，协助患者取舒适卧位，有伤口的患者，按换药法处理伤口 洗手后记录浸泡部位、时间、所用药液及浸泡效果和反应	预防感染
用物处理	整理床单位，将物品消毒后备用	

【注意事项】

1. 密切观察浸泡部位皮肤情况，倾听患者主诉，注意调节水温。
2. 浸泡部位如有伤口，应采用无菌技术处理。

知识链接

特定电磁波治疗仪

特定电磁波治疗仪（简称TDP，俗称"神灯"）是根据特别选定的对人体有益的电磁波对人体的生物效应而研究成功的新型医疗保健器械。它具有促进人体新陈代谢，改善血液循环，消炎止痛、止痒、止泻、安眠、促进上皮生长等功效。适用于风湿性关节炎、骨关节炎、颈椎病、肩周炎、腰椎间盘突出症、腰肌劳损等疾病的治疗。

10-6 湿热疗法；10-7 干热疗法

思 考 题

1. 患者，男，30岁。因肺炎入院治疗，查体；T: 39.4℃，P: 110/min，R: 23/min，护士小王将冰袋置于患者头部、腋下和腘窝处。
   请问：
   （1）护士小王为什么要这样放置冰袋？
   （2）护士小王在为患者使用冰袋的过程中，需要注意些什么？

2. 患者，男性，45岁。聚餐后出现腹部疼痛难忍、大汗淋漓，朋友立即将其送入医院就诊。实习生小陈见患者痛苦难忍，立即准备了热水袋，想用热水袋帮助患者减轻疼痛。
   请问：
   实习生小陈的做法对吗？为什么？

思路解析

考一考

（刘珈利）

第 11 章

给 药 技 术

📖 **学习目标**

1. 掌握药物的保管原则，给药原则、给药方法，常用药物过敏试验方法。

2. 熟悉药物的领取，给药途径，给药的次数及时间。

3. 了解药物的种类，影响药物作用的因素。

4. 具备根据医嘱正确实施各种给药方法、正确判断药物过敏反应及配合医生抢救过敏性休克患者的能力。

5. 具有良好的护患沟通能力，具有慎独精神，操作规范，关心患者。

给药（administering medication）是临床最常用的一种治疗技术，其目的包括治疗疾病、减轻不适、协助诊断、维持正常生理功能、预防疾病以及促进健康。护士是药物疗法的直接执行者，又是患者用药安全的监护者。为保证患者准确、安全、有效用药，护士必须了解用药的基本知识，熟练掌握正确的给药技术，指导患者安全用药，并观察用药后的疗效及反应。

第一节 给药的基本知识

一、药物的种类、领取与保管

（一）药物的种类

1. 内服药 有片剂、胶囊、溶液、酊剂、合剂、丸剂、散剂和纸型等。

2. 注射药 有水剂、粉剂、油剂、结晶和混悬液等。

3. 外用药 有软膏、滴剂、酊剂、洗剂、搽剂、涂膜剂、粉剂和栓剂等。

4. 新型制剂 胰岛素泵、植入慢溶药片和粘帖敷片等。

由于药物的制剂不同，生物利用度不同，药物作用的强度和速度也不同。就吸收速度而言，一般情况下，注射液＞溶解剂＞散剂＞颗粒剂＞胶囊＞片剂。

（二）药物的领取

1. 口服药由中心药房专人负责配药、核对，病区护士负责核对、领回，再次进行核对，无误后发药。

2. 注射药、抢救药、临时医嘱的口服药等，由病区护士专人负责。病区内应备有一定基数的常用药物，根据消耗量填写领药单，定期到药房领取补充。

3. 贵重药、剧毒药、麻醉药须凭医生处方领取（麻醉药用专门红色处方和空安瓿）。

（三）药物的保管原则

1. 药柜位置应符合要求 药柜应放在通风、干燥、光线明亮处，避开阳光直射，药柜由专人负责，定期检查，保持整洁。

2. 药物应分类放置　柜内所有药物应按注射、内服、外用、麻醉、剧毒等分类放置。按药物有效期的先后顺序排列，有计划地使用，以免浪费。剧毒药、麻醉药管理要实行"五专制度"：专人负责、专柜加锁、专用账册、专用处方和专册登记。并列入交班内容。

3. 药瓶标签应明显　药瓶应有明显的标签，标签上的药名字迹要清晰，应用中、英文对照书写，并标明浓度和剂量。一般内服药用蓝色边标签，外用药用红色边标签，剧毒药、麻醉药用黑色边标签。凡没有标签或标签模糊的药品均不可使用。

4. 药物质量须保证　药物使用前要按规定检查药品的质量和有效期，如药物发生混浊、沉淀、发霉、变色、异味、潮解或超过有效期等情况，均不可使用。

5. 药物须妥善保管

（1）根据药物的性质妥善保管

1）易氧化和遇光变质类药物：口服药应装在有色瓶中、盖紧，放于阴凉处，如氨茶碱、维生素C等；针剂类药的盒内用墨纸遮盖，并放置于阴凉处，如氢化可的松、盐酸肾上腺素等。

2）容易挥发、潮解或风化的药物：须装瓶并盖紧瓶盖，如糖衣片、酵母片、乙醇和水合氯醛等。

3）容易被热破坏的药物：生物制品、抗生素等应根据药物对贮藏条件的要求，分别置于约2～10℃的冰箱内或20℃的阴凉干燥处，如各种疫苗、胎盘球蛋白、抗毒血清、胰岛素、青霉素皮试液等。

4）易燃易爆的药品：应放置于阴凉低温处，远离明火，以防意外。如乙醇、乙醚、环氧乙烷等。

（2）患者个人专用药物：个人贵重或特殊药物，应单独存放，并注明床号、姓名，医护人员不可随意将其借用他人。

（3）各类中药：应放置在阴凉干燥处，芳香性药品应密封加盖保存。

二、给 药 原 则

给药过程与患者健康、生命密切相关。护士在执行药疗时，应严格执行查对制度，严格遵守给药原则，确保患者安全有效用药。

（一）严格按医嘱给药

护士在用药前必须查对医嘱，严格按照医嘱执行，不可擅自更改医嘱。对有疑问的医嘱，须向医生了解清楚后方可给药，切不可盲目执行。

（二）严格执行查对制度

1. "三查"　即药物治疗操作前、操作中、操作后查（查八对内容）。

2. "八对"　对床号、姓名、药名、浓度、时间、剂量、用法和有效期。

（三）正确安全合理给药

1. 准确安全给药　护士在给药操作过程中做到"五准确"，即将准确的药物（right drug），按准确的剂量（right dose），用准确的途经（right route），在准确的时间（right time）内给予准确的患者（right client）。

2. 及时给药　药物配好后要及时分发使用，避免药品久置所引起的污染和药效降低。

3. 注意配伍禁忌　两种或两种以上药品配伍使用时，要注意配伍禁忌，避免发生药源性疾病。

4. 做好过敏试验 对易发生过敏反应的药物，使用前要了解用药史、过敏史、家族过敏史，必要时，做过敏试验，结果阴性方可使用，并在使用过程中加强观察。

（四）观察用药反应

要注意观察药物的疗效及不良反应。对易引起过敏及毒副反应较大的药物，更应加强用药前的询问和用药后的观察，必要时记录。

（五）指导患者用药

护士应用熟练的技术及沟通技巧，指导患者用药，介绍相关用药知识及自我保护措施。

三、给 药 途 径

不同的给药途径可以影响药物吸收的速度和生物利用度。给药途径应根据药物的性质、剂型、病变部位、组织对药物的吸收、患者的病情等情况而定。常用的给药途径有口服、舌下含化、注射（皮内、皮下、肌内、静脉）、吸入、直肠给药和外敷等。

除动脉、静脉注射药液直接进入血液循环外，其他药物均有一个吸收过程。机体对药物吸收速度的顺序为：吸入＞舌下含化＞直肠给药＞肌内注射＞皮下注射＞口服＞外敷。

四、给药时间及间隔

为了维持有效的血药浓度，发挥最大药效，根据药物的半衰期、药物的特性（如空腹或餐后服）及人体的生理节奏确定给药次数与间隔时间。例如异烟肼，半衰期为6h，每日给药4次；磺胺嘧啶半衰期为13h，每日给药2次。药疗和护理工作中，常用外文缩写来表示用药次数与间隔时间。医院常用的外文缩写，见表11-1；给药时间缩写与时间安排，见表11-2。

表 11-1 医院常用的外文缩写及中文译意

外文缩写	中文译意	外文缩写	中文译意
qd	每日 1 次	qod	隔日 1 次
bid	每日 2 次	biw	每周 2 次
tid	每日 3 次	qm	每晨 1 次
qid	每日 4 次	qn	每晚 1 次
q1h	每 1 小时 1 次	am	上午
q2h	每 2 小时 1 次	pm	下午
q3h	每 3 小时 1 次	st	立即
q4h	每 4 小时 1 次	DC	停止
q6h	每 6 小时 1 次	prn	需要时（长期）
hs	临睡前	sos	需要时（临时）
ac	饭前	aa	各
pc	饭后	ID	皮内注射
12n	中午 12 点	H	皮下注射
12mn	午夜 12 点	IM 或 im	肌内注射
gtt	滴	IV 或 iv	静脉注射

表 11-2　给药时间缩写与时间安排

给药时间缩写	给药时间安排
qm	6：00
qd	8：00
bid	8：00，16：00
tid	8：00，12：00，16：00
qid	8：00，12：00，16：00，20：00
q2h	6：00，8：00，10：00，12：00，14：00，16：00
q3h	9：00，12：00，15：00，18：00
q4h	8：00，12：00，16：00，20：00
q6h	8：00，14：00，20：00，2：00
qn	20：00

11-1 安全用药

第二节　口服给药法

情景导入　患儿，男，5 岁。因咽喉疼痛伴有咳嗽、咳痰，遵医嘱给予抗生素、止咳糖浆等药物。

请思考：护士应如何指导患者正确服用药物？

口服给药法（administring oral medications）是指药物经口服后，经胃肠道黏膜吸收进入血液循环，从而发挥全身作用，少数药物在胃肠道发挥局部作用，以达到防治和诊断疾病目的的方法。此法为最常用、最方便，且较安全的用药方法。但口服给药吸收较慢，不适用于急救、意识不清、呕吐不止或禁食等患者。

【目的】

药物经胃肠道吸收而产生疗效，达到减轻症状、协助诊断、预防、治疗疾病的作用。

【操作程序】

1. 评估

（1）患者的年龄、病情和治疗情况。

（2）患者的意识状态、遵医行为、心理反应及合作程度。

（3）患者有无吞咽困难、呕吐，有无口腔和食道疾患。

2. 计划

（1）护士准备：仪表端庄，着装规范，剪指甲，洗手，戴口罩。

（2）患者准备：明确用药目的、配合方法，取舒适卧位，必要时洗手。

（3）用物准备：服药本、小药卡、药盘、常用药物、药杯、药匙、量杯、滴管、研钵、湿纱布、吸水管、治疗巾、水壶、发药车、手消毒液等。

（4）环境准备：环境安静、整洁，温湿度适宜。

3. 实施（表 11-3）。

表 11-3　口服给药法

操作流程	操作步骤	要点说明
核对、解释	备齐物品，携至床旁，核对床号、姓名、服药本、小药卡，解释目的和过程，请患者配合	确认患者，取得合作
配药	按床号将小药卡插入药盘内，放好药杯 固体药：用药匙取出所需药量，放入药杯（图 11-1） 液体药：先摇匀药液，用量杯量取。一手拇指置于所需刻度上，并使之与护士视线平齐，另一手持药瓶，瓶签向上（掌心），倒出所需药液（图 11-2） 油剂或不足 1ml（按滴计算）的药液，可在药杯内先加入少量温开水，再用滴管吸取药液（1ml 以 15 滴计算）（图 11-3）	药物需研碎时，在研钵内碾碎，用钥匙刮出，用药纸包好 避免药液内溶质沉淀影响药物浓度 使药液凹面与量杯刻度和视线同一水平，保证计量准备，防止污染标签 吸药时勿将药液吸至橡皮球内，滴药时滴管稍倾斜，使药量准确
核对	配药完毕，再次核对。发药前与另一护士核对（图 11-4）	保证药物正确
发药	再次核对药物 携用物至患者旁，核对床号及姓名，向患者解释服药的目的及注意事项，无误及愿意配合后发药 协助患者服药。为鼻饲患者给药时，应将药物研碎溶解后，由胃管注入 发药后，再次核对，收回药杯，协助患者取舒适卧位	确认无误后再发药 危重患者及不能自服者，应喂服
观察	观察患者服药效果及不良反应。若有异常及时汇报给医生，酌情处理	
整理	患者服药后，收回药杯放入消毒液浸泡，消毒备用。油类药杯先去油污，再做上述处理 一次性药杯用后，先消毒，再统一销毁	
记录	消毒双手，记录	

11-2 口服给药法

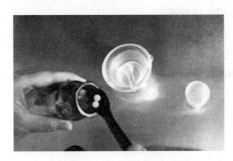

图 11-1　取片剂药物法

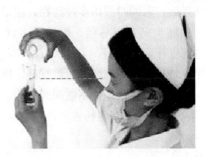

图 11-2　取液体药物法

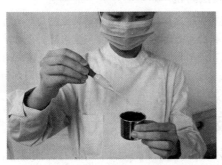

图 11-3　滴管吸取药液法

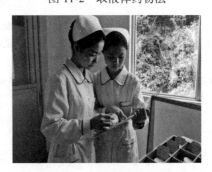

图 11-4　护士核对药物

4．评价

（1）患者理解服药的目的，主动配合。

（2）患者感觉舒适，达到治疗目的。

（3）护患有效沟通，患者满意。

【注意事项】

1．严格执行查对制度，防止差错事故的发生，保证患者用药安全。

2．发药前了解患者的有关情况，凡因特殊检查或手术须禁食者，暂不发药，并做好交班；如患者突然呕吐，应查明情况，再行处理；不能自行服药的危重患者应喂服；小儿、上消化道出血者或口服固体药困难者，应将药物研碎后再服用；鼻饲者将药研碎，用温开水溶解后，从胃管内灌入，再注少量温开水冲净胃管；沟通障碍的患者（如患者听力或语言不通），要求发药护士除进行药物查对外，必须确认患者，采用非语言沟通技巧帮助患者服药。

3．发药时如患者提出疑问时，应虚心听取，重新核对，确认无误后给予解释，再给患者服下。

4．根据药物不同的特性进行用药指导

（1）抗生素及磺胺类药物需在血液内保持有效浓度，应准时服药。

（2）健胃及刺激食欲的药物宜饭前服，因其刺激舌味觉感受器，使胃液分泌，可以增进食欲。助消化药及对胃黏膜有刺激的药物宜饭后服，以使药物和食物均匀混合，有助于消化食物和减少对胃壁的刺激。

（3）服用强心苷类药物前，应先测脉率（心率）及脉律（心律）。如脉率低于60/min或节律异常，应停服，并报告医生。

（4）对牙齿有腐蚀作用和使牙齿染色的药物，如酸剂、铁剂，服用时应避免与牙齿接触。可用吸水管吸入药液，服药后及时漱口。服用铁剂药物时忌饮茶，以免影响铁剂的吸收。

（5）止咳糖浆对呼吸道黏膜有安抚作用，口服时勿稀释，服后不宜立即饮水，以免冲淡药液，降低疗效。若同时服用多种药物，应最后服用止咳糖浆。

（6）磺胺类药和退热药，服后宜多饮水。前者为防止尿少时析出磺胺结晶，使肾小管堵塞；后者起发汗降温作用，多饮水可增加药物疗效。

（7）对特殊药，如麻醉药、催眠药、抗肿瘤药，须待患者服下后，方可离开。

（8）有配伍禁忌的药物不能同时服用，如呋喃妥因（呋喃咀啶）和碳酸氢钠等。

5．发药后随时观察服药效果及不良反应。若发现异常，应及时和医生联系，酌情处理。

知识拓展

全自动口服摆药机

全自动口服摆药机是通过医院计算机系统传送医嘱信息，将一次药量的药片或胶囊自动包入同一药袋内的设备。是提高药品分发效率、减少发药差错的先进设备。在中心摆药室采用全自动口服摆药机替代人工摆药，实现药房工作模式的转变。避免了调剂和给药环节中的药品污染和交叉感染，提高了工作效率和患者用药质量，提高了用药的准确性、标识性和卫生安全，使医疗工作更加高效和规范。

第三节　吸入给药法

吸入给药法（vaporized inhale）是指用雾化装置将药液吹散成细小的雾滴，使其悬浮在吸入的空气中，经口或鼻吸入，以达到湿化呼吸道黏膜、祛痰、解痉、抗炎等目的。其特点是起效快、用量小、不良反应轻，对呼吸道局部及全身都可产生治疗作用。常用的雾化吸入方法有超声波雾化吸入法、氧气雾化吸入法。

一、目　　的

（一）治疗呼吸道感染

消除炎症，减轻呼吸道黏膜水肿，稀释痰液，以助祛痰。

（二）改善通气功能

解除支气管痉挛，保持呼吸道通畅。常用于支气管哮喘患者。

（三）湿化呼吸道

常用于呼吸道湿化不足者，也可配合人工呼吸器、气管切开术后使用，使呼吸道湿化。

（四）预防呼吸道感染

用于胸部手术前、后的患者。

（五）治疗肺癌

应用抗癌药物，治疗肺癌。

二、常用药物

（一）抗生素

常用庆大霉素、卡那霉素。可控制呼吸道感染，消除炎症。

（二）祛痰药

常用 α- 糜蛋白酶、易咳净（痰易净）。可稀释痰液，以助祛痰。

（三）平喘药

常用氨茶碱、舒喘灵。可使支气管扩张，解除支气管痉挛。

（四）糖皮质激素

常用地塞米松，与抗生素同时用，增加抗炎效果，减轻呼吸道黏膜水肿。

三、常用方法

（一）超声波雾化吸入法

超声波雾化吸入法（ultrasonic nebulization）是应用超声波声能，产生高频振荡，使药液变成细微的雾滴，由呼吸道吸入而产生疗效的方法。超声波雾化吸入器（图 11-5）由超声波发生器、水槽、晶体换能器、雾化罐、透声膜、螺纹管和口含嘴或面罩组成。超声波发生器通电后，输出高频电能，使水槽底部晶体换能器产生超声波声能，声能透过雾化罐底部的透声膜，作用于罐内的液体，破坏药液的表面张力，使其成为微细雾滴喷出，通过导气管随患者吸气进入呼吸道。雾量大小可以调节，雾滴小而均匀（直径 5μm 以下）。药液可随深而慢的吸气到达终末细支气管和肺泡。雾化器电子部分产热，能对雾化液加温，从而使患者感到温暖舒适。

【操作程序】

1. 评估

（1）患者的病情、呼吸系统功能状况和自理能力。

（2）患者的心理反应及合作程度。

2．计划

（1）护士准备：仪表端庄，着装规范，剪指甲，洗手，戴口罩。

（2）患者准备：明确治疗目的、配合方法。愿意配合。

（3）用物准备：超声雾化吸入器、治疗盘内放药液、生理盐水、冷蒸馏水、水温计、50ml注射器和弯盘。

（4）环境准备：环境安静、整洁，温湿度适宜。

3．实施（表 11-4）。

表 11-4　超声波雾化吸入法

操作流程	操作步骤	要点说明
连接、加水、加药	将超声波雾化吸入器主机与各附件连接 在水槽内加入冷蒸馏水（图 11-6），要求浸没雾化罐底部的透声膜。 将药液用生理盐水稀释至 30～50ml，加入雾化罐内（图 11-7），盖紧水槽盖，连接管道（图 11-8）	检查雾化器各部件是否完好，以免发生意外
核对、解释	携用物至患者床旁，核对床号、姓名，解释目的 协助患者取舒适卧位	确认患者，取得合作 坐位、半坐卧位或侧卧位
调节	打开电源开关，指示灯亮后，预热 3～5min 调整定时开关至 15～20min 处，调节雾量开关（大档雾量 3ml/min、中档雾量 2ml/min、小档雾量 1ml/min）（图 11-9）	
吸入	气雾喷出时，将口含嘴放入患者口中（或将面罩罩住患者口鼻），嘱患者用口作深而慢的吸气，鼻呼气（图 11-10）	指导患者正确的吸入方法
结束，整理	取下口含嘴或面罩，先关雾化开关，再关电源开关，以防损坏电子管 协助患者擦干面部，取舒适卧位，整理床单位，感谢患者合作	
处理雾化器	倒净水槽内余水并擦干，雾化罐、螺纹管浸泡于消毒液中 1h，再洗净晾干后备用，口含嘴或面罩应消毒	
观察、记录	观察雾化吸入治疗效果与反应，洗手、记录	记录雾化开始时间、持续时间，患者反应及治疗效果

11-3 雾化药物及雾化器的选择；11-4 超声波雾化吸入法

4．评价

（1）护患有效沟通，患者理解治疗的目的，主动配合。患者满意。

（2）患者感觉舒适，达到治疗目的。

（3）操作正确，机器性能良好。

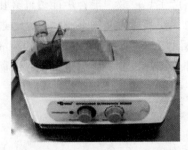

图 11-5　超声波雾化吸入器

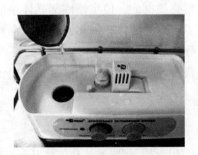

图 11-6　水槽内加蒸馏水

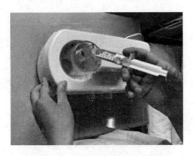

图 11-7 将药液加入雾化罐

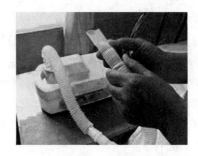

图 11-8 连接管道

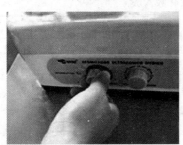

图 11-9 调节雾量大小

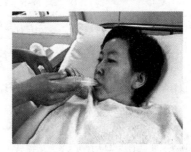

图 11-10 患者吸入

【注意事项】

1. 治疗前检查机器各部件，有无松动、脱落等异常情况，确保性能良好、连接正确、机器各部件的型号一致。

2. 水槽底部晶体换能器和雾化罐底部的透声膜薄而脆，易破碎。安放时，动作要轻，以免损坏。

3. 水槽内无足够冷水及雾化罐内无药液的情况下不能开机。

4. 水槽和雾化罐内切忌加温水或开水。连续使用时，应间隔 30min。使用时，注意测量水温，超出 50℃时或水量不足，应关机换冷蒸馏水。

5. 治疗过程中需加药液时，不必关机，直接从盖上小孔内添加药液即可；若要加水入水槽，必须关机操作。

6. 治疗中密切观察患者有无呛咳、支气管痉挛等不适反应。

7. 治疗时间不宜过长，一般每次雾化时间为 15～20min；雾量不宜过大，以免引起头晕、胸闷、气短等不良反应。

（二）氧气雾化吸入法

氧气雾化吸入法（oxygen nebulization）是利用高速的氧气气流，使药液形成雾状，随患者吸气进入呼吸道而产生疗效的方法。氧气雾化吸入器（图 11-11）是借助高速气流通过毛细管时产生的负压，将药液由接邻的小管吸出，而所吸出的药液又被毛细管口急速气流吹散，形成雾状微粒后喷出。

【操作程序】

1. 评估

（1）患者的病情、呼吸系统功能状况、自理能力。

（2）患者的心理反应及合作程度。

2．计划

（1）护士准备：仪表端庄，着装规范，剪指甲，洗手，戴口罩。

（2）患者准备：明确治疗目的、配合方法。

（3）用物准备：氧气雾化吸入器、氧气装置一套（湿化瓶内不加水）、药液、生理盐水、5ml 注射器和弯盘等。

（4）环境准备：环境安静、整洁，温湿度适宜。

3．实施（表 11-5）。

表 11-5　氧气雾化吸入法

操作流程	操作步骤	要点说明
安装氧气	将氧气表安装在氧气筒上，检查氧气流出是否通畅	性能、连接是否完好，有无漏气
加药	按医嘱将药液稀释至 5ml，注入雾化器内（图 11-12）	
核对、解释	携用物至患者旁，核对床号、姓名，解释目的，协助患者取舒适卧位，向患者讲解并示范操作方法	同超声雾化吸入法
连接雾化器	连接雾化器的接气口于氧气装置的输氧管上，调节氧流量 6～8L/min，检查雾化吸入器连接是否完好，有无漏气（图 11-13，图 11-14，图 11-15）	
吸入	嘱患者手持雾化器，将口含嘴放入口中，紧闭嘴唇深吸气，用鼻呼气，如此反复，直至将药液吸完为止	操作中注意用氧安全
结束，整理	取出雾化器，关闭氧气开关。协助患者擦干面部，取舒适卧位，感谢患者配合	
用物处理	用物处理按消毒隔离原则进行（一次性吸入器按规定处理）	同超声雾化吸入法
记录	洗手、记录	

11-5 氧气雾化吸入法

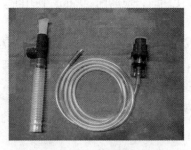

图 11-11　氧气雾化器

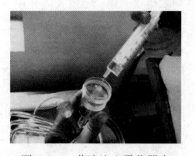

图 11-12　药液注入雾化器内

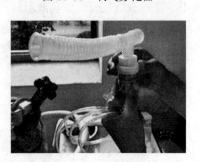

图 11-13　连接雾化器

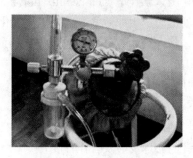

图 11-14　连接氧气装置

4. 评价

（1）护患有效沟通，患者理解治疗的目的，主动配合；患者满意。

（2）患者感觉舒适，达到治疗目的。

（3）操作正确，机器性能良好。

【注意事项】

1. 使用前检查雾化器连接气源端是否漏气，保证安全有效的治疗。

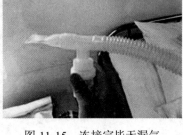

图 11-15　连接完毕无漏气

2. 氧气湿化瓶内不能放水，以防液体进入雾化器影响药液浓度，降低疗效。

3. 指导患者做深吸气动作，呼气时，将手指移开，以防药液丢失。

4. 进行雾化治疗时，严禁接触烟火和易燃物品，以确保用氧安全。

第四节　注　射　法

情景导入　患者，女性，64岁。Ⅱ型糖尿病患者，给予普通胰岛素治疗，近半个月以来，患者出现左侧前臂疼痛，皮肤有轻度麻木感，经检查，为糖尿病并发周围神经病变。医嘱：维生素 B_{12} 0.5mg IM qd。

请思考：1. 护士如何合理执行给药？

2. 护士为患者注射药物应遵守哪些操作规程？

3. 护士应做好哪些注射前的准备工作？

注射法（adminstering injection）是将一定量的无菌药液或生物制品用无菌注射器注入人体组织或血管内，达到预防、诊断、治疗疾病目的的方法。

临床上常用的注射法有皮内注射、皮下注射、肌内注射、静脉注射（图 11-16，彩图 5）。注射给药通过血液吸收，药效作用迅速，适用于需要药物迅速发挥作用、因各种原因不宜口服给药、某些药物易受消化液影响而失效或不能经胃肠黏膜吸收的患者。但注射给药会造成患者一定程度的组织损伤，引起疼痛，产生感染等潜在并发症，同时由于注射给药吸收快，不良反应出现也迅速，必须及时观察和处理。

一、注　射　原　则

（一）严格执行查对制度

两人核对医嘱，严格执行"三查、八对、一注意、五准确"。

三查：注射前查、注射中查、注射后查。

八对：床号、姓名、药名、浓度、剂量、时间、用法和有效期。

一注意：用药后的反应。

五准确：准确的药物、准确的剂量、准确的方法、准确的时间和准确的患者。

仔细检查药物质量，发现药物有变质、混浊、沉淀、变色，药物有效期已过或安瓿有裂隙等现象，均不可使用。注意药物配伍禁忌，需要同时注射几种药物时，应确认无配伍禁忌才可备药。

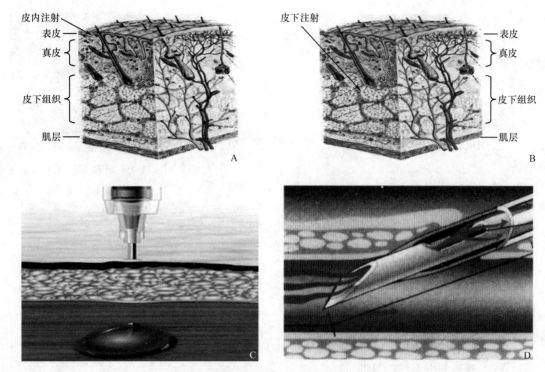

图 11-16　各种注射法的进针深度

A. 皮内注射；B. 皮下注射；C. 肌内注射；D. 静脉注射

（二）严格遵守无菌操作原则

1. 环境　清洁、干燥、宽敞，无尘埃飞扬，符合无菌操作的基本要求。

2. 操作者　注射前必须洗手，戴口罩，保持衣帽整洁。

3. 注射器　注射器空筒内壁、活塞体、乳头和针头的针梗、针尖、针栓内壁必须保持无菌。

4. 注射部位　按要求消毒，并保持无菌。常规消毒用棉签蘸 2% 碘酊，以注射点为中心，由内向外螺旋式涂擦消毒，直径大于 5cm，待干（约 20s）后，再用 75% 乙醇以同样的方法脱碘，范围略大于碘酊消毒范围，乙醇待干后，方可注射。另外，还可以用安尔碘或 0.5% 碘伏以同样方法消毒两次，无须脱碘。

（三）选择合适的注射器和针头

根据药物的剂量、黏稠度和刺激性的强弱选择合适的注射器和针头。注射器应完好无裂缝，不漏气；针头应锐利、无钩、不弯曲，型号合适；注射器和针头的衔接必须紧密；一次性注射器的包装应密封无破损，在有效期内。

（四）注射药物现用现配

注射药物应按规定现用现配，临时抽取，及时注射，以防放置过久导致药物效价降低或被污染。

（五）排尽空气

注射前应排尽注射器内的空气，尤其是动、静脉注射，防止空气进入血管造成空气栓塞。排气时，注意防止浪费药液和污染针头。

（六）选择合适的注射部位

选择注射部位应避开神经和血管（动、静脉注射除外），不能在化脓感染、局部皮肤有炎症、瘢痕、硬结及患皮肤病处进针。需长期注射的患者应有计划地经常更换注射部位。若有瘫痪或受伤肢体，应选择健侧注射。

（七）掌握合适的进针角度和深度

各种注射法分别有不同的进针角度和深度要求，进针时不可把针梗全部刺入注射部位，以防发生断针。

（八）检查回血

进针后、注射药液前，抽动注射器活塞，检查有无回血。动、静脉注射必须见到回血才能推药。皮下注射、肌内注射时，如有回血，须拔出针头重新进针，切不可将药液注入血管内。皮内注射无需检查回血。

（九）应用无痛注射技术

1. 解除患者的思想顾虑，分散其注意力；指导并协助患者采取合适的体位，使肌肉放松，易于进针。

2. 注射时做到"两快一慢一匀速"（进针快、拔针快、推药速度慢并且均匀）。

3. 注射刺激性较强的药物时，应选择粗长针头，做深部注射。

4. 如需同时注射几种药物时，注意配伍禁忌，合理安排顺序。应先注射无刺激性或刺激性弱的药物，再注射刺激性强的药物。

（十）严格执行消毒隔离制度

注射时做到一人一套物品，包括注射器、针头、小垫枕（或治疗巾）、止血带，避免交叉感染；所有物品须按消毒隔离制度和一次性用物处理原则进行处理，不可随意丢弃。

11-6 注射原则

知识拓展

无针注射器

无针注射器，就是在进行药物注射时不借助针头，使用高压射流原理，使药液形成较细的液体流，瞬间穿透皮肤到达皮下。因为注射原理的改变，药液在皮下弥散分布，起效时间更快，药物吸收率更高。

1866年，法国科学家首次提出"无针注射"的概念，众多学者就开始研制无需针头、凭借高速气流推动将药液扩散注入患者体内等先进注射器。经多年研制，世界上第一支无针注射器产品于1992年在德国上市，获批专用于注射胰岛素。无针注射时，除了药物本身外，没有其他异物进入机体。因此，不少权威人士将把无针注射技术的应用称为"医用注射技术的一次革命"。

二、注 射 用 物

（一）治疗车上层

1. 基础注射盘，常规放置下列物品。

（1）皮肤消毒液　常用2%碘酊、75%乙醇；0.5%碘伏或安尔碘等。

（2）无菌持物镊　浸泡于消毒液内或放于灭菌后的干燥容器中。

（3）其他物品　无菌治疗巾或无菌纱布（放于敷料罐内）、消毒棉签、砂轮、启瓶器、弯盘、免洗手消毒液等。静脉注射时，另加止血带、小垫枕和胶布。

2．注射器和针头

（1）注射器和针头的结构（图11-17）　注射器由乳头、空筒、活塞（包括活塞体、活塞轴、活塞柄）构成。其中乳头、空筒的内壁、活塞体应保持无菌，不得用手触摸；针头分针尖、针梗和针栓3个部分，除针栓外壁以外，其余部分应保持无菌，不得用手触摸。目前广泛使用一次性注射器。

11-7 注射器和针头的结构

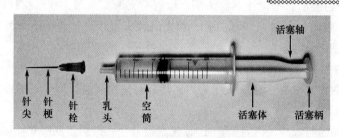

图 11-17　注射器和针头的结构

（2）注射器和针头的规格，见表11-6。

3．注射药物　按医嘱准备。常用的注射药剂型有溶液、油剂、混悬剂、结晶和粉剂。结晶和粉剂需溶解后使用。

4．注射本或注射卡　注射本（或注射卡）是注射给药的依据，应根据医嘱准备，便于查对，以免错误给药。

表 11-6　各种注射法选用注射器和针头的规格

注射法	注射器	针头
皮内注射	1ml	4～5 号
皮下注射	1ml、2ml	5～6 号
肌内注射	2ml、5ml	6～7 号
静脉注射	5ml、10ml、20ml、30ml、50ml 或 100ml	6～9 号（或头皮针）
静脉采血	2ml、5ml、10ml，视采血量而定	6～16 号

（二）治疗车下层

医疗垃圾桶2个，放置感染性废弃物，用过的注射器和棉签、治疗巾等分开放置；生活垃圾桶1个，放置一次性用物的外包装等；锐器盒1个，放置损伤性废弃物（用过的注射器针头、安瓿等）。

三、药液抽吸法

药液抽吸应严格按照查对制度和无菌操作原则进行。

【目的】

遵医嘱准确抽吸药液，为各种注射做准备。

【操作程序】

1．评估

（1）给药目的、药物性能及给药方法。

（2）治疗室内的环境是否清洁，光线是否充足。

2．计划

（1）护士准备：着装整洁，修剪指甲，洗手，戴口罩。

（2）用物准备：①基础注射盘；②注射器和针头；③根据医嘱准备的注射卡；④根据医嘱准备的注射药物；⑤无菌盘；⑥手消毒液。

（3）环境准备：清洁，光线充足，符合无菌操作的基本要求。

3．实施（表 11-7）。

表 11-7　药液抽吸法

操作流程	操作步骤	要点说明
核对药物	核对药物名称和注射卡，检查药物质量及有效期	按查对无菌溶液的要求查对药物
铺无菌盘		
抽吸药液		
自安瓿内吸药	消毒、折断安瓿：轻弹安瓿顶端，将药液弹至体部，用消毒砂轮在安瓿颈部划一锯痕，消毒安瓿及拭去玻璃细屑，取无菌纱布，折断安瓿	安瓿颈部若有标记，则不需划痕，环形消毒颈部后直接折断 避免用力过度捏碎安瓿上段
	吸药：检查并取出注射器和针头，将针头斜面向下放入安瓿内的液面下抽动活塞，吸取药液（图 11-18，图 11-19）	注意针梗不可触及安瓿外口，吸药时不可触及活塞体
自密封瓶内吸药	启盖、消毒：用启瓶器去除铝盖中心部分，用 2% 碘酊、75% 乙醇消毒瓶塞及周围，待干	
	溶解粉剂、结晶药：检查注射器后，用无菌等渗盐水或注射用水或用专用溶媒将粉剂、结晶剂充分溶解（如为流体剂型则省去此步骤），抽出多余的空气	摇匀或使用药物振荡器，使药液充分溶解 保证密封瓶内外压力平衡，便于准确抽吸药液
	注入空气：向瓶内注入与所需药液等量空气	使瓶内增加等量压力，避免吸药时形成负压
	吸药：倒转药瓶，使针头斜面在液面下，吸取所需药液量。转正药瓶，示指固定针栓，拔出针头（图 11-20）	吸药时不可触及活塞体
排尽空气	注射器乳头居中：将针头垂直向上，先回抽活塞，使针梗内的药液流入注射器内，并使气泡集中在乳头根部，再轻推活塞，排出气体（图 11-21）	
	注射器乳头偏向一侧：排气时，将注射器乳头向上略倾斜，使气泡聚集在乳头根部，便于排气	
保持无菌	将原空安瓿（密封瓶／针头保护套）套在针头上。再次核对后，放于无菌盘内备用	将安瓿或密封瓶放于盘内，以便查对
整理	整理治疗台，清理用物，洗手	

11-8 自安瓿内抽吸药液；11-9 自密封瓶内抽吸药液

4．评价

（1）严格按照操作程序抽吸药液，操作规范，手法正确，药量准确。

（2）吸药过程中，无污染和差错发生。

【注意事项】

1. 严格执行查对制度，遵守无菌操作原则。

2. 吸药时手不能触及注射器和针头的无菌部位；不可将针栓插入安瓿内，以防污染药液。

3. 针头在进入和取出安瓿时，针尖、针梗不可触及安瓿口外缘。

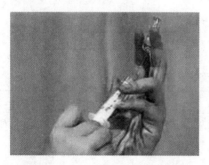

图 11-18　自小安瓿内吸取药液

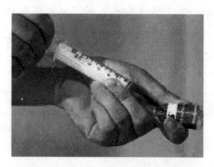

图 11-19　自大安瓿内吸取药液

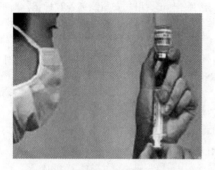

图 11-20　自密封瓶内吸取药液

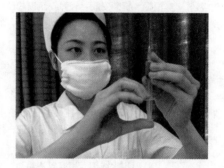

图 11-21　排尽空气

4. 排气时，示指固定针栓，不可触及针梗；轻推活塞柄排气，不可浪费药液，以免影响药量的准确性。

5. 药液最好是现用现抽吸，避免药液污染和效价降低。

6. 吸取混悬液应先摇匀，再立即吸取。

四、常用注射技术

（一）皮内注射法

皮内注射法（intradermic injection，ID）是将小量无菌药液或生物制剂注射于表皮与真皮之间的方法。

【目的及部位】

1. 各种药物过敏试验　在前臂掌侧的下段内侧。因该处皮肤较薄，易于注射；且皮肤色泽浅，便于观察药物过敏时皮肤反应。

2. 预防接种　常选用上臂三角肌下缘，如卡介苗预防接种。

3. 局部麻醉的前驱步骤　实施于局部麻醉处的皮肤。

【操作程序】

1. 评估

（1）患者的病情、治疗情况。如做药物过敏试验，则需询问患者是否空腹和"三史"（用药史、过敏史、家族史）。

（2）患者的意识状态、心理状态，对注射的认知及合作程度。

（3）患者注射部位的皮肤情况，有无红肿、硬结、瘢痕等异常。

（4）环境是否清洁，光线是否充足。

2. 计划

（1）护士准备：着装（衣、帽、鞋）整洁，洗手，戴口罩；熟悉药物的用法及药理作用。

（2）用物准备：①基础注射盘。②1ml 注射器、4 $\frac{1}{2}$ 针头。③根据医嘱准备注射卡。④按医嘱准备注射药物。⑤一次性橡胶手套、手消毒液。⑥如进行药物过敏试验，需备 0.1% 盐酸肾上腺素、2ml 注射器及其他急救物品。⑦治疗车下层备锐器盒、医疗垃圾桶和生活垃圾桶等。

（3）环境准备：清洁、安静，光线充足，符合无菌技术操作要求。

（4）患者准备：了解皮内注射的目的、方法、注意事项及配合要点。

3. 实施　以皮肤过敏试验为例（表 11-8）。

表 11-8　皮内注射法

操作流程	操作步骤	要点说明
备药	两人核对医嘱及注射卡，检查药液质量并吸取药液	严格执行查对制度及无菌操作原则
核对解释	携用物至床旁，核对患者床号、姓名，查对无误后，解释操作目的和过程	确认患者，取得合作
选择部位	协助患者取合适的体位，选择并暴露注射部位	
消毒	75% 乙醇消毒注射部位皮肤，待干	忌用含碘消毒液，以免影响对结果的观察与判断
再次核对	再次进行核对，排尽空气	核对患者、核对药
进针	左手绷紧皮肤，右手以持锥法持注射器，示指固定针栓，针头斜面向上与皮肤呈 5° 刺入皮内（图 11-22A），放平注射器，继续进针使针尖斜面完全进入皮内	
推药	左手拇指固定针栓，右手推注药液 0.1ml，使局部隆起呈半球状皮丘，皮肤发白并显露毛孔（图 11-22B）	皮试注入的剂量为 0.1ml
拔针、计时、核对	注药毕，快速拔针，计时。再次核对床号、姓名及药物	拔针时不可用棉签按压 记住注射的时间，20min 后观察皮试结果
指导患者	告知患者注意事项	嘱患者切勿按揉局部，不得擅自离开，如有不适，立即报告
整理	清理用物，协助患者取舒适卧位，整理床单位，并致谢	以备过敏反应时急救
记录	密切观察患者用药后反应，洗手，记录	

11-10 皮内注射法

4. 评价

（1）护士操作技术熟练，进针深度、注射部位以及注入药物剂量准确，皮丘符合要求。

（2）患者理解皮内注射的目的，能积极配合，无不适，护患沟通有效。

【注意事项】

1. 做药物过敏试验前，必须询问患者的"三史"（用药史、过敏史、家族史），并备好急救药品，以防发生意外。如对所用药物过敏，严禁做药物过敏试验并与医生联系，做好标记。

2. 药物过敏试验禁用含碘消毒剂，防止脱碘不彻底或患者对碘过敏，影响对局部反应的观察和结果的误判。

3. 进针角度不宜太大，以免将药液注入皮下，影响药物作用的效果及对局部反应的观察和判断。

4. 拔针后切勿按揉局部，以免影响结果的观察。

5. 药物过敏结果不确定时，可做对照试验：在另一前臂相同部位注射 0.1ml 的生理盐水，20min 后对照观察反应。

6. 药物过敏试验结果，应告知患者及其家属、医生，并记录于病历上。

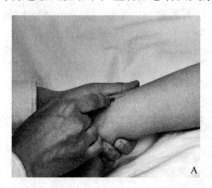 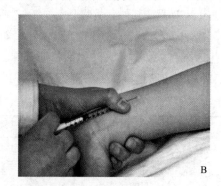

图 11-22　皮内注射

A. 进针；B. 注入药液

（二）皮下注射法

皮下注射法（hypodermic injection，H）是将少量无菌药液或生物制剂注入皮下组织的方法。

【目的】

1. 用于某些不宜经口服给药，又需在短时间内发挥药效的药物治疗，如肾上腺素、胰岛素等药物。适合小剂量及刺激性弱的药物注射，以免吸收不良造成局部硬结、疼痛等反应。

2. 局部给药，如局部麻醉、封闭疗法。

3. 各种疫苗、菌苗的预防接种，如乙肝疫苗等。

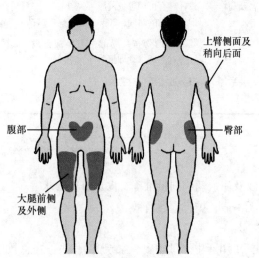

图 11-23　皮下注射部位

【操作程序】

1. 评估

（1）患者病情、治疗情况、意识状态、肢体活动能力，对药物治疗的认知及合作程度。

（2）注射部位皮肤和皮下组织情况。根据注射目的选择部位：常选用上臂三角肌下缘，也可选上臂外侧（中 1/3）、腹部、后背、臀部、大腿前侧及外侧（图 11-23）。

（3）环境是否清洁，光线是否充足。

2. 计划

（1）护士准备：着装整洁，修剪指甲，洗手，戴口罩；熟悉药物的用法及药理作用。

（2）用物准备：基础注射盘；1～2ml 注射

器、5~6号针头；注射卡（根据医嘱准备）；药物（按医嘱准备）；一次性橡胶手套、手消毒液；锐器盒、医疗垃圾桶、生活垃圾桶。

（3）环境准备：清洁、安静，温度适宜，光线充足。

（4）患者准备：了解皮下注射的目的、方法、药物作用、注意事项及配合要点。

3．实施（表11-9）。

表 11-9　皮下注射法

操作流程	操作步骤	要点说明
备药	两人核对医嘱及注射卡，检查药液质量并吸取药液	严格执行查对制度及无菌操作原则
核对解释	携用物至床旁，核对患者床号、姓名，查对无误后，解释操作目的和过程	确认患者，取得合作
选择部位	协助患者取合适的体位，选择并暴露注射部位	避开血管和神经
消毒	用2%碘酊和75%乙醇消毒注射部位皮肤，待干	
再次核对	再次进行核对，无误后排尽空气	确认无误后再注射
进针	左手绷紧皮肤，并持一干棉签，右手以持锥法持注射器，示指固定针栓，针头斜面向上，与皮肤呈30°~40°，快速将针梗的1/2~2/3刺入皮下（图11-24A）	消瘦者或小儿进针角度宜小，或捏起局部组织进针进针角度不宜超过45°，以免刺入肌层切勿将针梗全部刺入，以防从根部衔接处折断
抽回血	右手保持原姿势，松开左手抽动活塞	
推药	如无回血，缓慢、均匀注入药液（图11-24B）	如有回血，应拔针，更换部位重新注射
拔针、核对	注药毕，用干棉签轻压穿刺点，快速拔针后按压片刻。再次核对床号、姓名及药物	
整理	整理用物，协助患者取舒适卧位，并致谢	严格按消毒隔离制度处理用物
记录	密切观察患者用药后全身和局部反应，洗手，记录	

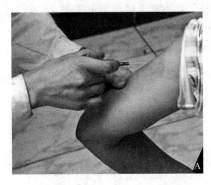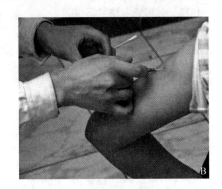

图 11-24　皮下注射

A. 进针；B. 注入药液

11-11 皮下注射法

4．评价

（1）护士操作技术熟练规范，进针深度、选择部位以及注入药物剂量准确，注射部位未出现硬结、感染。

（2）患者理解皮下注射的目的及药物作用相关知识，能积极配合，无不适，护患沟通有效。

【注意事项】

1. 针头刺入角度不宜大于 45°，以免刺入肌层。消瘦者或小儿进针角度宜小，或捏起局部组织进针。

2. 尽量避免应用对局部组织刺激性强或剂量较大的药物做皮下注射。

3. 需要长期皮下注射者，应有计划地更换注射部位，轮流注射，以促进药物充分吸收，利于局部组织的修复。

4. 注射少于 1ml 的药液时，应选择 1ml 注射器，以保证注入药液剂量准确。

（三）肌内注射法

肌内注射法（intramuscular injection，IM）是将一定量的无菌药液注入肌肉组织的方法。人体肌肉组织有着丰富的毛细血管网，自肌内注射的药物通过毛细血管壁到达血液内，吸收较完全而迅速。

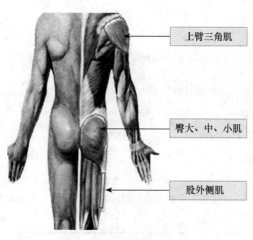

图 11-25　常用肌内注射部位

【目的】

1. 不宜或不能口服或静脉注射，且要求短时间内迅速发挥疗效者。

2. 注射刺激性较强或药量较大的药物，不宜皮下注射者。

【部位】

注射部位一般选择肌肉丰厚且距大血管、神经较远处，避开表面有炎症、瘢痕、损伤等部位。其中最常用的部位为臀大肌，其次为臀中肌、臀小肌、股外侧肌及上臂三角肌（图 11-25）。

1. 臀大肌注射定位法　臀大肌起自髂骨翼外面和骶骨背面，肌束平行斜向外下方止于股骨上部。坐骨神经上部被臀大肌覆盖（图 11-26），注射时要避免

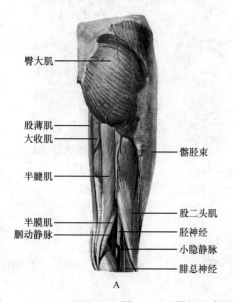

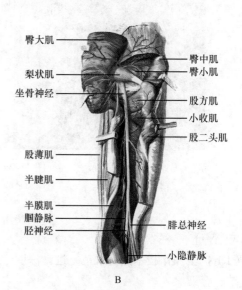

图 11-26　臀部及大腿后面的肌肉、血管和神经

损伤坐骨神经。具体定位方法有以下 2 种。

（1）"十"字法：从臀裂顶点向左或向右划一水平线，然后自髂嵴最高点做一垂线，将一侧臀部分为 4 个象限，其外上象限避开内角（髂后上棘与股骨大转子连线）为注射部位（图 11-27）。

（2）联线法：取髂前上棘与尾骨联线的外上 1/3 处为注射部位（图 11-28）。

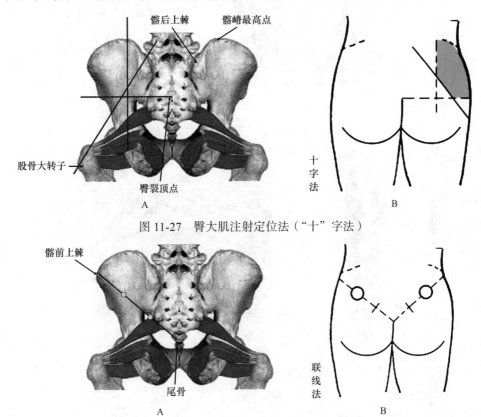

图 11-27 臀大肌注射定位法（"十"字法）

图 11-28 臀大肌注射定位法（联线法）

2. 臀中肌、臀小肌注射定位法 此处血管、神经较少，脂肪组织也较薄，可用于小儿、不能翻身的患者，目前使用日趋广泛。定位方法有以下 2 种。

（1）三横指法：髂前上棘外侧三横指处（以患者自体手指宽度为标准）。

（2）示指、中指定位法：示指尖和中指尖尽量分开，分别置于髂前上棘和髂嵴下缘处，此时示指、中指和髂嵴之间构成一个三角形区域，此区域即为注射部位（图 11-29）。

3. 股外侧肌注射定位法 取大腿中段外侧，膝关节上 10cm，髋关节下 10cm，宽约 7.5cm 的范围（图 11-30）。此处范围较广，较少有大血管、神经干通过，适用于多次注射者。

4. 上臂三角肌注射定位法 上臂外侧，肩峰下 2~3 横指处（图 11-31）。此处肌肉较薄，只能做小剂量注射。

11-12 肌内注射的注射部位

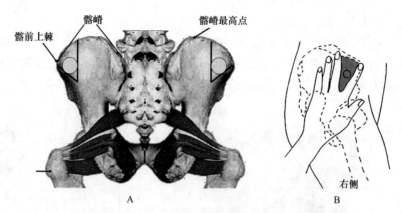

图 11-29 臀中肌、臀小肌注射定位法

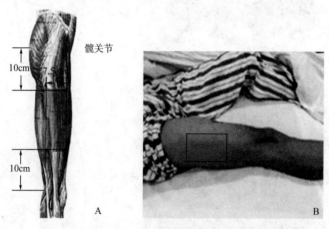

图 11-30 股外侧肌注射定位法

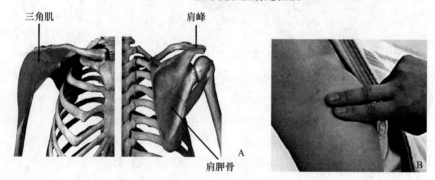

图 11-31 上臂三角肌注射定位法

【操作程序】

1. 评估

（1）患者病情、意识状态、肢体活动能力、治疗情况，对药物治疗的认知及合作程度。

（2）患者注射部位皮肤及肌肉组织状况。

（3）环境是否清洁，光线是否充足。

2. 计划

（1）护士准备：着装整洁，修剪指甲，洗手，戴口罩；熟悉药物的用法及药理作用。

（2）用物准备：选用 2～5mL 注射器，6～7 号针头；药物按医嘱准备；其余同皮下注射法。

（3）环境准备：清洁、安静、温度适宜，光线充足。必要时，以屏风或围帘遮挡。

（4）患者准备：了解肌内注射的目的、方法、药物的作用、注意事项及配合要点。为了使注射部位肌肉放松，减轻疼痛与不适，肌内注射时患者可采用以下体位。

1）侧卧位：上腿伸直，下腿稍弯曲，使注射一侧臀部肌肉放松。

2）俯卧位：足尖相对，足跟分开，头偏向一侧。

3）仰卧位：自然平卧，肌肉放松。常用于危重及不能翻身的患者，采用臀中、小肌注射较为方便。

4）坐位：为门诊患者接受注射时常用的体位。可供上臂三角肌或臀部肌内注射，如为后者，患者坐的位置要稍高一些，便于操作。

3. 实施（表 11-10）。

表 11-10　肌内注射法

操作流程	操作步骤	要点说明
备药	两人核对医嘱及注射卡，检查药液质量并吸取药液	严格执行查对制度及无菌操作原则
核对解释	携用物至床旁，核对患者床号、姓名，查对无误后，解释操作目的和过程	确认患者，取得合作
选择部位	协助患者取合适的体位，选择并暴露注射部位	必要时遮挡，保护患者隐私 定位要准确，避免损伤血管和神经
消毒	常规消毒注射部位皮肤，待干	消毒范围在 5cm 以上
再次核对、排气	再次进行核对，无误后，排尽空气	
进针	左手持一干棉签，绷紧皮肤，右手握笔式持注射器，中指固定针栓，针头与皮肤呈 90°，将针梗的 1/2～2/3 快速刺入肌内（图 11-32A）	切勿将针梗全部刺入，以防从根部衔接处折断 消瘦者及小儿进针深度酌减
抽回血	右手中指固定针栓，松开左手抽动活塞	
注入药液	如无回血，则缓慢、均匀注入药液（图 11-32B）	如有回血，应拔针更换部位重新注射 分散患者注意力，以减轻注射引起的紧张和疼痛
拔针	注药毕，用干棉签轻压穿刺点，快速拔针后按压片刻，再次核对床号、姓名及药物	按压至不出血为止
整理	清理用物，协助患者取舒适卧位，并致谢。	严格按消毒隔离制度处理用物
记录	密切观察患者用药后全身和局部反应，洗手，记录	

11-13 如何实施肌内注射

4. 评价

（1）护士操作技术熟练，进针深度、选择部位以及注入药物剂量准确，能按无痛注射法进行操作。

（2）护士无菌观念强，注射部位未出现感染。

（3）患者理解肌内注射的目的及药物作用的相关知识，积极配合，护患沟通有效。

【注意事项】

1. 2 岁以下婴幼儿不宜选用臀大肌注射。因为婴幼儿在独立行走之前，臀部肌肉发育不完

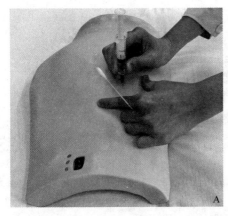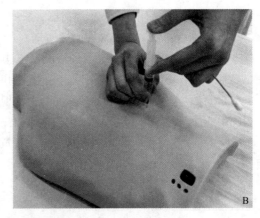

图 11-32　肌内注射

A. 进针；B. 注入药液

善，进行臀大肌注射时有损伤坐骨神经的危险，一般应选择臀中、小肌注射。

2. 两种药物同时注射时，注意配伍禁忌。

3. 需长期肌内注射者，应经常更换注射部位，选用细长针头，并注意观察局部对药物的吸收情况。如吸收差，有硬结者可做局部热敷、理疗等处理。

4. 勿将针梗全部刺入，以免发生断针。若针梗折断，应先稳定患者情绪，嘱患者保持原体位不动，防止断针移动，迅速用无菌血管钳取出断针。如断端全部埋入肌肉内，应速请外科处理。

（四）静脉注射法

静脉注射法（intravenous injection，IV）是指将一定量无菌药液注入静脉的方法。药液直接进入血液循环，是除动脉注射外发挥药效最快的给药方法。

【目的】

1. 药物不适于口服、皮下或肌内注射，又需迅速发挥药效时。

2. 静脉输液、输血或静脉高营养治疗。

3. 作诊断检查时，由静脉注入造影剂，如肝、肾、胆囊造影检查。

【部位】

一般选择粗、直、弹性好、相对固定的静脉，避开关节及静脉瓣。

1. 四肢浅静脉　上肢常选用手背浅静脉（图 11-33A）及肘部浅静脉（贵要静脉、肘正中静脉、头静脉）（图 11-33B）；下肢常选用大隐静脉、小隐静脉和足背静脉（图 11-34）。

2. 头皮静脉　小儿头皮静脉极为丰富，分支甚多，互相沟通交错成网，且静脉表浅易见，易于固定，方便患儿肢体活动，故患儿静脉注射多采用头皮静脉。临床常用的头皮静脉有：颞浅静脉、额前正中静脉、耳后静脉和枕后静脉。

3. 股静脉　股静脉位于股三角内，髂前上棘和耻骨结节连线的中点稍内侧的下方为股动脉定位，股动脉的内侧 0.5cm 处为股静脉（图 11-35）。护士应熟记股静脉的解剖位置及其与毗邻组织的关系，以防操作时误伤重要的神经和血管。

【操作程序】

1. 评估

（1）患者病情、意识状态、肢体活动能力、治疗情况，对药物治疗的认知及合作程度。

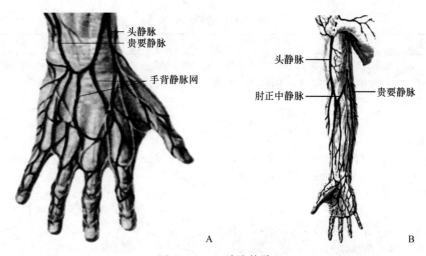

图 11-33　上肢浅静脉

A. 手背静脉网；B. 肘部浅静脉

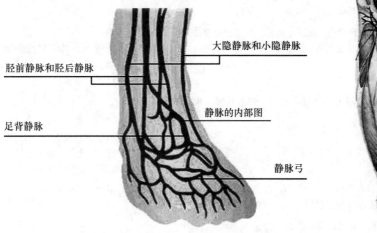

图 11-34　踝部和足部静脉分布

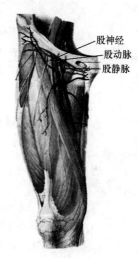

图 11-35　股静脉解剖位置

（2）注射部位的皮肤情况、静脉充盈度和静脉管壁弹性等。

（3）环境是否清洁、光线是否充足。

2. 准备

（1）护士准备：同肌内注射法（除外注射器、针头和药物）。

（2）用物准备：注射器（规格视药量而定）、6～9 号针头或头皮针；止血带、小垫枕和胶布；其余同肌内注射法。

（3）环境准备：同肌内注射法。

（4）患者准备：了解静脉注射的目的、方法、药物作用、注意事项及配合要点。

3. 实施（表 11-11）。

表 11-11　静脉注射法

操作流程	操作步骤	要点说明
备药	两人核对医嘱及注射卡，检查药液质量并吸取药液	严格执行查对制度和无菌操作原则
核对、解释	携用物至床旁，核对患者床号、姓名，查对无误后，解释操作目的和过程	确认患者，取得合作
实施注射		
四肢浅静脉注射		
选择静脉	选择合适的静脉，将小垫枕放于穿刺部位下，在穿刺点上方 6cm 处扎止血带，嘱患者握拳	用手指探明静脉的走向和深浅，选择粗、直、弹性好、易固定的血管，避开关节和静脉瓣 扎止血带使静脉充盈，便于穿刺
消毒	用 2% 碘酊消毒皮肤，75% 乙醇脱碘，待干	
再次核对	再次核对患者、药物，无误后排尽空气	再次确认无误
穿刺	左手绷紧静脉下端皮肤，右手持锥法持注射器，示指固定针栓，针尖斜面向上，与皮肤呈 15°～30°，自静脉的上方或侧方刺入皮下，再沿静脉的走向潜行刺入静脉	有落空感再进少许
推注药液	见回血后进针少许，松开止血带，嘱患者松拳，示指（或胶布）固定针栓，缓慢推注药液（图 11-36）	见回血说明针头已刺入血管内 根据病情及药物性质掌握推药的速度，听取患者主诉，观察注射部位有无隆起、发红及全身异常情况
拔针	注射完毕，用干棉签按压针眼处快速拔针，嘱患者屈肘并按压	以免出血
股静脉注射		常用于患者急救时紧急穿刺，注入药物、加压输液、输血或采集血标本 有出血倾向者不宜股静脉注射
体位	协助患者取仰卧位，两腿伸直、略外展、外旋，必要时在穿刺侧腹股沟下垫一沙袋或软枕	股静脉在股动脉内侧 0.5cm 处
核对、排气	再次核对患者及药物，无误后排气	
消毒	常规消毒局部皮肤及操作者左手示指、中指	
穿刺	左手示指、中指扣及股动脉，右手以持锥法或握笔法持注射器，针头与皮肤呈 45° 或 90°，在股动脉内侧 0.5cm 处刺入，左手抽动活塞，见有暗红色血液，提示进入股静脉	抽出鲜红色血液，提示刺入股动脉，应立即拔针，紧压穿刺点 5～10min，直至不出血为止
推注药液	右手固定注射器，左手推注药物	
拔针	注射完毕，快速拔针，用无菌纱布按压局部 3～5min	加压止血 3～5min，以免出血或形成血肿
再次核对	再次核对患者及药物	三查八对
整理	清理用物，协助患者取舒适卧位，并致谢	
洗手、记录	密切观察患者用药后全身和局部情况，洗手，记录	

4. 评价

（1）护士严格按注射原则进行，操作技术熟练，一次性注射成功，注射部位无渗出、肿胀，未发生感染。

（2）能分析静脉注射失败的常见原因，并行相应处理。根据患者情况提高静脉穿刺成功率。

（3）患者理解静脉注射的目的及药物作用的相关知识，积极配合，护患沟通有效。

【注意事项】

1. 严格执行查对制度、无菌操作原则和消毒隔离原则。

2. 根据患者的病情、年龄和药物的性质，掌握推注药物的速度，并注意倾听患者的主诉，观察局部情况及病情变化。

3. 需长期静脉注射者，要有计划地使用和保护静脉，应由小到大，由远心端向近心端选择静脉。

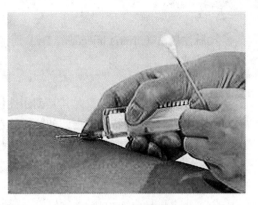

图 11-36 推注药液

4. 注射对组织有强烈刺激性的药物时，应另备装有生理盐水的注射器和头皮针，先用生理盐水注射器穿刺成功后，确认针头在静脉内后，再更换吸有药物的注射器进行注射，防止药物溢出血管外而造成组织坏死。

5. 股静脉穿刺时，如抽出鲜红色血液，则提示针头刺入股动脉，应立即拔出针头，用无菌纱布紧压穿刺处 5～10min，直至不出血。

【静脉穿刺常见的失败原因及处理措施】

1. 针头刺入静脉过少（过浅）　针头未刺入血管。表现为抽吸无回血，推注药液后局部隆起，患者有痛感。此时，应沿静脉走向再进针，见回血再进针少许。

2. 针头未完全进入血管（较浅）　针头斜面一半在血管内，一半在血管外，抽吸虽有回血，但推药时部分药液溢出至皮下，局部肿胀并有痛感。此时，应沿静脉走向再进针少许，试抽有回血，患者无疼痛感，方可注药。

3. 针头刺破对侧血管壁（较深）　针头刺入较深，针头斜面一半穿破对侧血管壁，部分药物溢出至深部组织，抽吸有回血，推注少量药液时局部可无隆起，但患者有痛感。此时应拔出针头，重新选择血管穿刺。

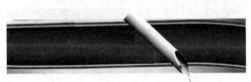

图 11-37 针头刺破血管下壁

4. 针头刺破血管下壁进入深层组织（过深）　抽吸无回血，注入少量药物后局部无隆起，主诉疼痛（图 11-37）。此时应拔出针头，重新选择血管穿刺。

【特殊患者静脉穿刺要点】

1. 肥胖患者　肥胖者皮下脂肪较厚，静脉较深，难以寻找，但相对固定。注射前先摸清血管走向，然后由静脉上方进针，进针角度稍加大（30°～40°）。

2. 水肿患者　水肿患者皮下组织积液，静脉难以辨识。注射前可沿静脉解剖位置，用手按揉局部，以暂时驱散皮下水分，使静脉充分显露后再行穿刺。

3. 脱水患者　脱水患者血管充盈不良，穿刺困难。注射前，可在局部从远心端向近心端方向反复推揉、按摩，或局部热敷，待静脉充盈后再穿刺。

4. 老年患者　老年人皮下脂肪较少，血管易滑动且脆性大，针头难以刺入静脉或易穿破血管对侧。注射时，可用手指分别固定穿刺段静脉上下两端，在静脉的上方进针，角度稍减小，同时注意穿刺不可过猛，以防血管破裂。

（五）动脉注射法

动脉注射法（arteria injection，IA）是将无菌药液注入动脉的方法，常用股动脉、颈总动脉、锁骨下动脉等。

【目的】

1. 用于抢救重度休克，尤其是创伤性休克患者。

2. 用于施行某些特殊检查，如脑血管造影、下肢动脉造影等。

3. 经动脉注射抗癌药物，作区域性化疗。

【操作程序】

1. 评估

（1）患者病情、意识状态、肢体活动能力、治疗情况，对药物治疗的认知及合作程度。

（2）注射部位的皮肤情况、动脉充盈度和动脉管壁弹性等。

（3）环境是否清洁、光线是否充足。

2. 准备

（1）护士准备：同肌内注射法。

（2）用物准备：基础注射盘、注射器（规格视药量而定）、6～9 号针头或头皮针、止血带、小垫枕、胶布、按医嘱备药，注射卡，其余同静脉注射法。

（3）环境准备：清洁、安静，温度适宜，光线充足。必要时，用屏风遮挡患者。

（4）患者准备：了解动脉注射的目的、方法、药物作用、注意事项及配合要点。

3. 实施（表 11-12）。

表 11-12　动脉注射法

操作流程	操作步骤	要点说明
备药	两人核对医嘱及注射卡，检查药液质量并吸取药液	
核对解释	核对患者床号、姓名、药名、剂量等"八对"内容；解释操作的目的及方法	确认患者，取得合作
取体位	协助患者取适当体位，以股动脉为例：患者平卧，下肢伸直略外展	必要时在腹股沟下垫小垫枕，显露注射部位
消毒皮肤	常规消毒皮肤，直径大于 5cm；常规消毒术者左手示指和中指	
再次核对	再次核对，并排尽空气	
穿刺推药	用左手示指和中指固定所选动脉，另一手持注射器，垂直刺入动脉（股动脉多用）或与动脉走向呈 40° 刺入。见有鲜血涌入注射器时，即以一手固定好穿刺针，同时用另一手以尽可能快的速度推注药液	如为暗红色血液，说明刺入了静脉，应立即拔针，按压至不出血为止
按压拔针	注药完毕迅速拔出针头，局部用无菌纱布按压 5～10min	加压按压 5～10min，以免引起出血
核对	再次核对患者及药物	
整理	清理用物，协助患者取舒适卧位，并致谢	
记录	密切观察患者用药后全身和局部情况，洗手，记录	

4. 评价

（1）护士严格按注射原则进行，操作技术熟练，一次性注射成功，注射部位无渗出、肿胀，未发生感染。

（2）患者理解动脉注射的目的及药物作用的相关知识，积极配合，护患沟通有效。

【注意事项】

1．新生儿不宜选择股动脉注射，进针时易损伤髋关节，多选用桡动脉。

2．凝血功能障碍患者禁忌采用股动脉注射。

第五节　药物过敏试验法

临床上使用某些药物时，常可引起不同程度的过敏反应，甚至发生过敏性休克，如不及时抢救可危及生命。为合理用药，充分发挥药效，防止过敏反应的发生，护士应认真履行如下给药职责：在使用某些过敏药物前，应详细询问"三史"（用药史、过敏史、家族史）；无过敏史还需做药物过敏试验；在做药物过敏试验的过程中，要准确配制药液，熟练掌握操作方法，认真观察反应，正确判断结果，并做好发生过敏反应的抢救准备，熟练掌握抢救技术。

情景导入　　患者，男性，40 岁。诊断为急性肺炎。青霉素过敏试验阴性，遵医嘱肌内注射青霉素 80 万 U，在首次注射 5min 后，患者突然感到胸闷、呼吸气促、面色苍白、口唇发绀、出冷汗，脉细弱，P 120/min，R32/min，BP 70/46mmHg，呼之不应。

请思考：1．该患者发生了什么情况？

2．如何采取急救措施？

3．如何预防该情况的发生？

一、药物过敏反应的特点

药物过敏反应（也称变态反应或超敏反应），属于异常的免疫反应，是抗原抗体相互作用的结果。具有以下特点。

1．仅发生于用药人群中的少数　虽然各种药物引起过敏反应的发生率有高有低，但一般发生于用药人群中的少数人，不具有普遍性。

2．很小剂量即可发生过敏反应　患者一旦对药物过敏，无论剂量大小均可发生过敏反应。此可作为与药物中毒反应相鉴别的重要依据。

3．表现与正常药理反应或毒性反应无关　药物过敏反应是在用法、用量都正常的情况下的不正常反应，其临床表现与正常药理反应或毒性反应无关。

4．一般发生于再次用药过程中　药物过敏反应的发生需要致敏阶段，因此，药物过敏反应通常在再次用药后发病。

5．过敏的发生与体质有关　是对某些药物"质"的过敏，而非"量"的中毒。即对某药过敏的人，任何制剂、任何剂量、任何给药途径，均可发生过敏反应。

二、常用药物过敏试验法

（一）青霉素过敏试验

青霉素属 β- 内酰胺类抗生素，是目前常用的抗生素之一，具有疗效高、毒性低，但易发生过敏反应的特点。其过敏反应发生率在各种抗生素中最高，为 3%～6%。多发生于多次接受青霉素治疗者，偶见初次用药的患者。对青霉素过敏的人接触该药后，任何年龄、给药途径、剂量、制剂均可发生过敏反应。因此，在使用各种剂型的青霉素之前都应先做过敏试验，试验结果阴性方可给药。此外，半合成青霉素（如阿莫西林、氨苄西林、羟苄西林等）与青霉素之间有交叉过敏反应，用药前同样要做皮肤过敏试验。

1. **青霉素过敏反应的机制** 青霉素本身不具有免疫原性，其制剂中所含的高分子聚合物及其降解产物（如青霉烯酸、青霉噻唑酸等）作为半抗原进入人体后，可与蛋白质、多糖及多肽类结合而成为全抗原，刺激机体产生特异性抗体 IgE。IgE 黏附于皮肤、鼻、咽、声带、支气管黏膜下微血管周围的肥大细胞及血液中的嗜碱性粒细胞表面，使机体呈致敏状态。当具有过敏体质的人再次接触该抗原后，该抗原即与人体内的特异性抗体（IgE）结合，发生抗原-抗体反应，导致细胞破裂，释放组胺、缓激肽、5-羟色胺等血管活性物质，这些物质作用于效应器官，使平滑肌痉挛、微血管扩张、毛细血管通透性增高、腺体分泌增多，从而产生过敏反应的一系列临床表现（图 11-38）。

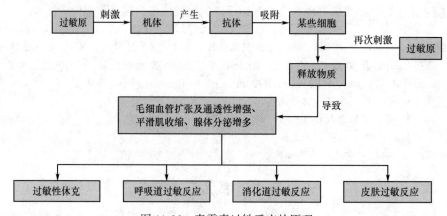

图 11-38 青霉素过敏反应的原理

青霉素 G 溶液的效价在室温下可迅速降低，放置 2h 可降低 50%，青霉素 G 分子在水溶液中很快经过分子重排而成为青霉烯酸，青霉烯酸可与人体蛋白结合成青霉烯酸蛋白和青霉噻唑蛋白而成为全抗原。青霉烯酸随着温度和时间的延长而逐渐增加。因此临床应用青霉素 G 时应现用现配，不宜放置过久，以防止或减少过敏性反应的发生。

2. **青霉素过敏反应的临床表现** 青霉素过敏反应的临床表现多种多样，涉及皮肤、呼吸、循环、中枢神经、消化等系统，但最严重的表现为过敏性休克。

（1）过敏性休克（anaphylactic shock）：属于 I 型变态反应，是过敏反应中最严重的一种，发生率为（5～10）/万，发生迅猛，可因抢救不及时而死于严重的呼吸困难和循环衰竭。多在用药后 5～20min 内发生，有的甚至在注射药物后数秒内闪电式发生，既可发生于皮内试验过程中，也可发生于初次注射时（皮内试验结果阴性），极少数发生于连续用药的过程中，主要表现如下。

1）呼吸道阻塞症状：因喉头水肿、支气管痉挛、肺水肿，可引起胸闷、气促、哮喘、发绀、呼吸困难、喉头阻塞，伴濒死感。

2）循环衰竭症状：因周围血管扩张及通透性增加，导致有效循环血容量不足，而表现为面色苍白、出冷汗、脉细弱、血压下降等表现。

3）中枢神经系统症状：因脑组织缺氧可引起头晕、眼花、面部及四肢麻木、躁动不安、抽搐、意识丧失和大小便失禁等。

4）皮肤过敏症状：表现为皮肤瘙痒、荨麻疹及其他皮疹。

其中，呼吸道症状、皮肤过敏反应是患者最早出现的。因此，护士在给患者青霉素使用时，必须认真观察病情变化，注意倾听患者的主诉。

（2）血清病型反应：一般发生于用药后的 7～14d，临床表现和血清病相似，如皮肤发痒、荨麻疹、发热、关节肿痛、全身淋巴结肿大、腹痛等症状。

（3）各器官或组织的过敏反应

1）皮肤过敏反应：表现为瘙痒、荨麻疹，严重者可发生剥脱性皮炎。

2）呼吸道过敏反应：可引起哮喘或诱发原有哮喘发作。

3）消化系统过敏反应：可引起过敏性紫癜，以腹痛和便血为主要症状。

3. 青霉素过敏性休克的处理　由于青霉素过敏性休克发生迅猛，务必做好预防及急救准备，并在使用过程中密切观察患者的反应，一旦出现过敏性休克，应立即采取以下措施组织抢救。

（1）立即停药，及时就地抢救，协助患者平卧，注意保暖，报告医生。

（2）立即皮下注射 0.1% 盐酸肾上腺素 1ml，患儿酌减。如症状不缓解，可每隔 30 分钟皮下或静脉注射该药 0.5ml，直至脱离危险期。盐酸肾上腺素是抢救过敏性休克的首选药物，具有收缩血管、增加外周阻力、提升血压、兴奋心肌、增加心排出量及松弛支气管平滑肌等作用。

（3）纠正缺氧、改善呼吸：立即给予氧气吸入，改善缺氧症状。呼吸受抑制时，应立即进行人工呼吸，并遵医嘱肌内注射尼可刹米、洛贝林等呼吸中枢兴奋药。有条件者可插入气管导管，借助人工呼吸机辅助或控制呼吸。喉头水肿导致窒息时，应尽快施行气管切开。

（4）维护循环功能：静脉滴注 10% 葡萄糖溶液或平衡溶液扩充血容量。如血压仍不回升，可按医嘱加入多巴胺、间羟胺等升压药物。心搏骤停者立即进行胸外心脏按压。

（5）抗过敏和纠正酸中毒：根据医嘱，静脉注射地塞米松 5～10mg 或将氢化可的松 200mg 加入 5%～10% 葡萄糖溶液 500ml 内静脉滴注；应用抗组胺类药物，如肌内注射盐酸异丙嗪 25～50mg 或苯海拉明 40mg（抗组胺药物可竞争靶细胞上的组胺受体）；应用纠正酸中毒类药物。

（6）若发生呼吸、心搏骤停，立即进行复苏抢救，如施行体外心脏按压，气管内插管或人工呼吸急救。

（7）密切观察，详细记录：密切观察患者生命体征、神志和尿量等病情变化，注意保暖，做好病情动态记录。不断评价治疗与护理效果，为进一步处置提供依据。

> 11-14 青霉素过敏性休克的临床表现及处理

4. 青霉素过敏反应的预防　青霉素过敏反应，尤其是过敏性休克可危及患者的生命。因此，积极采取预防措施是避免发生过敏反应的关键所在。

（1）用药前必须详细询问三史（用药史、过敏史、家族史），对有青霉素过敏史者禁止做过敏试验；无过敏史者，凡初次用药（使用各种剂型）、停药 3d 后再用者，或使用中更换药物批号时，均须按常规做过敏试验，试验结果阴性方可用药。

（2）正确实施青霉素过敏试验：过敏试验药液的配制、皮内注入剂量及试验结果的判断应正确。

（3）配制试验液或稀释青霉素的 0.9% 氯化钠溶液应专用。

（4）青霉素水溶液极不稳定，放置后除引起效价降低外，还可分解产生各种致敏物质，因此，使用青霉素应现用现配。

（5）试验结果阳性的处理：试验结果为阳性者，禁用青霉素，并在"两单四卡"（即体温单、医嘱单、病历卡、门诊卡、注射卡、床头卡）上醒目地注明"青霉素阳性"，同时告知患者及其家属、医生。

（6）不宜空腹进行过敏试验或药物注射：有的患者因空腹用药晕针、疼痛刺激等，产生头晕眼花、出冷汗、面色苍白、恶心等反应，易与过敏反应相混淆，应注意区别。

（7）加强责任心：必须严格执行查对制度。在做过敏试验前及用药过程中，均须密切观察患者反应，并做好相应的急救准备工作，如盐酸肾上腺素、氧气等。首次注射青霉素者须观察30min 以上，以防迟缓性过敏反应的发生。

（8）不能在同一时间内或同一手臂上做 2 种及以上药物的过敏试验，以免影响结果判断的准确性。

5. 青霉素过敏试验法

【目的】

预防青霉素过敏反应。

【操作程序】

（1）评估

1）患者病情、用药史、过敏史、家族史，是否空腹。

2）患者对药物过敏试验的认识，试验部位皮肤情况、心理反应及合作程度。

（2）计划

1）护士准备：同皮内注射。

2）用物准备：基础注射盘、青霉素、10ml 生理盐水、一次性 1ml 和 5ml 注射器，注射卡，0.1% 盐酸肾上腺素、地塞米松、氧气及其他急救器械。

3）环境准备：同皮内注射。

4）患者准备：患者理解试验目的，不空腹、无青霉素类药物过敏史，有关于皮肤过敏试验的一般知识，能积极配合。

（3）实施

1）试验液配制：以每毫升含 200～500U 的青霉素 G 生理盐水溶液（即 200～500U/ml）为标准，皮内试验剂量 0.1ml（含青霉素 20～50U）。具体配制方法，见表 11-13。临床青霉素 G 的制剂有 40 万 U、80 万 U、160 万 U、400 万 U，下面以每瓶含青霉素 G80 万 U 为例进行配制。

表 11-13　青霉素皮内试验液的配制方法

步骤	青霉素 G	加生理盐水（ml）	药物浓度（U/ml）	要求
溶解溶液	80 万 U/ 瓶	4	20 万	充分溶解
1 次稀释	取上液 0.1ml	至 1	2 万	混匀
2 次稀释	取上液 0.1ml	至 1	2 000	混匀
3 次稀释	取上液 0.1～0.25ml	至 1	200～500	混匀

11-15 青霉素皮试液的配制

2）试验方法：确定患者无青霉素过敏史，于患者前臂掌侧下段内侧皮内注射青霉素皮试液0.1ml（含青霉素 G20～50U），记录时间。20min 后，判断结果并记录。

3）结果判断（图 11-39，彩图 6）：①阴性：皮丘无改变，周围无红肿、无红晕，无自觉症

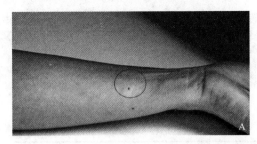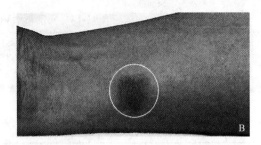

图 11-39　青霉素过敏皮试结果判断

A. 阴性；B. 阳性

状。②阳性：局部皮丘隆起，出现红晕硬块，直径大于 1cm，或红晕周围有伪足，或局部有痒感。严重时，可发生胸闷、气短等过敏症状，甚至出现过敏性休克。

4）记录结果：按要求正确记录试验结果，并记录青霉素的批号。

（4）评价

1）患者明确皮试目的，乐意配合操作。

2）护士严格执行无菌操作和查对制度，操作方法和试验结果判断正确。

3）护患沟通有效，患者有安全感，无不良反应。

【注意事项】

（1）若患者对青霉素过敏则不能做皮试，应和医生取得联系，更换其他药物。

（2）消毒皮肤忌用碘酊，注射部位不可用手按揉，以防影响结果判断。

（3）皮试观察期间嘱患者不要随意离开，如有不适要及时告知医护人员。

（4）如对皮试结果有怀疑，应在对侧前臂皮内注射生理盐水 0.1ml，以作对照。确认青霉素皮试结果为阴性方可用药。使用青霉素治疗过程中，要继续严密观察患者反应。

（二）头孢菌素类药物过敏试验

头孢菌素类药物是一类高效、低毒、广谱的抗生素，因可致过敏反应，故用药前需做皮肤过敏试验。此外，应注意头孢菌素类和青霉素之间可呈现不完全的交叉过敏反应，对青霉素过敏者约有 10%～30% 对头孢菌素过敏，而对头孢菌素过敏者绝大多数对青霉素过敏。以先锋霉素Ⅵ（0.5g/ 瓶）为例介绍过敏试验法。

【目的】

预防头孢菌素过敏反应。

【操作程序】

1. 评估　同青霉素过敏皮内试验法。

2. 计划　同青霉素过敏皮内试验法，药物为头孢菌素。

3. 实施

（1）试验液配制：以每毫升含 500μg 的先锋霉素Ⅵ生理盐水溶液（500μg/ml）为标准，皮内试验的剂量 0.1ml（含 50μg），具体配制方法，见表 11-14。

（2）试验方法：在患者前臂掌侧下段内侧皮内注射先锋霉素Ⅵ皮试液 0.1ml（含 50μg），记录时间。观察 20min 后，判断试验结果并记录。

（3）结果判断和记录：同青霉素过敏皮内试验法。

表 11-14　先锋霉素Ⅵ皮内试验液的配制方法

步骤	先锋霉素Ⅵ	加生理盐水（ml）	药物浓度（mg/ml）	要求
溶解药液	0.5g/瓶	2	250	充分溶解
1 次稀释	取上液 0.2ml	0.8	50	混匀
2 次稀释	取上液 0.1ml	0.9	5	混匀
3 次稀释	取上液 0.1ml	0.9	0.5	混匀

4. 评价

（1）患者明确试验目的及注意事项，并主动配合。

（2）护士严格遵守操作规程，药液配制、试验方法和结果判断正确注意事项。

【注意事项】

1. 凡既往使用头孢菌素类药物发生过敏反应者，不得再做该药的过敏试验。

2. 皮试阴性者，用药后仍有发生过敏反应的可能，故在用药期间应密切观察。如有过敏反应，应立即停药，并通知医生，处理方法同青霉素过敏反应。

3. 头孢菌素类药物可致交叉过敏。凡对某一种头孢菌素过敏者，一般不可再使用其他品种的头孢菌素类药物。

4. 若患者对青霉素类药物过敏，但病情确实需要使用头孢菌素类药物时，要在严密观察下做药物过敏试验，并做好抗过敏性休克的急救准备。青霉素过敏性休克者，绝对禁忌使用头孢菌素。

（三）链霉素过敏试验

链霉素主要对革兰阴性细菌及结核分枝杆菌有较强的抗菌作用，其不良反应以对第Ⅷ对脑神经的损害为多见。链霉素可引起类似于青霉素的过敏反应，其过敏性休克发生率虽较青霉素低，但反应更严重、死亡率更高。故使用链霉素时，必须做药物过敏试验，试验结果阴性方可用药。

【目的】

预防链霉素过敏反应。

【操作程序】

1. 评估　同青霉素过敏皮内试验法。

2. 计划　同青霉素过敏皮内试验法，药物为链霉素。另备，葡萄糖酸钙或氯化钙、新斯的明。

3. 实施

（1）试验液配制：以每毫升含 2 500U 的链霉素生理盐水溶液（2 500U/ml）为标准，皮内试验的剂量 0.1ml（含 250U），具体配制方法，见表 11-15。

表 11-15　链霉素皮内试验液的配制方法

步骤	链霉素	加生理盐水（ml）	药物浓度（U/ml）	要求
溶解药液	100 万 U/ 支	3.5	25 万	充分溶解
1 次稀释	取上液 0.1ml	0.9	2.5 万	混匀
2 次稀释	取上液 0.1ml	0.9	2 500	混匀

（2）试验方法：在患者前臂掌侧下段内侧皮内注射链霉素皮试液 0.1ml（含 250U），记录时

间。20min 后，判断试验结果。

（3）结果判断和记录：同青霉素过敏皮内试验法。

（4）过敏反应的临床表现与急救处理

1）链霉素过敏反应临床较少见，其表现与青霉素过敏反应大致相同。轻者表现为发热、皮疹、荨麻疹，重者可致过敏性休克。链霉素的毒性反应较其过敏反应更常见、更严重，可出现全身麻木、肌肉无力、耳鸣、耳聋和眩晕等症状。

2）急救措施：除采取青霉素过敏反应的抢救措施外，还应静脉注射 10% 葡萄糖酸钙或 5% 氯化钙溶液。由于钙离子可与链霉素络合，从而减轻毒性症状。如出现肌肉无力、呼吸困难，遵医嘱皮下注射新斯的明 0.5～1mg，必要时，给予 0.25mg 静脉注射。

4. 评价

（1）患者明确试验目的及注意事项，并主动配合。

（2）皮试液配制过程正确，剂量准确无误。

（3）注射部位准确，操作规范，试验结果判断正确。

【注意事项】

同青霉素过敏皮内试验法。

（四）破伤风抗毒素过敏试验及脱敏注射法

破伤风抗毒素（tetanus antitoxin，TAT）是一种特异性抗体，能中和患者体液中的破伤风毒素，使机体产生被动免疫。临床上常用于救治破伤风患者，也用于破伤风疾病的预防。TAT 是一种免疫马血清，对人体是异种蛋白，具有抗原性，注射后也容易引起过敏反应。主要表现为发热、速发型或迟缓型血清病，反应一般不严重，但偶尔可见过敏性休克，抢救不及时可导致死亡。因此，在首次使用 TAT 前，必须作过敏试验，或曾用过破伤风抗毒素停用超过 7d 者，如再次使用，还须重做过敏试验。试验结果阴性，方可将所需剂量一次注射完。

【目的】

预防 TAT 过敏反应。

【操作程序】

1. 评估　同青霉素过敏皮内试验法。

2. 计划　同青霉素过敏皮内试验法，药物为 TAT。

3. 实施

（1）试验液配制：以每毫升含 150U 的 TAT 生理盐水溶液（150U/ml）为标准。具体配制方法：取每毫升含 TAT1 500U 的药液 0.1ml，加 0.9% 氯化钠溶液至 1ml 即为标准试验液。

（2）试验方法：皮内注射 TAT 试验液 0.1ml（含 TAT15U），观察 20min 后，判断试验结果并记录。

（3）结果判断

1）阴性：局部皮丘无变化，周围无红肿，全身无异常反应。

2）阳性：局部皮丘红肿硬结，直径大于 1.5cm，红晕直径超过 4cm，有时出现伪足、痒感。全身过敏反应与青霉素过敏反应类似，以血清病型反应多见，偶见过敏性休克。

如试验结果不能确定时，应在另一手的前臂内侧用生理盐水做对照试验。对照试验为阴性者，将需要剂量一次进行肌内注射；对照试验结果为阳性者，应采取脱敏注射。

（4）破伤风抗毒素脱敏注射法：对 TAT 过敏试验阳性患者，可采取小剂量多次脱敏注射疗法。脱敏注射法是将所需要的 TAT 分次少量注入体内。其机制是小量抗原进入人体后，同吸附于肥大细胞或嗜碱性粒细胞上的 IgE 结合，使其逐步释放出少量的组胺等活性物质。不至于使机体出现症状。经过多次小量的反复注射后，可使细胞表面的 IgE 抗体大部分，甚至全部被结合而消耗掉，最后全部注入所需药量时，便不会发生过敏反应。但这种脱敏是暂时的，经过一定时间后，IgE 能再产生，重建致敏状态，以后如再用 TAT，需重做皮内试验，见表 11-16。

表 11-16 破伤风抗毒素脱敏注射法

次数	TAT（ml）	加生理盐水（ml）	注射途径	间隔时间（min）
1	0.1	0.9	肌内注射	20
2	0.2	0.8	肌内注射	20
3	0.3	0.7	肌内注射	20
4	余量	至 1	肌内注射	20

在脱敏注射前应按抢救过敏性休克的需要准备好急救物品，注射过程中应密切观察，如发现患者有气促、发绀、荨麻疹等全身反应或发生过敏性休克时应立即停止注射，并迅速处理。如反应轻微，待反应消退后，酌情增加注射次数，减少每次注射剂量，以达到顺利注入所需药量的目的。

11-16 破伤风抗毒素的过敏试验及脱敏疗法

知识拓展

TAT 替代药品——破伤风人免疫球蛋白（HTIG）

HTIG 是由乙型肝炎疫苗免疫后，再经破伤风类毒素免疫的献血员中采集破伤风抗体效价高的人血浆或血清，经低温乙醇法提取的特异性免疫球蛋白，主要用于预防和治疗破伤风。HTIG 属于同种异体蛋白，一般无禁忌证，使用前不必作过敏试验，可以重复使用，可作为 TAT 的替代药物使用，但药物价格较高。

一旦出现破伤风或可疑症状时，除采用抗生素等综合治疗外，应大剂量使用 HTIG 或 TAT。若对 TAT 过敏，则必须使用 HTIG。治疗的参考剂量为 3000～6000U，可采用多点肌内注射，在尽可能短的时间内注射完毕。临床上在伤肢近端深部肌肉或伤口周围组织分次注射，疗效更佳。

4. 评价
（1）患者明确试验目的及注意事项，并主动配合。
（2）护患沟通有效，患者有安全感，无不良反应。
【注意事项】
同青霉素过敏皮内试验法。
（五）普鲁卡因过敏试验
普鲁卡因是一种常用局部麻醉药，可用作浸润麻醉、传导麻醉、腰椎麻醉及硬膜外麻醉。偶可引起过敏反应。当首次因手术或特殊检查需用普鲁卡因时，须先做皮肤过敏试验，结果阴性才可使用。
【目的】
预防普鲁卡因过敏反应。

【操作程序】

1. 评估 同青霉素过敏皮内试验法。

2. 计划 同青霉素过敏皮内试验法，药物为普鲁卡因。

3. 实施

（1）试验液配制：以 0.25% 普鲁卡因溶液为标准。具体配制方法应根据普鲁卡因原液浓度而异，如为 1% 的普鲁卡因原液，则取 0.25ml 加生理盐水至 1ml 即可；如为 2% 的普鲁卡因原液，则取 0.1ml 加生理盐水至 0.8ml 即配成。

（2）试验方法：取 0.25% 普鲁卡因液 0.1ml 皮内注射。观察 20min 后，判断试验结果并记录。

（3）结果判断和过敏反应的处理：同青霉素过敏反应。

4. 评价

（1）患者明确皮试目的，积极配合。

（2）护患沟通有效，患者有安全感，无不良反应。

【注意事项】

同青霉素过敏皮内试验法。

（六）细胞色素 C 过敏试验

细胞色素 C 是一种细胞呼吸激活剂，常作为组织缺氧治疗的辅助用药，偶见过敏反应发生，用药前须做过敏试验。

【目的】

预防细胞色素 C 过敏反应。

【操作程序】

1. 评估 同青霉素过敏皮内试验法。

2. 计划 同青霉素过敏皮内试验法，药物为细胞色素 C。

3. 实施

（1）试验液配制：以每毫升试验液含细胞色素 C 0.75mg 为标准。取细胞色素 C（每支 2ml 含 15mg）0.1ml，加生理盐水稀释至 1ml（0.75mg/ml）。

（2）试验方法

1）皮内注射法：取细胞色素 C 试验液 0.1ml（含细胞色素 C 0.075mg）皮内注射。观察 20min 后，判断结果。

2）划痕试验法：在前臂掌侧下段内侧，用 75% 乙醇常规消毒皮肤，取细胞色素 C 原液（每毫升含 7.5mg）1 滴，滴于皮肤上，用无菌针头在表皮上划痕两道，长度约为 0.5cm，深度以有微量渗血为度，20min 后判断结果。

（3）试验结果判断：局部发红，直径大于 1cm，有丘疹者为阳性。

（4）过敏反应的处理：同青霉素过敏试验法。

4. 评价 同青霉素过敏皮内试验法。

【注意事项】

同青霉素过敏皮内试验法。

（七）碘过敏试验

临床上常用碘化物造影剂做肾、胆囊、膀胱、心血管、脑血管等造影，此类药物也可发生过敏反应。凡首次用药者应在碘造影前 1~2d 做过敏试验，结果为阴性时方可做碘造影检查。

【目的】

预防碘过敏反应。

【操作程序】

1. 评估　同青霉素过敏皮内试验法。

2. 计划　同青霉素过敏皮内试验法，备含碘药物。

3. 实施

（1）试验方法

1）口服法：检查前 3d 开始口服 5%~10% 碘化钾 5ml，每日 3 次，观察结果。

2）皮内注射法：取碘造影剂 0.1ml 皮内注射。观察 20min 后，判断结果。

3）静脉注射法：取碘造影剂（30% 泛影葡胺）1ml 静脉注射。观察 5~10min 后，判断结果。但必须先皮内试验，阴性后再做静脉试验，两者均阴性，方可造影。

（2）试验结果判断

1）口服法：如出现流泪、流涕、口麻、头晕、心悸、恶心、呕吐、荨麻疹等症状为阳性。

2）皮内注射法：局部有硬块、红肿，直径超过 1cm 为阳性。

3）静脉注射法：如出现恶心、呕吐、手足麻木，血压、脉搏、呼吸和面色改变则为阳性反应。

（3）过敏反应的处理：同青霉素过敏试验法。

4. 评价　同青霉素过敏皮内试验法。

【注意事项】

1. 凡是首次用药者应做碘过敏试验，结果阴性方可行造影检查。造影前须询问患者的用药史，有碘过敏者禁忌用碘造影剂。

2. 各种碘过敏试验并非绝对可靠，少数患者过敏试验虽为阴性，但在注射碘造影剂的过程中仍可发生过敏反应。偶有在过敏试验过程中，即出现过敏性休克，故造影前应做好急救准备，并密切观察，以便需要时及时采取急救措施。

第六节　局部给药技术

局部用药技术是将药物用于机体局部，通过皮肤、黏膜吸收而达到治疗目的，主要包括口腔给药、鼻腔给药、直肠给药、眼部给药、阴道给药、局部皮肤给药和舌下给药等。

一、滴　药　法

【目的】

滴药法（dropping therapy）是指将药物滴注于机体某些体腔内，产生疗效的给药方法。

【操作程序】

1. 评估

（1）患者的年龄、病情、意识状态和局部疾患情况。

（2）患者的心理反应及合作程度。

2. 计划

（1）护士准备：仪表端庄，着装规范，剪指甲，洗手，戴口罩。

（2）患者准备：明确治疗目的、配合方法，取适当体位。

（3）用物准备：无菌眼药滴瓶（内含医嘱用药液）、耳药滴瓶（内含医嘱用滴耳药液）或鼻药滴瓶（内含医嘱用滴鼻药液），消毒棉球或棉签。必要时，备 3% 过氧化氢溶液、纸巾和弯盘。

（4）环境准备：环境安静、整洁，温湿度适宜。

3．实施（表 11-17）。

表 11-17　滴药法

操作流程	操作步骤	要点说明
滴眼药法		
核对解释，取体位	携用物至患者旁，核对床号、姓名，解释目的及操作方法 协助或指导患者取坐位或仰卧位，头稍后仰，眼向上看	确认患者，取得合作
滴入药液	用药前再一次核对患者、药物 一手将患者下眼睑向下牵引，另一手持滴管或滴瓶，手掌根部轻轻置于患者前额上；滴管距离眼睑 1～2cm，将药液 1～2 滴滴入眼下部结膜囊内	若眼药膏和眼药水同用，应先滴眼药水后涂眼药膏
确保疗效	轻轻提起上睑，使药液均匀扩散于眼球表面 以干棉球拭干流出的药液，并嘱患者闭目 2～3min，用棉球紧压泪囊部 1～2min	以免药液经泪道流入鼻腔，经鼻腔黏膜吸收而引起不良反应
取舒适体位	治疗毕，协助患者取舒适卧位，感谢患者合作	
整理、记录	整理用物，洗手、记录	防止交叉感染，记录及时准确
滴耳药法		
核对解释，取体位	携用物至患者旁，核对患者信息，解释目的及操作方法，协助或指导患者取坐位或侧卧位，患侧耳道向上	确认患者，取得合作
清洁耳道	吸净耳道内分泌物。必要时，用 3% 过氧化氢溶液反复清洗至清洁，以棉签拭干	如是软化耵聍，则无需清洁耳道
滴入药液	用药前再一次核对患者及药物，护士一手将患者耳郭向后拉（小儿则向下方牵拉），使耳道变直；另一手持滴瓶，掌根轻置于耳郭旁，将药液 2～3 滴滴入耳道，轻压耳屏，用小棉球塞入外耳道口	避免滴管触及外耳道，污染滴管和药液
确保疗效	嘱患者保持原体位 1～2min，观察有无出现迷路反应，如眩晕、眼球震颤等	迷路反应与药液过凉有关，应注意避免
取舒适卧位	治疗毕，协助患者取舒适卧位，感谢患者合作	
整理、记录	整理用物，洗手、记录	防止交叉感染，记录及时准确
滴鼻药法		
核对解释，取体位	携用物至患者旁，核对患者信息，解释目的及操作方法，协助或指导患者取坐位或卧位，头向后仰，如治疗额窦、上颌窦炎时，则取头后仰并向患侧倾斜	确认患者，取得合作
清洁鼻腔	擤鼻，并以纸巾擦净，解开衣领	

操作流程	操作步骤	要点说明
滴入药液	一手轻轻推鼻尖，以充分显露鼻腔；另一手持滴管距鼻孔约 2cm 处滴入药液 3～5 滴	不可触及鼻孔，以免污染滴管和药液
确保疗效	轻捏鼻翼，使药液均匀分布于鼻腔黏膜，稍停片刻恢复正常体位，用纸巾揩去外流的药液	
取舒适卧位	治疗毕，协助患者取舒适卧位，并致谢	
整理、记录	整理用物，洗手、记录	防止交叉感染，记录及时准确

4. 评价

（1）患者理解治疗的目的，主动配合。

（2）患者感觉舒适，达到治疗目的。

（3）护患有效沟通，患者满意，患者及其家属能参与或经指导后自行完成用药。

【注意事项】

1. 滴眼药法注意事项

（1）注意动作轻柔，滴入药量准确，因角膜感觉敏感，药滴不宜直接滴落在角膜面上。

（2）勿使滴管末端触及睫毛或眼睑缘，以防污染。

（3）注意用棉球紧压泪囊部，以免药液经泪道流入鼻腔后经黏膜吸收而引起全身不良反应。

2. 滴耳药法注意事项

（1）动作轻柔，注意使耳道变直，利于药液流入耳内。

（2）避免滴管触及外耳道，污染滴管及药物。

（3）迷路反应与药液过凉有关，应注意避免。

（4）注意保证准确用药。

3. 滴鼻药法注意事项

（1）注意动作轻柔，滴入药量准确。

（2）如为血管收缩药，连续使用时间不宜超出 3d，以防出现反跳性黏膜充血加剧现象。

二、插入治疗法

【目的】

将栓剂插入体腔，待其缓慢融化而产生药效。常用药物为栓剂，包括直肠栓剂和阴道栓剂。

【操作程序】

1. 评估

（1）患者病情、意识状态、药物性质和局部疾患情况。

（2）患者的心理反应及合作程度。

2. 计划

（1）护士准备：仪表端庄，着装规范，剪指甲，洗手，戴口罩。

（2）患者准备：明确治疗目的、配合方法，取适当体位。

（3）用物准备：直肠栓剂、指套或手套、手纸；阴道栓剂、栓剂置入器或手套和卫生护垫。

（4）环境准备：环境安静、整洁，温湿度适宜，注意遮挡。

3. 实施（表 11-18）。

表 11-18　插入治疗法

操作流程	操作步骤	要点说明
阴道栓剂插入法		
核对解释	携用物至患者旁，核对床号、姓名，解释目的及操作方法，拉下窗帘，用屏风或围帘遮挡	确认患者，取得合作 注意保护患者隐私
插入药物	协助或指导患者取仰卧位，双腿分开，屈膝仰卧于检查床上，支起双腿，利用置入器或戴上手套将阴道栓剂沿阴道下后方向轻轻送入，达到阴道穹窿	也可取截石位 避免污染手指 确定阴道口才可送药，避免误入尿道
确保疗效	嘱患者至少平卧 15min，以利药物扩散至整个阴道组织和利于药物保留、吸收	
取舒适卧位	治疗毕，协助患者取舒适卧位，并告知者使用卫生棉垫，并致谢	避免药物或阴道渗出物污染内裤和床单
整理、记录	整理用物，洗手、记录	防止交叉感染，记录及时准确
直肠栓插入法		
核对、解释	携用物至患者旁，核对床号、姓名，解释目的及操作方法，拉下窗帘或用屏风遮挡	确认患者，取得合作 注意保护患者隐私
插入药物	协助或指导患者取侧卧位，双膝屈曲暴露肛门。戴上指套或手套。嘱患者张口深呼吸，尽量放松；将栓剂插入肛门，用示指将栓剂沿直肠壁向脐部方向送入	必须插至肛门内括约肌以上，到达直肠
确保疗效	嘱患者保持侧卧位 15min，以防药栓滑脱或融化后渗出肛门外	
取舒适卧位	治疗毕，协助患者取舒适卧位，并致谢	不能下床者，将便器、卫生纸、呼叫器放于易取处
整理记录	整理用物，洗手、记录	防止交叉感染，记录及时准确

4. 评价

（1）患者理解治疗的目的，主动配合。

（2）患者感觉舒适，达到治疗目的。

（3）护患有效沟通，患者满意，患者及其家属能参与或经指导后自行完成用药。

【注意事项】

1. 阴道栓剂插入法

（1）注意遮挡患者，保护隐私，维护自尊。

（2）置入栓剂后，嘱患者至少平卧 15min，以利药物扩散至整个阴道组织，利于药物保留、吸收。

（3）避免药物或阴道渗出物弄污内裤，指导患者使用卫生护垫。

（4）嘱咐患者在治疗期间避免房事。

（5）观察用药效果。

2. 直肠栓插入法

（1）注意遮挡患者，保护隐私，维护自尊。

（2）置入栓剂后，嘱患者保持侧卧 15min，以防药物栓滑脱或溶化后渗出肛门外。

（3）观察疗效，若栓剂滑脱出肛门外，应予重新插入。

三、皮肤给药法

【目的】

是将药物涂在皮肤表面，以达到局部治疗作用。皮肤用药的剂型有溶液、油膏、粉剂和糊剂等。

【操作程序】

1. 涂搽药物前，先用温水和中性肥皂清洁皮肤。若为皮炎，则仅用清水清洁即可。

2. 根据药物剂型的不同，采用相应的护理方法。

（1）溶液剂

1）作用：一般为非挥发性药物的水溶液，如 3% 硼酸溶液、利凡诺溶液，有清洁、收敛、消炎的作用，主要用于急性皮炎，伴有大量渗液或脓液者。

2）方法：用治疗巾或橡胶单、中单垫于患处下方，以血管钳夹持沾湿药液的棉球洗抹患部，亦可用湿敷法给药。

（2）糊剂

1）作用：为含有多量粉末的半固体制剂，如氧化锌糊、甲紫糊等，有保护皮损、吸收渗液和消炎等作用，适用于亚急性皮炎，有少量渗液或轻度糜烂者。

2）方法：用棉签将药糊直接涂于患处，药糊不宜涂得太厚，亦可先将糊剂涂在纱布上，然后贴在皮损处，外加包扎。

（3）软膏

1）作用：为药物与适宜基质制成有适当稠度的膏状制剂，如硼酸软膏、硫磺软膏，具有保护、润滑和软化痂皮等作用，一般用于慢性增厚性皮损。

2）方法：用搽药棒或棉签将软膏涂于患处，不必过厚，如为角化过度的皮损，应略加摩擦，除用于溃疡或大片糜烂皮损外，一般不需包扎。

（4）乳膏剂

1）作用：药物与乳剂型基质制成的软膏，分霜剂和脂剂两种，如樟脑霜和尿素脂，具有止痒、保护、消除轻度炎症的作用。

2）方法：用棉签将乳膏剂涂于患处，禁用于渗出较多的急性皮炎。

（5）酊剂

1）作用：具有杀菌、消毒、止痒等作用，适用于慢性皮肤病患者的苔癣样变。

2）方法：用棉签蘸药涂于患处，注意因药物有刺激性，不宜用于有糜烂面的急性皮炎，黏膜以及眼、口的周围。

（6）粉剂

1）作用：为一种或数种药物的极细粉均匀混合制成的干燥粉末样制剂，如滑石粉、痱子粉等，能起到干燥、保护皮肤的作用，适用于急性或亚急性皮炎而无糜烂渗液的皮损。

2）方法：将药粉均匀地扑撒在皮损上。注意粉剂多次使用后常有粉块形成，可用温生理盐水湿润后除去。注意观察用药后局部皮肤反应，并了解患者主观感觉（如痒感是否减轻或消除），动态地评价用药效果。

【注意事项】

（1）清洁皮肤后用药。如有破损，要注意无菌操作。

（2）涂敷药物要根据药物的性质选择适当的用具，不可用手直接涂抹。

（3）使用洗剂要充分摇匀，涂敷油膏时不宜太厚。

（4）注意观察用药后局部皮肤反应，并了解药物疗效。

3．评价

（1）患者理解治疗的目的，能积极主动配合。

（2）患者用药安全、有效，达到治疗目的。

（3）护患有效沟通，患者满意。患者能正确进行各种皮肤用药。

四、舌下给药法

舌下给药法（hypoglossal）是将药物置于舌下，使其自然溶解并通过舌下黏膜被吸收，进而分布于全身的一种给药方法。

药物通过舌下口腔黏膜丰富的毛细血管吸收，可避免胃肠刺激、吸收不全和首过消除作用，且生效快。如目前常用的硝酸甘油片剂，舌下含服一般 2～5min 即可发挥作用，患者心前区压迫感或疼痛感即可减轻或消除。使用时，告知患者将药物放在舌下，让其自然溶解吸收，切不可嚼碎吞下，否则会影响药效。

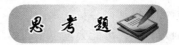

思 考 题

1. 患者，女性，65 岁。因足底被生锈铁钉刺伤到门诊就诊，医嘱皮试后，给予破伤风抗毒素（TAT）15 00U IM。

请问：

（1）护士如何配置 TAT 皮试液？

（2）如何判断皮试结果？

（3）若皮试结果为阳性，应如何处理？

2. 患者，女性，18 岁。因淋雨后感冒，咳嗽，胸痛，入院后诊断为肺炎球菌性肺炎。青霉素皮试阴性后，医嘱：青霉素钠 80 万 U，IM，bid。

请问：

（1）如何解读该医嘱？

（2）患者首次注射后，即出现胸闷、呼吸气促、面色苍白、口唇发绀、出冷汗，脉细弱，P 120/min，R 32/min，BP 70/50mmHg，呼之不应。请问患者发生了什么？

（3）如何对该患者实施护理？

思路解析
考一考

（邓清红）

第12章

静脉输液和输血

📖 学习目标

1. 掌握静脉输液速度与时间的计算和静脉输液的注意事项，常见输液反应的临床表现、预防及护理，静脉输血前的准备工作，静脉输血的注意事项，静脉输血反应的临床表现、预防及护理。

2. 熟悉静脉输液的目的，常用液体的种类及其作用；静脉输血反应的原因，输血的目的、血液制品的种类及适应证。

3. 了解输液微粒污染及其防护，自体输血。

4. 熟练掌握周围静脉输液法，能对常见输液故障及时、正确排除；能正确实施间接输血，具有处理输血反应的能力。

5. 具有良好的护患沟通能力，具有慎独精神，操作规范，关心患者。

静脉输液和输血是临床常用的基本护理操作技术，也是医院治疗疾病、抢救患者的重要手段之一。机体在疾病和创伤时，机体内环境遭到破坏，体液平衡易发生紊乱，如不及时纠正，将导致严重后果。通过静脉输液和输血可以纠正人体因疾病造成的水和电解质紊乱与酸碱平衡失调，恢复内环境稳定状态，增加血容量，维持血压；通过静脉输入药物，达到治疗疾病的目的。在静脉输液和输血过程中，可能会发生不同程度的不良反应。因此，护士必须严格执行操作规程，熟练准确进行操作，密切观察不良反应，切实保证患者输液、输血治疗的安全和有效。

第一节　静脉输液法

情景导入　　　患者，男，35岁。因急性肠胃炎，中度脱水，医嘱给予输液治疗。在输液治疗中，患者出现发冷、寒战、高热，并伴有头痛、恶心。

请思考：1. 患者在输液治疗中发生了什么情况？
　　　　2. 针对这种情况，护士该如何处理？

静脉输液（intravenous infusion）是利用大气压和液体静压形成的输液系统内压高于人体静脉压的原理，将一定量的无菌溶液（药液）由静脉直接输入体内的一种治疗方法。要使无菌溶液（药液）进入体内需具备3个条件：①液体瓶与静脉之间必须存在一定的高度差，即需要具有一定的水柱压；②液体瓶内液面应与大气压相通（除液体软包装袋），使液面受大气压作用；③输液管道通畅，针头不堵塞并确保在静脉血管内。

一、静脉输液的目的

（一）纠正水、电解质和酸碱失衡

常用于各种原因引起的体液丢失、酸碱平衡紊乱者。如某些原因不能进食者、腹泻、频繁剧烈呕吐、大手术后的患者。

（二）补充循环血量，维持血压，改善微循环。

常用于大面积烧伤，各种原因所致大出血、休克等患者。

（三）输入药物，治疗疾病

常用于中毒、各种感染，脑及各种组织水肿，以及各种需经静脉输入药物治疗的患者。

（四）补充营养，供给热能，促进组织修复

常用于各种大手术后、慢性消耗性疾病、昏迷、禁食、口腔疾患等不能由口进食和胃肠道吸收功能障碍的患者。

二、常　用　溶　液

（一）晶体溶液

由于晶体溶液（crystalloid solution）分子量小，在血管内存留时间短，对维持细胞内外水平衡发挥重要作用，对纠正体内的水、电解质失调效果显著。

（二）胶体溶液

由于胶体溶液（colloidal solution）的分子量大，在血管内存留时间长，可以有效维持血浆胶体渗透压，增加血容量，改善微循环，提升血压。

（三）静脉高营养液

高营养液主要供给患者热能，纠正负氮平衡，补充蛋白质、多种维生素和矿物质。

临床常用溶液种类及作用（表 12-1）。

表 12-1　临床常用溶液及作用

种类	分类	溶液	作用
晶体溶液	葡萄糖溶液	5% 葡萄糖注射液	供给水分和热能
		10% 葡萄糖注射液	
	等渗电解质溶液	0.9% 氯化钠注射液	补充水分及电解质，维持体液容量和渗透压平衡
		复方氯化钠注射液（林格等渗溶液）	
		5% 葡萄糖氯化钠注射液	
	碱性溶液	5% 碳酸氢钠注射液	纠正酸中毒，维持酸碱平衡
		1.4% 碳酸氢钠溶液	
		11.2% 碳酸氢钠溶液	
		1.84% 乳酸钠溶液	
	高渗溶液	25%～50% 葡萄糖溶液	利尿、脱水，提高血浆渗透压，消肿、降低颅内压
		20% 甘露醇溶液	
		25% 山梨醇溶液	

续表

种类	分类	溶液	作用
胶体溶液	右旋糖酐	中分子右旋糖酐	提高血浆胶体渗透压，扩充血容量
		低分子右旋糖酐	降低血液黏稠度，预防血栓形成，改善微循环
	代血浆	羟乙基淀粉	输入后可增加血浆胶体渗透压和循环血量。适用于急性大出血的患者
		明胶类代血浆	
	血液制品	5% 白蛋白	提高胶体渗透压，补充蛋白质和抗体，促进组织修复
		血浆蛋白	
静脉高营养液		复方氨基酸	供给热能，维持正氮平衡，补充各种维生素和矿物质
		脂肪乳剂	
		维生素	

12-1 静脉输液常用溶液

三、常用输液部位

静脉输液时，应根据患者的病情缓急、溶液的性质和量、病程长短、年龄、意识状态、体位、即将进行的手术部位等选择静脉输液穿刺部位。同时还应注意：①应尽量避开易活动或凸起的静脉。②穿刺部位应避开皮肤表面有感染、渗出的部位。③禁止使用血管透析的端口或瘘管的端口进行输液。④对于长时间需输液的患者，原则上应先从四肢远心端静脉开始穿刺，逐渐向近心端移动，有计划地选择保护静脉穿刺部位。常用的输液部位如下。

1. 周围静脉　一般成人多选四肢浅表静脉进行输液。上肢常用手背静脉网、贵要静脉、头静脉、肘正中静脉；下肢常用足背静脉网、小隐静脉、大隐静脉。

2. 头皮静脉　通过头皮浅表静脉进行输液，小儿多选此部位。如颞浅静脉、额静脉、耳后静脉及枕静脉。

3. 颈外静脉、锁骨下静脉　需要长期持续输液或需要静脉高营养的患者，多选此部位。

12-2 周围浅静脉

四、静脉输液技术

临床上静脉输液法常采用周围静脉输液法和中心静脉输液法。周围静脉输液法分为密闭式输液法和开放式输液法，目前临床常用的静脉输液法多为密闭式输液法。

（一）密闭式周围静脉输液法

【目的】

同"静脉输液的目的"。

【操作程序】

1. 评估

（1）患者的年龄、病情、意识状态、心肺功能状况。

（2）患者穿刺部位皮肤情况、血管状况及肢体活动度。

（3）输液的目的、药物性质、作用及不良反应。

（4）患者的心理反应、自理能力及合作程度。

2. 计划

（1）工作人员准备：着装整齐，洗手，戴口罩。

（2）患者准备：了解输液的目的、配合要求及注意事项，排空大小便，取舒适体位。

（3）用物准备

1）遵医嘱准备液体及药物，核对无误。

2）治疗车上层：密闭式一次性输液器（图 12-1，图 12-2）、加药用注射器及针头、一次性止血带、一次性无菌棉签、弯盘、开瓶器、输液敷贴或胶布、瓶套、小垫枕、砂轮、手消毒液、治疗巾、输液瓶贴、输液卡、输液执行单。必要时，备夹板、绷带、输液架、输液泵等。

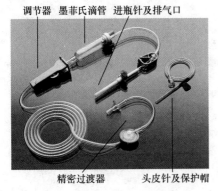

调节器　墨菲氏滴管　进瓶针及排气口

精密过渡器　头皮针及保护帽

图 12-1　一次性使用输液器

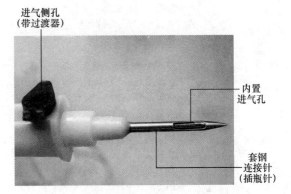

进气侧孔（带过渡器）

内置进气孔

套钢连接针（插瓶针）

图 12-2　"无"通气管输液器内置进气孔

3）治疗车下层：锐器盒、医疗垃圾桶和生活垃圾桶。

（4）环境准备：环境安静、整洁、宽敞，光线适宜，符合无菌操作要求。

3. 实施 （表 12-2）。

表 12-2　密闭式周围静脉输液法

操作流程	操作步骤	要点说明
准备药液	根据医嘱备药	认真执行查对制度
	两人核对输液执行单、输液卡和输液瓶贴	对光检查时间不少于 10s
	检查药液名称、浓度、剂量、有效期、包装、对光检查药液质量，将输液瓶贴倒贴于药液瓶签旁	输液瓶贴不能覆盖原有标签
	启开瓶盖，常规消毒瓶塞，遵医嘱加入所需药物	
	根据病情需要有计划地安排输液顺序	从瓶塞中心点开始至瓶颈螺旋式消毒，注意药物的配伍禁忌
备输液器	检查输液器包装、有效期、质量及头皮针型号，打开包装袋，取出插入端，将输液管的连接针头（瓶塞穿孔器 / 进瓶针）插入瓶塞至针头根部	避免污染大针头及已消毒的瓶塞

操作流程	操作步骤	要点说明
核对、解释	携用物至床旁，核对患者床号、姓名，查看腕带，解释操作目的及配合要点	确认患者，取得合作
挂瓶、排气	再次查对药液无误后，取出输液器，拧紧头皮针，关闭调节器，将输液瓶挂于输液架上。	注意保护头皮针
	护士一手持针翼和调节器，稍抬高滴管下端输液管，另一手倒置茂菲氏滴管并打开调节器开关（或挤捏），使溶液流至滴管 1/2~2/3 满时，倒转滴管（转正），放低滴管下端的输液管（图 12-3），使液体顺输液管缓慢下降至乳头，关闭调节器。	如果下段输液管上部分内有小气泡，可轻弹输液管，使气泡进入茂菲滴管；如果下段输液管下部分内有小气泡，可轻弹输液管的同时将过滤器垂直向上，使气泡进入过滤器
	对光检查滴管下段输液管内无气泡，挂好输液管	排尽空气，防止发生空气栓塞
选择静脉、扎带、消毒	协助患者取舒适卧位，肢体下放止血带、治疗巾和小枕	选择粗、直、富有弹性，避开关节及静脉瓣的血管
	备输液敷贴或胶布	
	在穿刺点上方 6~8cm 处扎止血带（图 12-4）	扎止血带，尾端向上，松紧适宜
	常规消毒皮肤 2 次	消毒范围大于 5cm
核对、排气	再次核对患者床号、姓名、腕带信息，所用药液的药名、浓度剂量、给药时间和给药的方法	操作中查对
	打开调节器再次排气，至有少量药液流出关闭调节器，检查是否排尽空气，确保头皮针、输液管内无气泡	尽量减少药液的浪费
静脉穿刺	取下护针帽，嘱患者握拳，左手绷紧皮肤，右手持针柄，针尖斜面向上，以 15°~30° 从静脉上方或侧方刺入皮下，再沿静脉方向潜行刺入（图 12-5），见回血后放平针头再送入少许	穿刺时避免消毒范围污染
		穿刺后针尖斜面必须全部在血管内
固定、整理	一手拇指固定针柄，另一手松止血带，嘱患者松拳，松调节器（三松），确认液体滴入通畅、患者无不适后，第 1 条胶布固定针柄；第 2 条灭菌输液贴盖住针眼处；第 3 条（或加第 4 条胶布）呈"U"形或"8"字形固定硅胶管	穿刺点处保持无菌
		无菌敷贴应覆盖住穿刺点和裸露在外的针梗部分
	取出止血带、小垫枕	不合作的患者，可使用夹板绷带固定肢体
调节滴速	根据患者的病情、年龄、药物性质等调节滴速或遵医嘱调节（图 12-6）	一般成人 40~60 滴/分，儿童 20~40 滴/分。婴幼儿、年老体弱、心肺功能不良的患者滴速应慢；休克、脱水严重、心肺功能良好的患者滴速可适当加快；一般药液、利尿药输入速度可稍快，升压药物、含钾药物、高渗盐水、刺激性强的药物速度应慢
查对	再次核对患者床号、姓名、腕带信息，所用药液的药名、浓度、剂量、给药时间和给药的方法	操作后查对
宣教、整理	向患者说明所输药物，告知其输液中注意事项	告知患者及家属不可自行调节滴速，若出现溶液不滴、穿刺部位异常或全身有不适等均应及时呼叫
	协助患者取舒适卧位，将呼叫器放于患者易取处，整理床单位。感谢患者配合	

续表

操作流程	操作步骤	要点说明
洗手、记录	洗手，在输液执行单、输液卡和输液瓶贴上记录输液时间、滴速并签名，挂输液卡	
观察反应	每15～30min巡视病房1次	输液中加强巡视，严密观察有无输液反应及输液故障等。耐心听取患者主诉，观察输液部位状况，及时排除输液故障，保证输液通畅
更换药液	核对无误后，常规消毒瓶塞（或撕去瓶口贴），从上一瓶中拔出输液管进瓶针插入下一瓶中，观察输液通畅、滴速适宜，滴管下段输液管无气泡后方可离去。每次换瓶后，及时在输液卡上记录	更换液体时，认真执行查对制度，避免发生差错、事故 严格无菌操作，防止污染 对持续输液超过24h者，应每天更换输液器
拔针、按压	核对患者床号、姓名、腕带信息、所用药液的药名、浓度剂量、给药时间和给药的方法，确认输液结束，向患者解释，撕下胶布，关闭调节器，折叠近针头根部硅胶管以避免回血（图12-7），先轻按穿刺点上方的输液敷贴，快速拔针后按压直至不出血为止（图12-8）	拔针按压时，应拇指指腹沿静脉走向纵向按压针头进皮肤点和进静脉点
整理、记录	分离头皮针，取下输液器和液体瓶 协助患者取舒适卧位，整理床单位，整理用物 洗手，记录	用物按规定分类处理，避免交叉感染

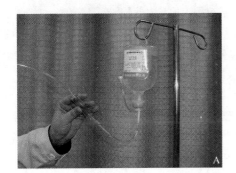
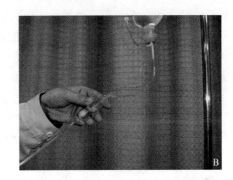

图 12-3 静脉输液排气方法

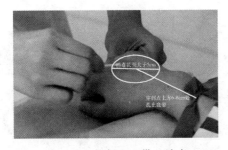

图 12-4 扎紧止血带，消毒

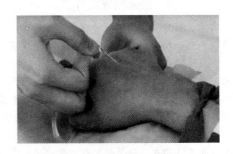

图 12-5 15°～30° 穿刺

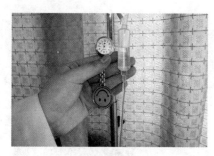

图 12-6　调节滴速

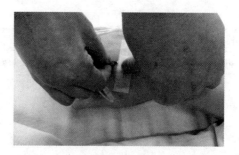

图 12-7　拔针

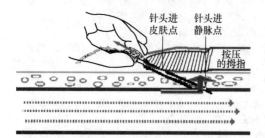

图 12-8　拔针按压进皮肤点和进静脉点

4. 评价

（1）护患沟通有效，患者能主动配合操作，且对服务满意。

（2）操作方法正确，达到目的，无并发症发生。

【注意事项】

1. 严格执行查对制度，严格遵守无菌操作原则。

2. 如需长期输液，注意保护及合理使用静脉，应从远端小静脉开始使用。

3. 根据病情、输液原则、药物性质合理安排输液顺序，加入药物时需注意药物的配伍禁忌。

4. 根据患者的病情、年龄和药物性质调节滴速。对年老体弱、婴幼儿、心肺肾功能不全者及输入高渗药物、含钾药物、血管活性药物者，严格控制滴速。对心肺功能良好者，输液速度可酌情加快；严重脱水、血容量不足等，在病情允许情况下需快速输液。

5. 输液过程中加强巡视。密切观察输液情况，如输液是否通畅、固定是否牢靠，滴速如何，液体剩余量（以便及时接瓶或拔针）；观察输液局部有无肿胀、疼痛，耐心听取患者主诉，判断有无局部及全身的异常表现，及时处理和记录。

6. 输液前，必须排尽输液管及头皮针内的气体，防止空气栓塞；输液过程中，及时更换输液瓶；加压输液时，必须有护士看护，输液完毕及时拔针。

7. 需 24h 连续输液者，应每天更换输液器。

8. 严禁在输液的肢体进行抽血化验或测量血压。

知识链接 1-1

避光输液器材

临床上有许多药物具有特殊的分子结构，在光照下会吸收光能，发生分解、氧化等反应，导致药物成分发生改变，降低或失去应有的疗效，并且会对患者造成严重的不良反应。因此，这些药物在保存和使用中需要全程避光。避光输液器（图 12-9）应运而生，它是用无毒的黑（棕）色硅胶管制成，包括连接管、输液管、滴管、滴速调节器、过滤器及头皮针等，且在连接输液管的滴管和过滤器及头皮针软管处装有可滑动避光罩，方便实用。广泛适用于肿瘤病区、心血管病区、急诊科、ICU等临床各科室。避光注射器和避光延长管作用与之相似。

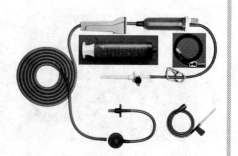

图 12-9　避光输液器、避光注射器和避光延长管

12-3 静脉输液技术评估、准备、实施、拔针及注意事项

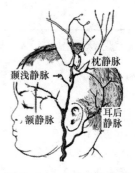

图 12-10　小儿头皮静脉

（二）头皮静脉输液法

小儿头皮静脉丰富，分支较多，互相沟通成网，无静脉瓣，表浅易见，不易滑动，且血液可通过侧支回流，故顺行和逆行进针都不影响回流。再者，头皮静脉穿刺便于患儿保暖和肢体活动，不易拉脱，故为婴幼儿静脉输液首选头皮静脉。临床常选择颞浅静脉、额静脉、耳后静脉和枕静脉（图 12-10）。

表 12-3　小儿头皮静脉与动脉的鉴别

鉴别项目	头皮静脉	头皮动脉
颜色	浅蓝色	皮肤色或粉色
搏动	无	有
血流方向	向心	离心
血管壁	薄，易被压瘪	厚，不易被压瘪
活动度	较固定	易滑动
回血颜色	暗红色	鲜红色
穿刺后表现	无痛苦，回血正常，推药阻力小	痛苦状或尖叫，回血呈冲击状，推药阻力大，局部出现树枝样苍白

【目的】

同"静脉输液的目的"。

【操作程序】

1. 评估

（1）患儿年龄、病情、意识状态。

（2）穿刺部位皮肤及其毛发情况、血管状况。

（3）患儿家属对头皮静脉输液的理解及配合程度。

2. 计划

（1）工作人员准备：着装整齐，洗手，戴口罩。

（2）患儿准备：为婴儿更换尿布，协助幼儿排尿；顺头发方向剃净局部毛发。了解喂奶、水的时间。

（3）用物准备：同密闭式周围静脉输液法，另备 4～5 号头皮针、5～10ml 注射器和 75% 乙醇，按需要抽取 0.9% 氯化钠 5～10ml、备皮用具。

（4）环境准备：病室安静、整洁、温度适宜，符合无菌技术操作要求。

3. 实施（表 12-4）。

表 12-4　小儿头皮静脉输液法

操作流程	操作步骤	要点说明
准备	同密闭式周围静脉输液法	
选择静脉	患儿取舒适体位，助手或家属固定患儿的头部和肢体，操作者位于患儿头端 选择相对粗、直、清晰的血管。酌情剃去局部毛发	常采用侧卧位或平卧位
消毒皮肤	75% 乙醇消毒局部皮肤、待干 备敷贴	消毒范围直径超过 5cm，避免污染
再次核对、排气	再次核对患者及药液 排尽输液管内气体	排液于弯盘内，尽量减少药液的浪费
静脉穿刺、固定	用抽取 0.9% 氯化钠注射液 5 ml 的注射器与头皮针连接、排气，左手拇指、示指固定血管两端，右手持针柄，针尖斜面向上沿静脉方向平行刺入，见回血后再进针少许，注入少量 0.9% 氯化钠液，确认针头在血管内，分离注射器，将头皮针与输液器连接后，打开调节器，见液体通畅后固定	注液过程中要注意约束患儿，防止其抓捏注射部位；要试抽回血，保证针头在血管内
调节滴速	根据患儿的年龄、病情、药物性质调节滴速，或遵医嘱调节	交代患儿家属或年长儿不能随意调节滴速
核对、宣教	核对患者及药液，向患儿家属说明所输药物、告知输液中注意事项（不可自行调节滴速。若出现溶液不滴、穿刺部位异常或其他不适等均应及时呼叫）	
整理、记录	协助患儿取舒适卧位，整理床单位，整理用物 洗手，记录	分类处理用物，避免交叉感染
及时换液	同周围静脉输液法	
拔针按压	同周围静脉输液法	需按压 2～3min（直至不出血为止），切忌边按边揉，防止发生皮下淤血
整理、记录	协助患儿取舒适卧位，整理床单位 按规定分类处理用物 洗手、记录	用物按规定处理，避免交叉感染

4. 评价

（1）家属及年长儿对输液目的充分理解，患儿无输液反应及其他不适。

（2）护士动作轻、稳、准，操作规范。

（3）护患沟通有效，患儿或家属能主动配合。

【注意事项】

1. 注意婴幼儿头皮静脉与动脉的鉴别，切忌误入动脉。

2. 输液前要告知患儿家属：在穿刺前不要喂奶、水，穿刺时患儿口内不可有食物，以免在穿刺过程中患儿因哭闹引起呛咳、窒息等意外；穿刺时约束患儿不可按压胸部，也不可捂住患儿口鼻，并应注意观察患儿，防止在穿刺过程中发生异常。

3. 消毒皮肤时不可使用碘酊消毒。因脱碘不彻底可影响血管的清晰度。

4. 根据病情、年龄、药物性质及治疗要求调节滴速。一般每分钟不超过 20 滴。

5. 输液过程中，注意观察患儿病情变化及输液情况，以便及时发现问题，及时处理。

12-4 头皮静脉输液法

（三）颈外静脉输液法

颈外静脉输液法是临床常用的中心静脉输液法。颈外静脉为颈部最大的浅表静脉，位于颈外侧皮下，行径表浅，位置恒定，易于固定。因此，可用于特殊情况下输液，但不可以多次穿刺，临床上常用医用人体硅胶管插入静脉内。

【目的】

1. 用于长期持续输液，周围静脉穿刺困难者。

2. 用于周围循环衰竭的危重患者，需测中心静脉压（CVP）者。

3. 用于需快速扩充血容量或提高血压者。

4. 用于长期静脉内滴注高渗药物、强刺激性药物或进行静脉内高营养治疗。

【穿刺部位】取下颌角与锁骨上缘中点连线的上 1/3 处的颈外静脉外侧缘为穿刺点（图 12-11）。不可过高或过低，过高因靠近下颌角妨碍操作，过低易损伤锁骨下的胸膜及肺尖。

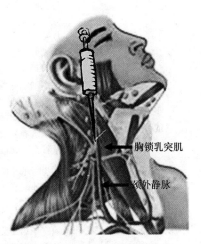

胸锁乳突肌

颈外静脉

图 12-11　颈外静脉穿刺部位

【操作程序】

1. 评估

同密闭式静脉输液法。

2. 计划

（1）工作人员准备：着装整齐，洗手，戴口罩。

（2）患者准备：了解输液的目的、方法、配合要求及注意事项；签署知情同意书。

（3）用物准备

1）无菌穿刺包：内置穿刺针 2 根（长约 6.5cm，内径 2mm，外径 2.6mm）、硅胶管 2 条（长 25～30cm，内径 1.2mm，外径 1.6mm）、注射器、6 号针头 2 个、尖头刀片、镊子、纱布数张、洞巾和弯盘。

2）1% 普鲁卡因注射液、透明敷贴、肝素帽、无菌生理盐水、无菌手套和胶布。

3）其余用物同周围静脉输液法。

（4）环境准备：环境安静、整洁、宽敞，光线适宜，符合无菌操作要求。

3. 实施（表 12-5）

表 12-5　颈外静脉留置输液法

操作流程	操作步骤	要点说明
准备	同密闭式周围静脉输液法	
选择静脉	协助患者去枕仰卧，头偏向对侧，肩下垫一薄枕，使头低肩高，颈部伸展平直	充分暴露穿刺部位，便于穿刺
	操作者站于穿刺部位头侧，选择穿刺点，并正确定位	
消毒皮肤	常规消毒皮肤，范围 15cm×15cm 左右，检查并打开无菌穿刺包，戴手套，铺洞巾	形成无菌区，便于操作

续表

操作流程	操作步骤	要点说明
局部麻醉	助手协助，穿刺者取 5ml 注射器抽吸麻醉剂，在穿刺部位行局部麻醉，用注射器抽吸生理盐水，以平针头连接硅胶管，排出空气	
再次核对	核对患者及药物	认真执行查对制度
穿刺、置管、固定	在穿刺点上刺破皮肤做引导，助手以手指按压颈静脉三角处，使静脉充盈	使静脉充盈，便于穿刺
	穿刺者左手绷紧穿刺点上方皮肤，右手持穿刺针与皮肤呈 45° 进针，进皮肤后成为 25° 沿静脉方向穿刺	
	见回血立即抽出针内芯，用一手拇指堵住针栓孔，另一手持导引钢丝从针孔送入 10cm 左右，同时助手一边抽回血，一边缓慢注入生理盐水，确定导管在血管内后，缓慢退出穿刺针，再次抽回血，注入生理盐水，撤去洞巾，脱手套，连接肝素帽、输液器输液	插管动作要轻柔，避免硅胶管打折。当插入不畅时，可改变插管方向 输液不畅时，要观察硅胶管有无弯曲，是否滑出血管外
	用无菌敷料妥善固定导管，胶布固定头皮针或输液管，在胶布上注明置管时间	固定要牢靠，防止脱出
调节滴速	根据患者的年龄、病情、药物性质调节滴速，或遵医嘱调节	
核对，宣教	再次核对患者及药物，交代注意事项	操作后查对
输液毕封管	输液完毕后，关闭调节器，取下胶布，拔出输液针头，常规消毒肝素帽胶塞，将抽好封管液的注射器针头刺入胶塞内进行正压封管	防止血液凝集在硅胶管内 每天更换穿刺点敷料，常规消毒局部皮肤
再次输液	核对无误，常规消毒肝素帽及其周围皮肤，将输液头皮针插入肝素帽内，打开调节器，调节滴速进行输液	
按压拔针	停止输液时，戴手套，动作轻柔，末端接上注射器，边抽吸边拔管，局部加压数分钟直至无出血，消毒穿刺部位并覆盖无菌纱布，脱手套	防止残留的小血块和空气进入血管
安置患者	协助患者取舒适卧位	
整理、记录	整理床单位 按规定分类处理用物 洗手、记录	用物按规定处理，避免交叉感染

4. 评价　同周围静脉输液法。

【注意事项】

1. 严格无菌技术操作及查对制度。

2. 每日常规消毒穿刺部位并更换敷料。

3. 每天输液前应检查导管是否在血管内。

4. 输液过程中应加强巡视，如发现硅胶管内有回血，应及时推注 0.4% 的枸橼酸钠生理盐水冲注，避免堵塞。若液体滴注不畅，及时检查是否滑出血管外或扭曲。

5. 术后 2～3d，注意有无针孔渗血、渗液；严密观察有无气、血栓及静脉炎等并发症。

（四）静脉留置针输液法

静脉留置针输液法是将留置针（图 12-12）置入静脉血管内保留一段时间，可多次将大量无菌溶液或药物输入静脉的一种输液方法。此法操作简单，能有效保护血管，减轻患者由于反复穿刺而造成的痛苦，利于抢救和治疗，适用于需长期输液、静脉穿刺有困难的患者，目前已在临床广泛使用。

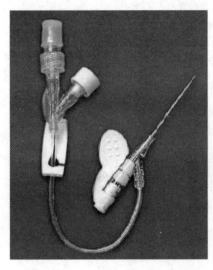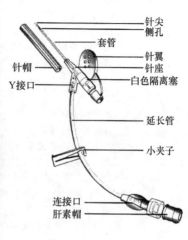

图 12-12　静脉留置针

【目的】

同密闭式周围静脉输液法。

【操作程序】

1. 评估　同密闭式周围静脉输液法。穿刺宜选择粗、直、弹性好、血流丰富、清晰易见、避开关节及静脉瓣的静脉。

2. 计划　同密闭式周围静脉输液法。另备型号合适的静脉留置针及无菌透明敷贴和封管液。

3. 实施（表 12-6）

表 12-6　静脉留置针输液法

操作流程	操作步骤	要点说明
准备	同周围静脉输液法	
连接、排气	再次查对药液无误后，将输液瓶挂于输液架上，检查并打开留置针外包装，显露肝素帽，再将留置针与输液器连接，排尽肝素帽和留置针内空气，关闭调节器，放妥	
选择静脉、扎带、消毒	协助患者取舒适卧位，肢体下放止血带、治疗巾和小垫枕 备透明敷贴和胶布 在穿刺点上方 8～10cm 处扎止血带 常规消毒皮肤（图 12-13）	选择粗、直、富有弹性，避开关节及静脉瓣的血管 扎止血带，尾端向上、松紧适宜 消毒范围大于 8cm×10cm

续表

操作流程	操作步骤	要点说明
核对、排气	再次核对床号、姓名、腕带信息、药物名称、浓度、剂量给药时间和给药方法	操作中查对
	检查针尖和外套管尖端完好，打开调节器再次排气，至有少量药液流出关闭调节器	尽量减少药液的浪费
	对光检查，确保留置针内、输液管内无气泡	
静脉穿刺	旋转松动外套管，使针尖斜面向上，取下针帽，嘱患者握拳，左手绷紧皮肤，右手持针柄，针头与皮肤呈15°～30°进针，见回血放平穿刺针再送入少许后，一手持"Y"接口，一手持针芯，边推进外套管边抽出针芯	避免外套管与针芯粘连 动作熟练，防止针芯损伤血管，确保外套管在血管内 将针芯放入锐器盒内
畅通后固定、整理	一手拇指固定针柄，另一手松止血带，嘱患者松拳，松调节器（"三松"），确认液体滴入通畅、患者无不适后，用透明敷贴密闭式固定留置针，再用胶布将导管固定在皮肤上，使肝素帽高于外套管头端，贴上管道标签，管道标签上注明置管日期、时间及签名（图12-14）	
	取出止血带、小垫枕和治疗巾	
调节滴速	根据患者的病情、年龄、药物性质等调节滴速或遵医嘱调节	
查对	再次核对床号、姓名、腕带信息、药物名称、浓度、剂量给药时间和给药方法	操作后查对
宣教、整理	向患者说明所输药物、告知输液中注意事项	告知患者不可自行调节滴速。在输液过程中若出现溶液不滴、穿刺部位肿胀或其他不适等均应及时呼叫
	将呼叫器放于患者易取处，协助患者取舒适卧位，整理床单位。感谢患者配合	
洗手、记录	洗手，在输液执行单、输液瓶贴、输液卡上记录输液时间、滴速并签名，挂输液卡于输液架上	
观察反应	同周围静脉输液法	
更换药液	同周围静脉输液法	
正压封管	确认患者输液完毕后，实施封管。关闭调节器，取下胶布，将头皮针拔出少许至只留针尖斜面在肝素帽内，将头皮针与输液器分离，连接装有肝素钠封管液的注射器，先以脉冲方式推注2～5ml封管液，再以一手稳妥固定肝素帽，边拔头皮针边推注封管液正压封管。用夹子夹闭留置针硅胶管近针头端	常用封管液：①无菌生理盐水：每次5～10ml。②稀释肝素溶液：10～100U/ml，每次2～5ml 保证正压封管，边退针边推封管液，直至针头完全退出，防止发生血液凝固，阻塞输液通道 若使用可来福接头，则不需封管（因其能维持正压状态）
宣教	完成封管后再次核对，详细告知患者注意事项	注意保护穿刺肢体，避免用力过度、剧烈活动和肢体下垂；不可抓挠敷贴或自行拔针；若穿刺部位出现红、肿、热、痛等不适，输液敷贴打湿或针头脱落请及时应呼叫护士进行处理

续表

操作流程	操作步骤	要点说明
再输液	核对无误，常规消毒肝素帽将准备好的输液器头皮针刺入肝素帽内，用胶布固定，再将装有生理盐水的注射器连接输液头皮针，松开夹子，抽到回血后，推注5～10ml生理盐水冲管，分离注射器，将头皮针与输液器紧密衔接，调节滴速，进行输液	注意无菌操作
停液、拔针	核对床号、姓名、腕带信息及药物，确认输液结束，向患者解释，揭开胶布和无菌透明敷贴，取干棉签，关闭调节器，用无菌干棉签轻压穿刺点上方，迅速拔出留置针，沿静脉走向纵向按压至不出血	告知患者沿静脉走向纵向按压2～3min，直至不出血为止
整理、记录	分离留置针，取下输液器及液体瓶。协助患者取舒适卧位，整理床单位 整理用物 洗手，记录	用物按规定分类处理，避免交叉感染

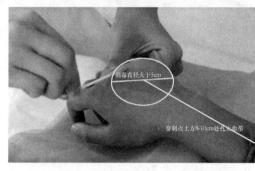

图 12-13　扎止血带位置，消毒直径

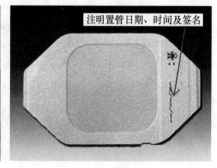

图 12-14　留置针透明固定敷贴

4. 评价

（1）护患沟通有效，患者能主动配合操作，且对服务满意。

（2）操作方法正确，达到目的，无并发症发生。

【注意事项】

1. 使用静脉留置针时，必须严格执行无菌技术操作规程；正确选择留置针，在能满足输液治疗的情况下，用最短、最细的导管留置。

2. 置静脉留置针者应注意保护肢体，不输液时应避免肢体下垂。能够下床活动的患者，避免使用下肢静脉留置，以防止有回血堵塞留置针。

3. 加强巡视，防止发生并发症，如静脉炎、导管堵塞、静脉血栓、液体渗漏及皮下血肿等。如发现穿刺部位有炎症发生则立即停止使用，并拔出留置针，局部做相应处理。每次输液开始和输液完毕均应冲洗留置针，如发现针头已被血凝块堵塞，不可强行冲洗，防止血凝块脱落形成栓塞，应停止使用并拔出留置针。

4. 留置针一般可保留3～5d，最长不超过7d，留置期间密切观察穿刺局部情况和生命体征变化，如有异常及时拔管，并予相应处理。

5. 封管液可选用生理盐水5～10ml或稀释肝素液2～5ml，目前临床也有用正压可来福接头代替肝素帽胶塞，其可不用封管液封管。

知识拓展

外周静脉植入中心静脉置管术（PICC）及其护理

经外周插管的中心静脉导管，也称"外周静脉植入中心静脉置管"（PICC）。PICC 是利用导管从外周前臂的静脉（贵要静脉、肘正中静脉、头静脉）进行穿刺，将导管直达上腔静脉中下 1/3 或锁骨下静脉进行输液的方法。PICC 能减少患者反复穿刺的痛苦，有效提高护理质量及工作效率。常用于外周静脉条件差，需静脉输注高渗性药液、有刺激性药物的治疗，为患者提供中、长期静脉输液治疗。

1. 操作方法　患者取仰卧位，用皮尺测量患者从穿刺部位至上腔静脉的长度，一般为 45～48cm，选择好穿刺部位后，扎止血带，常规消毒，按规程进行 PICC 导管静脉穿刺，根据患者的情况保留导管长度，穿刺完毕后进行 X 线检查，确定在上腔静脉后即可使用（图 12-15）。

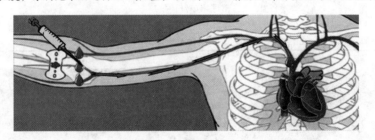

图 12-15　PICC 穿刺部位和置管深度

2. PICC 置管患者的护理

（1）置管术后 24h 内更换贴膜，以后酌情每周更换 1～2 次，更换贴膜时，护士应严格无菌操作并注意观察局部情况，换药时沿导管方向由下而上揭去透明敷料。

（2）输液护理　用 PICC 管输液前后都应抽取生理盐水进行脉冲式冲入，并做到正压封管。输入高黏滞性药物先冲洗干净导管后再接其他液体，可以进行常规加压输液或输液泵输注。经常观察输液的速度，发现流速明显降低时应立即查明原因并妥善处理。

（3）定期检查导管位置，导管头部定位、流通性能及固定情况。

（4）治疗间歇期每周一次对 PICC 导管进行冲洗、更换贴膜、正压接头。

（5）导管留置期间应严密观察患者的情况，若出现局部过敏、导管堵塞、导管漂移或脱出、导管破裂或断裂、导管相关性感染等并发症，应给予相应的处理。

1）局部过敏护理：轻度过敏者可保持局部的干燥，使用通透性更高的贴膜或缩短更换贴膜的时间，口服抗过敏药物等。症状严重者，可静脉注射抗过敏药物。穿刺处改用无菌纱布覆盖，纸胶布固定，每天换药 1 次，观察病情变化。

2）导管堵塞的护理：嘱患者活动一下，检查体位改变是否会影响到输液。观察导管体外部分是否有折叠、扭曲。使用尿激酶清除堵塞，再用 20ml 生理盐水以脉冲方式彻底冲洗导管。可重复几次确保其通畅。行 X 线胸片造影检查，确认导管的位置。

3）导管漂移或脱出护理：用透明敷贴覆盖导管体外部分并用纸胶布妥善固定，每周更换贴膜，防止卷曲、松动，更换贴膜时要自下而上去除，每次观察导管的刻度并记录，导管有部分脱出可采取局部固定，不可将脱出导管再送入血管中。

4）导管破裂或断裂护理：查找损坏点，确定导管种类和规格。更换连接器，修复导管。如果发生断裂，应嘱咐患者绝对卧床休息，重新固定导管。断裂部分游离人体内应尽快定位并取出导管。

5）导管相关感染的护理：①种类。穿刺点局部感染、隧道感染及全身感染。②护理：以预防为主，严格执行无菌操作。a. 局部和隧道感染：采取局部措施，如理疗、热敷等，必要时口服抗生素；b. 全身感染：停止该通道输液，通知医生，血和管尖端细菌培养；拔出导管，全身应用抗生素。

（6）PICC 管到了有效期或患者用药结束、短时间内不需要用药，可以拔管，拔管时要注意管子要完整且前端是完好的，拔管处不通气的贴膜覆盖，告知患者 24h 内不可撕去，3d 内不宜洗澡。

3. 注意事项

（1）PICC 是由持证专科护士完成的中心静脉置管术。

（2）严格遵守操作规程，加强置管后护理，穿刺侧肢体避免剧烈运动和用力过度，避免处于下垂姿势；睡眠时，不要压迫穿刺的血管。

（3）嘱咐患儿不要玩弄 PICC 导管体外部分，以免损伤导管或将导管拉出体外。如导管脱落或拔出后，不可再将导管送回，需专科护士来处理。

（五）静脉给药辅助装置的应用

1. 输液泵　输液泵是指机械或电子的控制装置，它通过作用于输液导管达到控制输液速度的目的。常用于需要严格控制输液量和速度的患者。由于输液泵的定量、定时、输液速度准确、报警功能齐全等优点，在现代急救及危重患者抢救工作中是不可缺少的医疗器械，在临床输液中应用广泛。

（1）输液泵的分类及特点：根据输液泵的控制原理，可将其分为活塞型注射泵和蠕动滚压型输液泵两类。

1）活塞型注射泵（图 12-16）具有输注药液流速平稳、均衡、精确，设备体积小、充电系统好、便于携带的特点。多用于危重患者、心血管疾病患者及患儿的治疗和抢救。

2）蠕动滚压型输液泵（图 12-17）　蠕动滚压型输液泵分为容积控制型（ml/h）和滴数控制型（滴 / 分）两种：①容积控制型输液泵，只测定实际输入的液体量，不受溶液浓度和黏度、导管内径的影响，输入剂量准确。②滴数控制

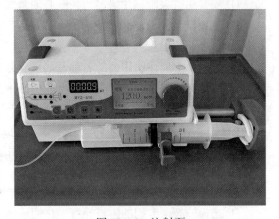

图 12-16　注射泵

型输液泵，利用控制输液的滴数调整输入的液体量，可以准确计算滴数，但因滴数的大小受输注溶液的黏度、导管内径的影响，故输入剂量不够精确。

（2）输液泵的使用

1）注射泵的使用方法

【目的】

精确输注血管活性药物，调节血压、心率，维护循环功能；输注镇静、镇痛等药物，微量给药，流速均匀，以维持药物最佳有效浓度；输注胰岛素，控制血糖水平；输注其他药物，如抗心律失常药等。

【操作方法】

①用注射器抽吸药液，并注明药液名称和浓度。

②连接延长管，排尽空气。

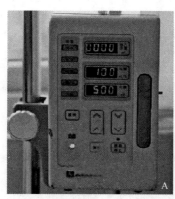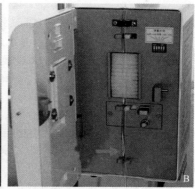

图 12-17 输液泵

A. 输液泵面板；B. 输液泵内部结构

③将注射器安装在注射泵上。

④开机，根据医嘱设定输液总量、流速。

⑤按启动键，微量泵开始工作。

⑥注射结束，按停止键，关闭开关，取下注射器及连接管。擦拭注射泵，放置备用。

【注意事项】

①安装注射泵时，注射器与底座必须紧靠。

②使用微量泵者多为危重患者，应用期间不能随意中断药液，药物尚未用完时提前配好备用，更换时动作迅速。

③注射泵上应注明用药的名称及剂量，并签名，换泵或换药时应更换标签。

④应备好应急电源，以免因断电而中断治疗。

2）输液泵的使用方法

【目的】

准确控制输液速度，使药物速度均匀、用量准确并安全地进入患者体内发生作用。

【操作方法】

输液泵种类很多，其结构、功能和操作方法大致相同。

①选择输液泵专用的输液导管，接通液体，排尽空气，关闭调节器。

②固定输液泵于输液架上，接通电源。

③打开电源，输液泵自检。

④打开输液泵门，安装输液管（按提示方向，嵌入输液泵管道槽内），关闭泵门。松开调节器。

⑤根据医嘱正确设定药液滴速、预定输液量等参数。

⑥将输液器与患者静脉通道连接。

⑦按开始键开始输液，观察输液程序是否正常运行，开启报警开关。再次查对、记录。

⑧当达到设定的预置量时，输液泵会发出警报提示输液已完成，按下停止键，输液泵即可停止输液，将输液针拔出，打开泵门取出导管。

⑨关闭电源，擦拭输液泵，放置备用。

【注意事项】

①正确设定输液速度、预定输液量等参数。每次更换液体时或电源中断时，均应重新设置参数。

② 随时查看输液泵的工作状态，及时排除报警故障，防止液体输入失控。常见报警解除法如下。a. 气泡报警：先关闭静脉通道，打开泵门，排尽气泡，放妥导管，关闭泵门，开放输液通道，启动输液；b. 完成报警：根据需要再设置用量；c. 阻塞报警：常因回血、管道扭曲、过滤器堵塞、调节器未打开等，去除阻塞原因；d. 泵门未关：关闭泵门；e. 电池用尽：装新电池。

③ 正在使用输液泵，若需打开泵门，无论是排气泡、更换导管或撤离输液泵等，需先关闭调节器，严防输液失控。

④ 输液泵须有专人保管，定时检测，长期不用者，每周充电 1 次，以确保性能稳定、输液速度准确。

2. 输液接头　临床输液接头是连接置入患者血管的输液通路（留置针、CVC、PICC 等）与输液器或注射器的必不可少的附加装置。

（1）输液接头的分类：根据输液接头与输液装置连接的方式，分为以下两种：

1）有针连接：20 世纪 70 年代肝素帽开始使用，主要是与钢针进行连接；随着防针刺伤理念的出现，20 世纪 80 年代分隔膜第一代出现，主要与钝针连接。

2）无针连接：随着科学技术的发展出现了无针接头。包括三通（或多通）、机械阀接头和分隔膜接头。机械阀接头又包含正压机械阀接头和普通机械阀接头。

（2）几种输液接头的使用

1）肝素帽的使用：肝素帽（图 12-18）模仿可来福原理对静脉留置针封管，以降低患者的医疗费用，提高护士的工作效率。同时肝素帽与动静脉留置针配套，可多次、反复穿刺供输液、注射药物使用。而应用肝素帽模仿法封管可延长静脉留置针的使用寿命，降低患者的医疗费用。使用时，先消毒肝素帽，再将针头刺入肝素帽内，固定针头（防止拖出），即可输液。输液完毕后，拔出输液器的头皮针，拔针前将封管液（肝素钠液或生理盐水）推入 2～5ml。以边推边退针的方法拔出头皮针。再次输液时，先消毒肝素帽的胶塞，生理盐水进行冲管后，将输液器针头插入肝素帽内，打开调节器调节滴速，开始输液。

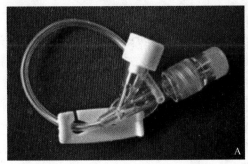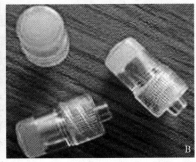

图 12-18　肝素帽

2）无针输液接头的使用：随着患者的安全已经成为全球广泛关注的公共卫生问题，以及护士安全问题的提出，无针输液应运而生。无针输液系统，指设计为可以不需针刺而反复向输液管路输送或抽取液体的一类器械，此系统可实现液体的单向或双向流动，液体的双向流动允许使用者加药或回抽液体。①优点是无针输液接头可以避免使用针头反复穿刺，降低医护人员被刺伤风险；带有正压系统，可以避免血液倒流进入管道造成堵塞，与留置针、PICC、CVC 配合使用最佳；在临床上操作简单，使用方便，可以与注射器、输液器和输血器等连接全封闭输液，减少感染机会。②可来福无针密闭输液接头由外壳、矽质帽及穿刺导管组成（图12-19），有多个通道，可接注射器、输液器和输血器，特别适用于静脉输液的患者使用，如儿童、危重患者、化疗患者、继续抢救的患者以及有水、电解质平衡失调的患者。可来福输液接头的矽质帽保证其内部始终处于无菌状态，使其成为一种密闭的可擦拭的无菌输液系统。拔下注射器时，会自动产生一个正压把连接管内的液体向前推，防止血液反流。目前临床上使用的林华正压无针连接式留置针（图12-20）可将留置针与正压接头完美结合。能产生自动正压，可以用生理盐水代替肝素盐水来冲管（输液完毕以后，用生理盐水冲管，只需匀速旋离注射器，导管前端有向前喷射的一股水柱，这就是自动正压所产生的效果，这种装置区别于简单的输液接头，具有自动的双重正压封管效果）；其内部结构采用了抗菌涂层设计，完全避免了细菌侵入；无针连接设计，一方面避免了针刺伤，保护医护人员，降低医护人员职业风险，另一方面避免钢针反复穿刺肝素帽导致的橡胶微粒污染，确保患者输液安全；螺口设计，既符合国际安全输液标准，同时也符合国内安全输液新标准，体现了医院领先的专业护理水平。③注意加强输液管路、接头的更换及充分冲管，加强手卫生管理，加强输液前的消毒。

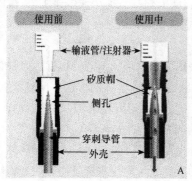
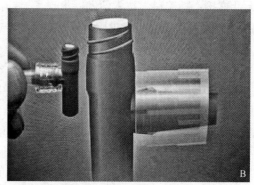

图 12-19　可来福无针密闭输液接头的结构

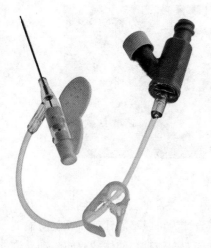

图 12-20　正压无针连接式留置针

3）输液三通（多通）管的使用：在临床工作中，为达到快速治疗的目的，常需要为患者开通两条静脉通道。老年人及反复多次住院的患者，由于血管状态差，短时间多次静脉穿刺不但增加了患者痛苦，还会造成穿刺部位淤血。很多老年患者浅静脉不易做留置针穿刺，又不能做深静脉置管。鉴于此，临床上使用了三通管。使用三通管具有操作方便，可360°旋转，箭头指示流向，转换时不中断液流，不产生涡流，减少血栓形成，使用安全、污染少，封闭式操作，无药液渗漏，一人即可操作等优点。①组成：医用输液三通管（图12-21）是由三通管、单向活瓣和弹性堵头组成，三通管的上、侧端各接有一个单向活瓣，三通管的上端制有单向活瓣的瓣下盖、三通管的侧端制有单向活瓣的瓣上盖，弹性堵头接在下端头。②使用方法：静脉穿刺前分离输液管与头皮针，连接三通管，头皮针与三通管主道连接，三通管的另外两处接口分别与两具输液器乳头处连接，排尽空气后进行穿刺固定好

（图 12-22），根据需要调整好滴速。③注意事项：严格无菌技术操作；要排尽空气；注意药物配伍禁忌（尤其在输血时不得使用三通管）；控制好输液滴速；输液肢体固定好，防止药物外渗；根据实际情况有计划地合理安排输液。

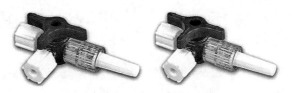

图 12-21　医用输液三通管

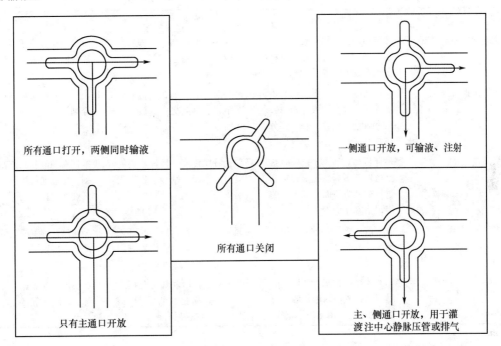

图 12-22　医用输液三通管使用原理

五、输液速度与时间的计算

　　输液过程中，溶液每毫升的滴数称为该输液器的点滴系数（滴 / 毫升）。目前临床常用的有 10 号、15 号、20 号这 3 种型号，以 15 号最为常用。计算时以所使用输液器袋上标明的点滴系数为准。

　　1. 已知输入的液体总量和预计所用输液的时间，计算每分钟滴数，其公式为：

每分钟滴数（滴）＝［液体的总量（ml）× 点滴系数（滴 / 毫升）］/ 预计输液所用时间（min）

　　2. 已知输入液体的总量和每分钟滴数，计算液体输完所需的时间，其公式为：

输液时间（h）＝［液体的总量（ml）× 点滴系数（滴 / 毫升）］/
［每分钟滴数（滴 / 分）× 60（min）］

或者输液所需时间（min）＝［液体的总量（ml）× 点滴系数（滴 / 毫升）］/ 每分钟滴数（滴 / 分）

　　例如：某患者需要输入的液体总量为 2 400ml，每分钟的滴速为 60 滴，所用输液器的点滴系数为 15 滴 / 毫升，请问，需要多少小时可以将液体全部输完？根据公式：

输液时间＝（2 400×15）/（60×60）＝10h

六、常见输液故障及排除方法

（一）溶液不滴

护士发现溶液不滴，首先应排除输液管折叠、扭曲、受压等管道不畅因素。若无上述情况，应考虑并正确处理下列情况（表 12-7）。

表 12-7　静脉输液溶液不滴的常见原因、表现和处理

溶液不滴原因	好发情境	判断依据／表现	处理方法
针尖斜面紧贴血管壁	静脉穿刺过程中拇指按压针翼时太用力；患者在输液过程中改变肢体位置后	局部无肿胀和疼痛，挤捏胶管无阻力、患者无疼痛，放松后有回血	调整针头位置或适当变换输液肢体位置，直到通畅为止
针头滑出血管外	患者活动后，如上厕所或取重物等活动过度；或穿刺时针头进血管不充分，有一部分在血管外	局部肿胀并有疼痛，挤捏胶管有阻力、疼痛更剧烈放松后无回血	拔出针头，另选静脉重新穿刺
针头阻塞	各种原因致输液管内有回血，自行处理不当后凝血；穿刺过程中针头斜面"切下"的组织堵塞针头	局部无肿胀疼痛，挤捏胶管有阻力、疼痛更剧烈放松后无回血	更换针头和静脉，重新穿刺，切忌强行挤压或用溶液冲注针头
压力过低	输液中液体瓶位置过低或患者输液肢体抬得过高	局部无肿胀疼痛，挤捏胶管无阻力、无疼痛，放松后有回血；或已经见到回血	抬高输液瓶位置或放低输液肢体位置
静脉痉挛	穿刺肢体暴露在寒冷环境中的时间过长或输入液体温度过低（如冷藏血液复温不充分）	局部无肿胀，沿静脉可有痉挛性疼痛，挤捏胶管无阻力、无回血，放松后有回血	局部热敷（穿刺点上方静脉）以缓解静脉痉挛

（二）滴管内液面过低

折闭滴管下端输液管，挤压滴管，使液体流入滴管，至所需高度，松手即可（即简易排气法，图 12-23）。

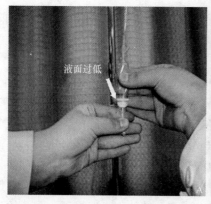
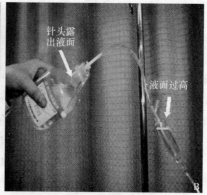

图 12-23　输液器滴管内液面过低和液面过高的处理
A. 液面过低；B. 液面过高

（三）滴管内液面过高

将输液瓶（袋）取下，倾斜或倒转瓶体（袋子），使瓶（袋）内针头露出液面，保持输液

通畅待溶液缓缓流下，至滴管露出液面，见到点滴时，再将输液瓶挂回输液架上继续输液（图 12-24）。

（四）滴管内液面自行下降

若输液的滴管内液面自行下降，首先应检查连接针插入输液袋是否到位；若已经插到位而液面继续下降，则考虑滴管及滴管上端输液管有裂隙所致漏气，应予以更换。

12-7 输液过程中溶液不滴的问题；12-8 输液中墨菲滴管液面异常；12-9 安全输液知识

七、常见输液反应及其防治

临床上在进行静脉输液时，因各种因素的影响，可能出现一些反应。护士在操作过程中必须熟悉各种输液反应的原因，并能及时正确地判断和处理。常见输液反应有发热反应、循环负荷过重、静脉炎、空气栓塞和液体外渗。

（一）发热反应（fever reaction）

1. 原因　发热反应的主要原因为输入致热物质（致热源、死菌、游离的菌体蛋白）。如输液器具灭菌不严，溶液制剂不纯或保管不善变质，护理操作中未执行无菌技术等。

2. 临床表现　患者常于输液中或输液结束后发生发冷、寒战和发热。轻者发热常在 38℃ 左右，严重者体温可高达 40～41℃，并伴有恶心、呕吐、头痛、脉搏细速、周身不适等全身症状。

3. 预防　输液前应认真检查无菌物品的质量、包装有无破损、有效期等。输液时严格执行无菌技术。

4. 护理措施

（1）减慢或停止输液：发热反应轻者，应立即减慢输液速度或停止输液，并通知医生，一般停止输液后数小时内可自行恢复正常。反应较重者，立即停止输液，保存余液和输液器及针头，以备进行微生物检测和药物敏感试验。需继续输液者，应更换液体、输液器和针头等。

（2）密切观察：密切观察体温等生命体征及其他伴随症状。

（3）给予对症处理：寒战者，予以适当增加盖被或给热水袋保暖；高热者，可以使用冰袋、冷敷、乙醇或温水擦浴等物理降温措施。

（4）遵医嘱给予抗过敏药或糖皮质激素等药物治疗。

12-10 输液反应－发热反应

（二）循环负荷过重（circulatory overload reaction）

循环负荷过重也称急性肺水肿（acute pulmonary edema）。

1. 原因　循环负荷过重的主要原因是由于输液速度过快（即短时间内输入过多液体），且输液总量过多，造成患者循环血量急剧增加。尤其是心肺功能不良、年老体弱、儿童患者更容易发生。

2. 临床表现　患者在输液过程中突发呼吸困难、胸闷、气促、咳嗽、咳粉红色泡沫样痰，面色苍白、出冷汗，严重时痰液可从口鼻涌出，听诊双肺满布湿啰音，心率快且律不齐。

3. 预防　严格控制输液速度和总量，一般成人输液速度为 40～60 滴 / 分，儿童输液速度为 20～40 滴 / 分。对于年老体弱、婴幼儿、心肺疾患患者尤需注意。

4. 护理措施

（1）立即停止输液，保留静脉通道以利抢救。通知医生紧急处理，同时安慰患者，减轻其紧张心理。

（2）如果病情允许，立即协助患者取端坐位、双腿垂于床沿，以减少下肢静脉回流；必要时用止血带或血压计袖带适当加压进行四肢静脉轮扎，每5～10分钟放松一侧肢体的止血带，结扎时注意松紧适宜，既要避免阻断动脉血流，又要有效减少静脉回心血量，待症状缓解后，止血带应逐渐解除。另外，从静脉放血200～300ml可直接减轻心脏负担，但须慎用，贫血者应禁用。

（3）吸氧：保持呼吸道通畅的前提下，给予患者高流量氧气吸入（6～8L/min），以提高肺泡内压力，减少肺泡毛细血管渗出液的产生，还能增加氧气弥散。吸氧时湿化瓶内加入20%～30%乙醇溶液，可有效降低肺泡内泡沫的表面张力，促使泡沫消散溶解，有利于肺部的气体交换，缓解缺氧症状。

（4）遵医嘱给予患者强心药、利尿药、扩血管药物、镇静药以及平喘药物。

（5）严密观察患者病情变化，如生命体征、意识和尿量等。

12-11 输液反应－急性肺水肿、静脉炎

（三）静脉炎（phlebitis）

1. 原因　静脉炎是由于长期输入刺激性强、浓度高的药物，静脉内放置刺激性大的塑料导管时间过长而引起局部静脉壁的理化性炎性反应；也可因操作中未严格遵守无菌原则造成的静脉感染。

2. 临床表现　静脉局部疼痛、红、肿、热，沿静脉走向出现条索状红线。有时伴畏寒、发热等全身症状。

3. 预防　严格遵守无菌操作，以避免感染；减少对血管壁的刺激，对血管壁有刺激性的药物应充分稀释后输入，并减慢输液速度；确定针头在血管内方可滴注，避免药物溢出血管外；有计划地更换输液部位，避免在同一部位反复穿刺输液，以保护静脉。

4. 护理措施

（1）立即停止在此外肢体输液，抬高患肢并制动，严禁按摩患处。

（2）局部用50%硫酸镁溶液湿热敷或95%乙醇湿敷，每天2次，每次20分钟。也可以用中药如意金黄散加醋调成糊状后外敷患处，每天2次，连续使用2～3d后即可见效。也可以使用水胶体敷料进行治疗。

（4）超短波理疗，用TDP治疗，每天2次，每次30分钟。

（5）如合并感染，遵医嘱给予抗生素治疗。

（四）空气栓塞（air embolism）

1. 原因　输液导管内未排尽空气；导管连接不紧，有漏气；加压输液、输血时无专人守护；液体输完未及时更换药液或拔针；拔出深静脉导管后，穿刺点封闭不严。

由于上述原因进入静脉的空气，首先被带到右心房，再进入右心室。如空气量少，则被右心室压入肺动脉，并分散到肺小动脉内，最后到毛细血管，因而损害较少；如空气量大，则空气在右心室内将阻塞肺动脉口（图12-24），使血液不能进入肺内进行气体交换，引起严重缺氧而致患者死亡。

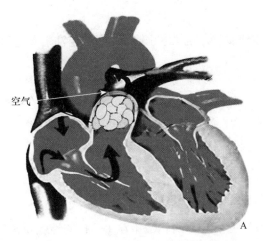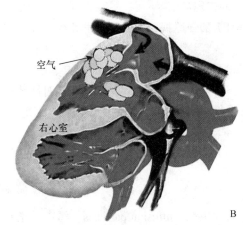

图 12-24 空气栓塞位置

A. 站立位；B. 左侧头低足高位

2. 临床表现 患者有突发性胸闷、胸骨后疼痛、眩晕、血压低，随即出现呼吸困难、严重发绀，有濒死感。听诊心前区常闻及响亮、持续的"水泡音"。心电图有心肌缺血和急性肺心病的改变。

3. 预防 认真检查输液器质量及衔接；静脉穿刺前、更换液体后应确保输液导管中无空气；加强巡视，及时更换液体或发现输液故障及时排除；如需加压输液、输血时，护士应严密观察，专人守护；输液完毕及时拔针。拔除管径较粗且接近胸腔的深静脉导管时，必须立即绝对封闭穿刺点。

4. 护理措施

（1）一旦出现空气栓塞，立即将患者安置于左侧头低足高位，并立即通知医生进行抢救。

（2）该体位有助于气泡向上漂移至右心室的尖部，避开肺动脉入口（图 12-24），随着心脏搏动，空气与血液混合成泡沫，分次小量进入肺动脉内，最后逐渐被吸收，对患者影响较小。

（2）给予患者高流量氧气吸入，提高血氧浓度，纠正缺氧。

（3）有条件者可通过中心静脉导管抽出空气。

（4）严密观察病情变化，及时处理。加强心理护理。

12-12 输液反应－空气栓塞

（五）液体外渗（fuid extravasation）

1. 原因 在输液穿刺时针头刺破血管或输液过程中针头或留置导管滑出血管外，使药物进入了周围组织，而不是进入正常的血管通路。

2. 临床表现 液体外渗时，输液局部皮肤肿胀、疼痛、苍白，液体输入不畅，如药物有腐蚀性或刺激性大，可引起严重的组织坏死。

3. 预防 输液时要选择合适的静脉，根据血管选择合适的头皮针；掌握药物的性能、特点及使用注意事项；刺激性强的药物输液前必须以生理盐水建立静脉通路，确定穿刺成功后，再输注刺激性强的药物；针头固定要牢固，避免移动；减少输液肢体的活动。

4. 护理措施

（1）加强巡视，早发现、早处理。发现液体外渗时，立即停止输液，可接空注射器边回抽边拔针。

（2）局部可封闭治疗。

（3）评估渗出药液的性质，有针对性地选择采用热敷或冷敷的方法，促进静脉回流和渗出液的吸收，减轻疼痛和水肿。也可针对情况采用药物，如 50% 硫酸镁或呋喃西林湿敷。

（4）抬高患肢，避免局部按压。

（5）密切观察，如发现有组织破坏或溃疡时，应考虑手术切除。

八、输液微粒污染及其防护

输液微粒（infusion particles）污染是指在输液过程中，将输液微粒（非代谢性颗粒杂质，具有不溶性，其直径一般为 1～15μm，少数可达 50～300μm）带入人体内，对机体造成严重危害的过程。

（一）输液微粒污染的危害

输液微粒对机体的危害程度取决于微粒大小、性质、形状及堵塞血管的部位、血流阻断程度和机体对微粒的反应。主要包括以下危害。

1. 引起血管栓塞，造成局部堵塞或供血不足，组织缺血、缺氧甚至坏死。

2. 形成血栓和静脉炎，最小毛细血管直径 6～8μm，微粒进入血管会引起血管内壁损伤，血小板黏着，导致血管栓塞和静脉炎。

3. 形成肉芽肿，微粒停留在某一组织中，可引起巨噬细胞增殖，包围微粒形成肉芽肿，从而影响组织的功能。

4. 微粒可造成血小板减少，引起出血。

5. 微粒可引起过敏反应。

6. 微粒可长期停留在体内刺激组织发生变异。

（二）输液微粒的来源

静脉用药中的微粒主要有橡胶微粒、尘埃微粒、玻璃屑、塑料微粒、药物结晶、石棉纤维、碳微粒和脂肪栓等，这些微粒主要来源于以下几个方面。

1. 来自于液体的生产过程　药物生产制作工艺不完善，水、空气、原料的污染等使异物与微粒混入，出厂未严格把关，药物达不到规定的标准。

2. 来自于药物的包装、储存　容器内壁和橡胶塞受药液浸泡时间过长，会腐蚀剥脱形成微粒，时间越长形成的微粒也就越多；药液与容器的接触、撞击等可使微粒大量脱落于液体中。

3. 来自于药物配伍不当　多种药物配伍后微粒数量大幅增加，药物配伍品种数量越多，微粒增加越明显。

4. 来自于临床操作　操作环境不洁净；输液器及加药的注射器不洁净；切割安瓿时未除尘除屑；反复穿刺橡胶塞等均可导致微粒进入液体内，产生输液微粒污染。

（三）预防措施

1. 制剂方面　规范药物和大型输液的生产配置过程，选用优质材料，采用先进技术，提高检验技术，确保药物质量。

2. 注意药物的配伍禁忌　严格控制输液瓶内药品种类，熟悉药物的药理作用、理化性质、配伍禁忌及不良反应，严禁随意配伍。

3. 输液操作方面

（1）规范使用一次性用物：输液器及输血器、注射器等符合质量要求，输液器通气管和输液管有终端过滤器。连续输液者，每 24 小时应更换输液器。

（2）严格遵守操作规程：输入药液现用现配，避免配置后久置，防止污染。规范药液抽吸，割据安瓿后，必须消毒（常用 70% 乙醇）安瓿颈部，安瓿切割痕不超过安瓿颈段的 1/4 周；切忌用镊子等硬物直接敲开安瓿。减少穿刺瓶塞次数，尽量不用过粗的针头加药。

4. 加强对治疗室及病房管理　保持输液操作中的空气净化，有条件可安装空气净化设施或配备超净工作台。

12-13 输液微粒污染知多少

第二节　静脉输血法

情景导入　　患者，男性，48 岁，患十二指肠溃疡，半小时前突然发生呕血，家属立即将患者送入医院，现患者面色苍白，脉搏 120/min，血压 60/46mmHg，医嘱输血 400ml。

请思考：1. 此时给患者输血的目的是什么？

2. 在输血前需要做哪些准备？

静脉输血（blood transfusion）是将全血或成分血通过静脉输入体内的方法。输血是临床急救和治疗疾病的重要措施之一。近年来，随着输血理论与技术的飞速发展，成分输血在临床上应用广泛。国内外把成分输血的临床实际用量作为衡量国家及临床医师掌握与运用现代医学技术水平高低的标准之一。我国卫生部也将成分输血列入评审等级医院的必备条件。护理人员在输血时，应严格查对，减少或避免输血反应，为患者高效、安全输血提供必要保障。

一、静脉输血目的及原则

（一）静脉输血目的

1. 补充血容量　增加有效循环血量，提高血压，增加心排出量，促进血液循环，常用于失血、失液引起的血容量减少或休克患者。

2. 补充血红蛋白　促进携氧功能，常用于贫血患者。

3. 补充血小板和凝血因子　有利于凝血和止血，常用于凝血功能障碍及大出血的患者。

4. 补充抗体、补体及白细胞计数　可增强机体免疫力，提高机体抗感染能力，常用于严重感染患者。

5. 补充血浆蛋白　增加蛋白质，改善营养状况，维持血浆胶体渗透压，减轻组织渗出和水肿，常用于低蛋白血症以及大出血、大手术后患者。

（二）静脉输血原则

1. 输血前必须进行血型鉴定及交叉配血试验。

2. 无论是输全血、还是成分血，原则上均应选用同型血液输注（只有 ABO 血型相同的人才能进行输血）。但在紧急情况下，如无同型血，可用 O 型血输给患者，应限制在 400ml 以内，且应缓慢输入。

3. 若患者需要再次输血，则必须重做交叉配血试验。

二、血液制品的种类

（一）全血

全血（whole blood）是指采集后未经任何加工，而保存备用的血液。分为新鲜血和库存血两类。

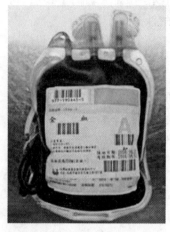

图 12-25　库存血

1. 新鲜血（fresh blood）　基本保留了血液中的原有成分，在 4℃常用抗凝保养液中保存不超过 1 周的血液，常用于血液病患者。

2. 库存血（banked blood）（图 12-25，彩图 7）　主要保留了红细胞和血浆蛋白，在 4℃的冰箱内可冷藏保存 2～3 周。随着保存时间的延长，血小板、凝血因子等破坏较多。同时，由于葡萄糖分解、乳酸增高，pH 值逐渐降低，红、白细胞逐渐破坏，钾离子外溢，酸性增强，大量输入可导致酸中毒和高血钾的发生。常用于各种原因引起的大出血的患者。

（二）成分血

成分血（blood components）（表 12-8）即血液中的各种有效成分，包括红细胞类、白细胞类、血小板类和血浆制品。成分输血是指用物理或化学方法将血液中的各种有效成分分离提纯，制成高浓度、高纯度、低容量的制品，根据患者病情需要输入不同成分的输血方法，也叫血液成分疗法。成分输血的优点主要有针对性强、节约血源、疗效好、副作用少且经济方便等优点，是目前临床常用的方法。

表 12-8　成分血的种类

名称	加工	保存温度	保存时间	适应证
红细胞悬液（CRCs）（图 12-26，彩图 8）	全血离心除去血浆，加入等量红细胞保养液后制成	4℃±2℃	ACD：21d CPD：28d CPDA：35d	用于战地急救及中小手术者
洗涤红细胞（WRC）	全血经离心去除血浆和白细胞，用生理盐水洗涤 3～4 次，再加适量生理盐水后制成	4℃±2℃	24h	用于免疫性溶血性贫血者、脏器移植术后、需反复输血的患者
浓缩红细胞（CRC）	全血经离心或沉淀后去除血浆制成，含有全血的所有细胞成分	4℃±2℃	同 CRCs	用于携氧功能缺陷和血容量正常的贫血患者
少白细胞红细胞（LPRC）	将红细胞离心或过滤后去除白细胞的血液制品	4℃±2℃	24h	用于反复多次输血，发生不明原因发热反应的患者
机器单采浓缩白细胞悬液（GRANS）	用血细胞分离机单采技术，从单一献血者循环血液采集	22℃±2℃	24h	用于粒细胞缺乏伴严重感染者
手工分离浓缩血小板（PC-1）	将全血经低温离心后制成	22℃±2℃	24h（普通袋）或 5d（专用袋制备）	用于血小板减少或功能障碍性出血者
机器单采浓缩血小板（PC-2）（图 12-27，彩图 9）	用血细胞分离机单采技术，从单一献血者循环血液采集	同 PC-1	同 PC-1	同 PC-1

续表

名称	加工	保存温度	保存时间	适应证
新鲜液体血浆（FLP）	采血后 6h 内从全血中分离，含所有凝血因子	4℃±2℃	24h	用于凝血因子缺乏者
新鲜冰冻血浆（FFP）	新鲜全血分离血浆，并冰冻保存	−20℃以下	1 年	用于抗休克和纠正低蛋白血症，可以补充不稳定的凝血因子（Ⅴ、Ⅷ）
普通冰冻血浆（FP）	提取冷沉淀后血浆和全血过期 5d 内分离的血浆以及 FFP 保存 1 年后的血浆	−20℃以下	4 年	同 FFP，可以补充稳定的凝血因子和血浆蛋白
冷沉淀（Cryo）	新鲜冰冻血浆置于 4℃冰箱内待其自然融化，分离出沉淀在血浆中的冷不溶解物质，并冻结而成	−20℃以下	1 年	用于甲型血友病，纤维蛋白原缺乏症

ACD（A，枸橼酸；C，枸橼酸钠；D，葡萄糖）保存液；CPD（C，枸橼酸钠；P，磷酸盐；D，葡萄糖；加入枸橼酸、腺嘌呤）保存液。CPDA 是 CPD- 腺嘌呤

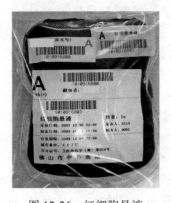
图 12-26　红细胞悬液

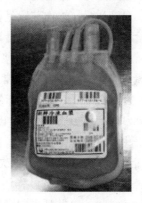
图 12-27　机器单采浓缩血小板

（三）其他血液制品

1. 白蛋白液（albumin）　从血浆中提纯，能提高机体血浆蛋白及胶体渗透压，用于低蛋白血症的患者。

2. 纤维蛋白原（fibrinogen）　用于纤维蛋白缺乏症，弥散性血管内凝血（DIC）患者。

3. 抗血友病球蛋白（anti hemophilia globulin）　用于血友病患者。

知识拓展

成 分 献 血

成分献血是指用血细胞分离机，将采出的全血分离提取所需成分（如血小板、粒细胞或外周血干细胞）后储存起来，再将分离后的血液回输给捐献者。与采集全血不同的是采集时间较长，但献血者恢复较快（如单采血小板的患者间隔 28d 即可再次捐献），临床应用效果好。目前单采成分血正受到越来越多人群的关注和认可，在各地卫生行政部门认可的血液中心即可完成，属于无偿献血的一种形式。

12-14 常用血液制品

三、静脉输血方法

静脉输血方法包括间接静脉输血法和直接静脉输血法 2 种。

【操作程序】

1. 评估

（1）患者的年龄、病情、血型、输血史及有无输血后不良反应。

（2）患者的心理反应及合作程度。

（3）穿刺部位皮肤情况，静脉充盈度及管壁弹性。

2. 计划

（1）工作人员准备：着装整齐，修剪指甲，洗手，戴口罩。

（2）血液制品准备

1）备血：遵医嘱抽取血标本 2ml，与输血申请单一并送往血库，做血型鉴定和交叉相容配血试验。采血时，禁忌同时采集两个患者的血标本，以免发生混淆。

2）取血：根据输血医嘱，凭提血单取血。与血库工作人员共同做好三查八对，三查即查血液制品的有效期、血液质量、输血装置是否完好，八对即核对床号、姓名、住院号、血袋号、血型、交叉配血试验结果、血液种类及剂量。确认无误后，于交叉配血单上签全名后，取回。

正常库存血静置后分两层：上层为血浆，呈淡黄色；下层为血细胞，呈均匀暗红色。两者之间界线清楚、无凝块、无气泡和其他异常物质。若血浆变红、血细胞呈紫红色、两者界线不清者不得使用；若血袋封口不严、破裂、标签模糊或脱落也不得使用。

3）取血后：血液取出后勿剧烈震荡，以免红细胞大量破坏而引起溶血。切勿将血液加温，以免血浆蛋白凝固变性而引起不良反应。如为库存血，在室温下放置 15～20min 后再输入。

4）核对：输血前，需与另一名护士再次核对，确定无误后方可输入。

（3）患者准备：了解输血的目的及作用，能积极配合。输血前，应取得患者或家属的理解并征求同意，签署输血治疗同意书，并将其存入患者病历内。

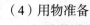

（4）用物准备

1）间接静脉输血法：同密闭式输液法用物，另备输血器（图 12-28）和 0.9% 氯化钠溶液。

2）直接静脉输血法：注射盘内置 50ml 注射器数具（按输血量而定）、3.8% 的枸橼酸钠溶液、血压计袖带、无菌纱布罐、无菌持物镊、棉签和胶布。

（5）环境准备：整洁、安静，光线充足，减少不必要的人员走动。

图 12-28　输血器

3. 实施

（1）间接静脉输血法（表 12-9）

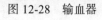

表 12-9　间接静脉输血法

操作流程	操作步骤	要点说明
核对解释	将输血用物携至患者床旁，与另一名护士再次进行三查八对，确定无误后签名；向患者解释输血的目的及注意事项	确认患者，取得合作，严格进行三查八对制度

续表

操作流程	操作步骤	要点说明
建立静脉通道	同密闭式静脉输液法，输入少量生理盐水冲洗管道	尽量选择较大的静脉血管
摇匀血液	以手腕旋转方式，轻轻摇匀血液	避免剧烈震荡
连接血袋输血	戴手套，打开并常规消毒储血袋封口处，将输血器针头从生理盐水瓶内拔出，插入血袋输血接口，缓慢将储血袋挂于输液架上	注意严格无菌操作
调节滴速	开始输入时速度宜慢，不超过 20 滴 / 分，观察 15min 左右，如无不良反应后，再根据年龄和病情调节滴速	成人一般 40～60 滴 / 分，老人、儿童酌减
核对、观察、交代	再次核对血型，观察患者有无不良反应，向患者和家属交代注意事项	输血过程中，必须加强巡视
整理记录	撤去治疗巾，取出止血带，脱手套，整理床单位，洗手、记录	
输生理盐水	待血液即将滴尽时，常规消毒生理盐水瓶塞，输尽后将储血袋内针头拔出，插入生理盐水瓶中，滴入少量生理盐水，直到将输血器内血液全部输入体内	输血前后和输入两袋血之间需要滴注少量生理盐水
输血完毕后处理	及时拔针，整理床单位，将血袋取回至少保存 24h，用物分类处理	以备患者发生输血反应时，查找分析原因
洗手记录	准确记录输血的种类、量和患者输血过程中的反应	准确记录

（2）直接静脉输血法（表 12-10）：指将供血者血液抽出后立即输给患者的方法，常用于患者急需输血及为婴幼儿少量输血时使用。

表 12-10　直接静脉输血法

操作流程	操作步骤	要点说明
准备、核对	供血者和患者卧于相邻病床上，分别暴露一侧肢体，核对两人姓名、血型、交叉配血试验结果，解释	确认患者，取得合作
抽取抗凝剂	用注射器抽取一定量抗凝剂	一般 50ml 血中需加入 3.8% 的枸橼酸钠 5ml
穿刺抽血、输血	由 3 名护士协作，护士甲将血压计袖带缠绕于供血者上臂充气，用准备好的加有抗凝剂的注射器抽取供血者血液；护士乙传递，护士丙将抽出的血液输入受血者体内（即抽血、传递、输注）。如此，连续进行。连续抽血时，不必拔出针头，只需更换注射器，在抽血间歇可放松袖带，并用手指压迫穿刺部位上方静脉，减少出血	压力维持在 13.3kPa（100mmHg）左右注意严格无菌操作，注意从供血者血管内抽血时不可过急过快，应密切观察供血者面色、血压，及时询问有无不适
拔针、整理	输血完闭后，及时拔针，用无菌纱布块按压穿刺点至不出血，整理用物，洗手记录	注意观察有无输血反应

【评价】

（1）护患沟通有效，能满足患者身心需要。

（2）操作方法正确，达到输血目的，患者感觉舒适、安全，无输血反应发生。

【注意事项】

1. 在取血和输血过程中，严格执行无菌操作和查对制度。输血前必须由两名护士按要求逐项查对，避免差错事故发生。

2. 输血前后和输入两袋血之间需要滴注少量生理盐水，以保输血通畅、顺利；避免发生不良反应；防血液浪费。

3. 血制品内不可随意加入其他药品或高渗、低渗溶液，以防血液凝集或溶解。

4. 输血过程中，必须加强巡视，观察有无输血反应，并询问患者有无不适。一旦出现输血反应，应通知医生，及时处理。若发生严重反应，立即停止输血。

5. 严格掌握输血速度，特别是老年人、儿童、心力衰竭等患者。

6. 输血完毕后，血袋应保留 24h，以备患者输血后发生输血反应时，查找分析原因。

7. 输入成分血时，由于剂量少，输注时间短，护士应全程严密监护，以免发生不良反应。

8. 需注意从供血者血管内抽血时不可过急过快，应密切观察供血者面色、血压，及时询问有无不适；为受血者推注血液时也不可过快，应密切观察。

四、输血反应及护理

输血在临床上具有非常重要的意义，但可能诱发免疫反应、传播疾病，甚至危及生命。护士必须对输血过程中的风险和不安全因素进行全面评估和分析，积极采取有效措施处理各种输血反应。

（一）发热反应

发热反应（fever reaction）是最常见的输血反应。

1. 原因　发热反应与输入致热原有关，如血液、保养液、储血袋和输血器等被致热原污染；输血时，违反无菌操作，造成污染；部分患者多次输血后，受血者血液中产生抗白细胞和抗血小板抗体，再次输血发生抗原抗体反应引起。

2. 临床表现　通常在输血过程中或输血后 1～2h 内，出现发热反应。患者开始表现为发冷、寒战，继而出现发热，甚至高热。体温可达 38～41℃，还可以伴有头痛、恶心、呕吐、抽搐等全身症状。

3. 预防　严格管理血制品和输血用具，严格执行无菌操作，有效预防致热原，对多次输血患者密切观察输血后表现。

4. 护理

（1）轻者减慢输血速度，症状可自行缓解；重者立即停止输血，密切观察生命体征及其他相关等病情变化，并及时通知医生。

（2）遵医嘱给予抗过敏药或激素类药物。

（3）对症处理：有畏寒、发冷者，应保暖；高热患者，可给予物理降温。

（4）保留余血和输血装置及时送检，查找反应原因。

（二）过敏反应

过敏反应（anaphylactic reaction）是输血过程中较常见的反应。

1. 原因

（1）患者为过敏体质，对输入的异体蛋白过敏。

（2）输入的血制品中含致敏物质，如供血者采血前服用过可致敏的药物或食物。

（3）患者多次输血，体内产生过敏性抗体。

（4）供血者血液内的变态反应性抗体随血液传给受血者，一旦接触相应抗原，即可发生过敏反应。

2. 临床表现　过敏反应通常发生在输血后期或输血即将结束时，反应程度轻重不一，症状出现越早，反应越严重。轻者表现为皮肤瘙痒、局部或全身荨麻疹，部分患者表现为血管神经性水肿，多见于眼睑、口唇高度水肿；重者表现为喉头水肿、呼吸困难，甚至发生过敏性休克。

3. 预防　加强对供血者的选择和管理，勿选用有过敏史的供血者；在采血前 4h 内，供血者不宜进食高蛋白、高脂肪食物，可摄入少量清淡饮食或糖水；对有过敏史的受血者，在输血前可遵医嘱给予抗过敏药物。

4. 护理

（1）轻者减慢输血速度，重者立即停止输血，保留静脉通道，通知医生。根据医嘱皮下注射盐酸肾上腺素 0.5～1ml 或给予抗过敏药物，如苯海拉明、异丙嗪、地塞米松等以缓解症状。

（3）对症处理：呼吸困难者给予氧气吸入；严重喉头水肿者进行气管插管或气管切开；循环衰竭者给予抗休克治疗。

（4）密切观察生命体征、意识、尿量等病情变化。保留余血和输血装置，查找反应原因。根据患者情况，选用成分输血法，减少不良反应。

12-15 输血反应—过敏反应

（三）溶血反应

溶血反应（hemolytic reaction）是最严重的输血反应，指供血者的红细胞和（或）受血者的红细胞发生异常破坏、溶解而引起的一系列临床表现。

1. 原因

（1）输入异型血：由于 ABO 血型系统不合而造成溶血，发生反应快。多由于医务人员查对不严格造成。

（2）输入变质血：各种原因导致血液变质、红细胞被破坏。如血液保存温度不当，贮存过久，被细菌污染，剧烈震荡，血液中加入高渗、低渗溶液或影响 pH 值的药物等。

（3）Rh 血型系统不合：Rh 阴性患者首次接受 Rh 阳性血液时不会发生溶血反应，但 2～3 周后，体内产生抗 Rh 阳性抗体。当第二次接受 Rh 阳性血液后，数小时至数天，可出现溶血，症状较轻，表现为轻度发热，伴乏力、血胆红素增高。对此类患者应查明原因，尽量避免多次输血。

2. 临床表现　一般患者在输血 10～15ml 后即可出现症状，死亡率高。通常将溶血反应的临床表现分为以下 3 个阶段。

第一阶段：典型表现是四肢麻木、腰背剧痛，还可出现头部胀痛、面部潮红、胸闷、恶心、呕吐等。由于红细胞凝集成团，阻塞部分小血管所致。

第二阶段：典型表现是黄疸和血红蛋白尿，同时伴有寒战、高热、呼吸困难、血压下降等。由于凝集的红细胞溶解后，大量血红蛋白释放到血浆中所致。

第三阶段：主要表现为少尿、无尿等急性肾衰竭症状，严重者可迅速死亡。是由于大量血红蛋白进入肾小管，遇酸性物质形成结晶，堵塞肾小管；此外，由于抗原、抗体相互作用，导致肾小管内皮缺血、缺氧而坏死脱落，进一步加重了肾小管堵塞所致。

3. 预防

（1）严格执行查对制度，杜绝差错事故发生。

（2）认真做好血型鉴定和交叉配血试验。

（3）严格遵守血液保存规则，不使用变质血液。

4．护理

（1）立即停止输血，通知医生，给患者吸氧，余血送检，重做血型鉴定和交叉配血试验。

（2）建立静脉通道，遵医嘱给予升压药或其他药物治疗。

（3）保护肾脏，防止急性肾衰竭

1）双侧腰部封闭，并用热水袋热敷肾区，缓解肾小管痉挛。

2）口服或静脉注射碳酸氢钠，碱化尿液，增加血红蛋白溶解度，避免阻塞肾小管。

（4）密切观察病情变化，定时测量生命体征及尿量并做好记录。对少尿、无尿者，按急性肾衰竭护理。加强巡视，给予患者心理支持。

12-16 输血反应——溶血反应及大量溶血反应

（四）大量输血后反应

大量输血一般是指 24h 内，紧急输血量达到，甚至超过患者总血容量。常见的反应有循环负荷过重、出血倾向及枸橼酸钠中毒等。

1．循环负荷过重　原因、预防、临床表现及处理措施同静脉输液反应。

2．出血倾向　大量输入库血时，由于库血内血小板基本被破坏、凝血因子减少，可引起出血。表现为皮肤、黏膜瘀斑，穿刺点淤血或手术区域异常渗血。因此，在短时间内输入大量库血时，可间隔输入新鲜血或浓缩血小板，以避免出血倾向的发生。

3．枸橼酸钠中毒　枸橼酸钠作为常用抗凝剂在库血中广泛应用，随着库血的大量输入，进入体内的枸橼酸钠增多，当患者肝功能受损时，枸橼酸钠不能完全氧化排出，而与血中游离钙结合，使血钙浓度降低。患者表现为手足抽搐，血压下降，心率缓慢，甚至心搏骤停。因此，在无禁忌证情况下，每输入库血 1 000ml，应遵医嘱静脉注射 10% 葡萄糖酸钙或氯化钙 10ml，以防止低血钙发生。

（五）其他反应

其他反应如空气栓塞，微血管栓塞、疾病传播，特别是病毒性肝炎、疟疾、艾滋病等。因此，要严格把握从采血到输血的各个环节，避免和控制输血可能给患者带来的负面影响。

知识拓展

自体输血

自体输血是指采集或回收患者自己的血液，供手术或大失血后回输。目前常用的形式有 3 种，即预存式、稀释式和回收式。预存式自体输血是在手术前数周乃至数月，预先采集患者自身血液保存，以备手术失血较多时使用，适用于择期手术患者。稀释式自体输血是指手术过程中，患者经麻醉后，预先采集一定量血液，同时输以晶体和（或）胶体溶液以维持血容量大致正常，待术后，再将预采的血液回输给患者。应用此法，可以减少由于手术失血所致的红细胞损失，对手术中止血有利。回收式自体输血是以患者胸、腹腔的积血以及手术中的出血作为自身血源，将吸出血液经抗凝过滤，清除细胞残片、异物及组织物后，在注入血液分离罐，分离出浓缩红细胞注入储血袋，以备回输人体，可用于紧急状态下输血。

思 考 题

1. 患者，男性，65 岁。因急性肺炎收住院，医嘱给予患者静脉输液治疗，在 40min 内输入 1 000ml 液体后，患者突然出现呼吸困难、胸闷、咳嗽、咯粉红色泡沫样痰等症状。

请问：

（1）该患者静脉输液治疗中发生了什么情况？

（2）出现上述症状的原因有什么？

（3）护士应该采取哪些护理措施？

2. 患者，女性，30 岁。因"宫外孕破裂大出血"入院。医嘱输血 1 000ml。医务人员积极认真准备输血事宜，患者输血即将结束时，出现手足抽搐、血压下降。

请问：

（1）这位患者静脉输血的主要目的是什么？

（2）输血前应该进行哪些方面的准备工作？

（3）患者最有可能发生了什么输血反应？如何处理？

思路解析
考一考

（李 红 淳 玲）

第 13 章

标本采集技术

📖 **学习目标**

1. 掌握标本采集的原则。
2. 熟悉各类标本采集的目的及注意事项。
3. 了解标本采集的临床进展。
4. 熟练掌握各类标本的采集，学会根据不同标本采集要求对患者实施健康指导。
5. 具有良好的护患沟通能力，具有慎独精神，操作规范，关心患者。

随着现代医学的发展，诊断疾病的方法日益增多。其中，必要的标本检验是临床诊断的依据之一。标本采集（specimens collection）是指通过医务人员采集患者少许的血液、排泄物（粪、尿）、分泌物（痰液、鼻腔分泌物）、呕吐物、体液（胸腔积液、腹腔积液）和脱落细胞（食道、阴道）等样品，通过实验室检查，了解机体的功能状态、疾病的性质及病情的进展情况。正确的检验结果对疾病的诊断、治疗和预后的判断具有一定的价值。因此，为了保证检验结果的准确性，护士必须正确掌握标本采集的基本知识和操作技能，为患者提供高效、优质的服务，使患者满意。

第一节　标本采集的原则

情景导入　　患者，女性，32岁。宫内孕28+周，发现血压增高1周，阴道出血伴持续腹痛10min，急诊平车入院。遵医嘱查血、尿、粪便三大常规，肝功能，肾功能，24h尿蛋白定量。

请思考：1. 上述检查项目分别选择何种标本容器？

2. 如何正确留取血、尿、粪便常规检查标本？

3. 24h尿蛋白定量检查对尿标本如何防腐？怎样指导患者留尿？

采集标本的质量高低，是检验结果准确与否的基础。护士在采集各类检验标本时，应遵守以下原则。

一、遵医嘱采集标本

各项标本的采集均应按医嘱执行。医生填写检验申请单，要求目的明确，字迹清楚，并签全名。护士对检验申请有疑问时，应及时核准后方可执行。

二、采集前做好充分准备

（一）护士准备

采集标本前应评估患者的病情、心理反应和合作程度，明确检验项目的目的、采集的方法、采集标本量及注意事项。

（二）患者及家属准备

耐心向患者及家属解释留取标本的目的、采集方法和注意事项，如肝功能测定须要求患者空腹采血，取得患者及家属的信任和合作，做好相应的准备工作。

（三）用物准备

根据检验目的准备好物品，选择适当的容器，将检查单黏贴在容器外，并注明患者的科别、床号、姓名、性别、检验目的和送检日期。

三、严格执行查对制度

在采集前、中、后及送检前，应认真核对医嘱，核对检验申请项目患者的姓名、病床号、科室、住院号等内容，预防差错事故发生。

四、正确采集标本，及时送检

（一）正确采集

护士必须掌握正确的采集方法、采集量和采集时间。如留取细菌培养标本，采集时严格执行无菌操作技术，标本放入无菌容器内，不可混入防腐剂、消毒剂及其他药物，并在患者使用抗生素前采集。如已使用抗生素，应根据药物半衰期，在血药浓度最低时采集，并在检验单上注明。

（二）及时送检

标本采集后应及时送检，不应放置过久，以避免污染或变质而影响检验结果。特殊标本还应注明采集时间。

> 13-1 标本采集的意义和原则

第二节　各种标本采集法

不同标本的采集和处理要求不相同，采集方法会直接影响检验结果。因此，护士应掌握正确采集标本的方法。临床常采集的标本有血标本、尿标本、粪便标本、痰标本等。

一、血标本采集法

临床上血标本采集法包括静脉血标本采集法、动脉血标本采集法和毛细血管采集法。

> 13-2 血标本采集

（一）静脉血标本采集法

静脉血标本采集（intravenous blood sampling）是自静脉抽取血标本的办法。静脉血标本分为四大类，即全血标本、血浆标本、血清标本和血培养标本。

【目的】

1. 全血标本　用于测定红细胞沉降率、血常规或血液中某些物质的含量，如血糖、尿素氮或血氨等。

2．血清标本　用于测定血清酶、脂类、电解质和肝功能等。

3．血培养标本　用于查找血液的病原菌，如伤寒沙门菌培养等。

【操作程序】

1．评估

（1）患者的一般情况，理解能力和接受能力，合作程度。

（2）患者穿刺部位皮肤、静脉状况及肢体活动度。

（3）了解需做的检查项目及要求，如做血培养标本，则了解患者寒颤或发热的高峰时间及了解抗生素使用情况。

2．计划

（1）护士准备：着装整齐，洗手，戴口罩，戴手套。

（2）用物准备

1）治疗车上层：检验单，注射盘内垫巾备消毒剂、棉签、止血带、小垫枕、一次性治疗巾、一次性手套、按检验项目选用真空采血器（包括采血针、真空采血管，）或5～10ml的一次性注射器、标本容器（按需要备干燥试管、抗凝管或血培养瓶）、采集血培养标本时备酒精灯和火柴。

2）治疗车下层：医疗垃圾桶、生活垃圾桶和利器盒。

（3）环境准备：病室整洁、安静、明亮、通风。

（4）患者准备：患者理解采集血标本的目的及相关注意事项，并做好准备，如采集生化检验的血标本，应在早晨空腹时采集。

13-3 血标本容器；13-4 真空采血针

知识拓展

真空采血器

　　真空采血器由真空采血管、采血针组成。采血针为双向针，一端为头皮式，可刺入静脉，另一端以密封橡皮套包裹，可插入真空采血管。真空采血管是其主要组成部分，主要用于血液标本的采集与保存。真空采血管在生产过程中预置了一定量的负压，当采血针穿刺进入血管后，由于采血管内的负压作用，血液自动流入采血管内；同时，采血管内预置了各种添加剂，完全能够满足临床的多项综合的血液检测。真空采血器作为临床血液快速准确采集器，具有安全、密闭、转运方便，易于分辨等优点，在临床上得到广泛使用。

3．实施（表 13-1）。

表 13-1　静脉血标本采集操作流程

操作流程	操作步骤	要点说明
核对解释	携用物至床边，核对床号、姓名及检验单的项目；向患者或家属解释留取标本的目的、方法及注意事项	确认患者，取得合作
取体位、选静脉	协助患者取坐位或仰卧位，戴手套，选择合适的静脉	选不易滑动、易于固定、粗、直、弹性良好的静脉，另应避开关节和皮瓣

续表

操作流程	操作步骤	要点说明
垫巾、扎止血带、消毒	垫上小垫枕（上盖一次性垫巾），在穿刺点上方6～8cm扎止血带，消毒2次皮肤	使静脉充盈，便于穿刺、抽血 以注射点为中心由内向外螺旋式涂擦，中间不留空隙，直径>5cm，待干
进针采血		根据患者年龄、病情、周围静脉情况等选择采血的方法
真空采血器采血	手持双向真空采血针，将头皮针端按静脉注射的方法刺入静脉，见回血后，将采血针另一端针头插入真空试管内，血液在负压作用下自动流入试管（图13-1）。如需继续采集，取下真空采血管，置换另一真空采血管。采血完毕，松开止血带，嘱患者松拳，用干棉签按压穿刺点，迅速拔出针头，利用真空试管剩余负压将采血针内的血液吸入管内，嘱患者屈肘按压穿刺点片刻	真空试管采血时，不可先将真空试管与采血针头连接 针尖斜面向上，与皮肤呈15°～30°，由静脉上方或侧方刺入，有落空感，见回血后，继续沿静脉平行方向进针少许
注射器采血	手持一次性注射器，按静脉注射法将针头刺入静脉，见回血后抽动活塞，抽取血液至所需量，抽血毕，松止血带，嘱患者松拳，用干棉签按压穿刺点，迅速拔出针头，按压局部（图13-2）	按压至不出血为止
经血管通路采血	外周血管通路仅在置入时可用于采血，短期使用或预期使用时间不超过48h的外周导管可专门用于采血，但不能给药。采血后，血管通路要用足够量的生理盐水冲净导管中的残余血液	
注入容器	根据检查目的不同，将标本置于不同容器中	同时抽取几个项目标本时，先将血标本注入血培养瓶，再注入抗凝管，最后注入干燥管
血培养标本	注入密封瓶时，先除去铝盖中心部，常规消毒瓶盖，更换针头后将血液注入瓶内，轻轻摇匀；注入三角烧瓶时，先点烧酒精灯，松开瓶口纱布，取出瓶塞，迅速在酒精灯火焰上消毒瓶口后，取下针头，将血液注入瓶内，轻轻摇匀，再将瓶口、瓶塞消毒后塞好，扎紧封瓶纱布	血培养标本应在使用抗生素前采集，如已使用，应在检验单上注明
全血标本	取下针头，将血液沿着管壁缓慢注入盛有抗凝剂的试管内	轻轻摇动试管，使血液与抗凝剂充分混匀
血清标本	取下针头，将血液沿管壁缓慢注入干燥试管内	勿将泡沫注入，避免震荡，以防止红细胞破裂造成溶血
核对整理记录	再次核对，脱手套，协助患者取舒适卧位，整理床单位和用物 洗手，记录	特殊标本注明采集时间
及时送检	将标本连同检验单及时送检	以免影响检验结果

4. 评价

（1）采集方法正确，送检及时。

（2）护患沟通有效，患者能配合操作，无不良反应。

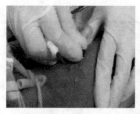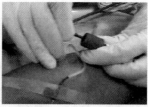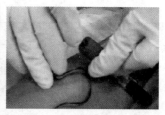

图 13-1　真空采血器采集静脉血标本

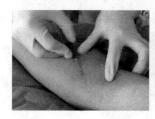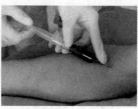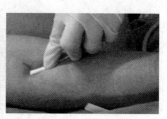

图 13-2　注射器采集静脉血标本

【注意事项】

1. 严格执行查对制度和无菌操作制度。

2. 做生化检验时，需空腹抽血，应事先通知患者，避免因进食而影响检验结果（因清晨空腹时，血液中的各种化学成分处于相对恒定状态）。

3. 严禁在输液、输血的针头或同侧肢体抽取血标本，应在对侧肢体采集血标本，以免影响检验结果。

4. 同时采集多种血标本时，注入容器的顺序为：血培养瓶→抗凝管→干燥管，动作应迅速准确。或根据采血管说明书要求依次采集血标本。

5. 血培养标本采集时血培养瓶应在室温下避光保存；根据是否使用过抗生素，准备合适的需氧瓶和厌氧瓶；血标本注入厌氧菌培养瓶时，注意勿将注射器中空气注入瓶内；间歇性寒战患者应在寒战或体温高峰前取血；当预测寒战或高热时间有困难时，应在寒战或发热时尽快采集血培养标本；2 次血培养标本采集时间至少间隔 1h；根据检验目的计算采血量，选择标本容器和注射器。一般血培养标本取血 5ml，亚急性细菌性心内膜炎患者，为提高培养阳性率，采血量增至 10～15ml。

6. 标本采集后尽快送检，送检过程中避免过度震荡。

13-5 如何采集静脉血标本

（二）动脉血标本采集法

动脉血标本采集（arterial blood sampling）是自动脉抽取血标本的方法，常用动脉有股动脉和桡动脉。

【目的】

常用于作血液气体分析，判断患者氧合及酸碱平衡情况，做乳酸和丙酮酸测定，为诊断、治疗、用药提供依据。

【操作程序】

1. 评估

（1）患者的诊断、病情、年龄、有无出血倾向、自理能力、体温、吸氧状况或者呼吸机参数的设置。

（2）穿刺部位皮肤及动脉搏动情况。

2．计划

（1）护士准备：着装整齐，洗手，戴口罩，必要时戴手套；认真核对，向患者解释标本采集的目的及注意事项。

（2）用物准备：检验单，注射盘内备消毒剂、棉签、小沙袋、动脉血气针（图 13-3）、无菌纱布、无菌软塞、无菌手套。或备 5ml 或 10ml 一次性注射器、肝素。

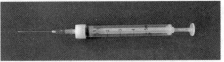

图 13-3　动脉血气针

（3）环境准备：病室整洁、安静、明亮、通风。

（4）患者准备：患者理解采集血标本的目的及相关注意事项，并做好准备。

3．实施（表 13-2）。

表 13-2　动脉血标本采集操作流程

操作流程	操作步骤	要点说明
核对解释	携用物至床边，核对床号、姓名及检验单；解释目的、方法及注意事项	确认患者，取得合作
安置体位	拉起床帘（或屏风），协助患者取卧位或坐位，暴露穿刺部位	保护患者隐私，维护自尊 股动脉采血时，取仰卧位，下腿稍屈膝外展
选部位	选择合适的动脉（一般选股动脉或桡动脉），以动脉搏动最明显处作为穿刺点	股动脉穿刺点位于髂前上棘与耻骨结节连线中点稍下方 桡动脉穿刺点位于前臂掌面桡侧腕关节上 2cm
消毒、戴手套	常规消毒局部皮肤，戴无菌手套	保持左手手套为无菌状态
穿刺采血		
动脉血气针采血	检查动脉血气针，将血气针活塞拉至所需的血量刻度 左手示指和中指触摸到动脉搏动明显处，将其固定在两指之间 右手持血气针，在两指间垂直或与动脉成 40°～45° 迅速进针，见鲜红色回血，固定血气针，动脉血自动流至所需血量	血气针筒自动形成吸引等量液体的负压 采血过程中边观察边解释
普通注射器采血	取出一次性注射器并检查，抽取肝素 0.5ml 湿润注射器内壁弃去余液 左手示指和中指触摸到动脉搏动明显处，将其固定在两指之间 右手持注射器，在两指间垂直刺入或与动脉走向呈 40°～45° 迅速进针，见有鲜红色血涌入注射器时，一手固定注射器，一手抽取所需血量	防止血液凝固 血气分析采血量一般为 0.1～1.0ml
拔针按压	采血完毕，迅速拔出针头，按压止血 拔出针头后立即刺入软塞，以隔绝空气 用手搓动注射器以使血液与抗凝剂混匀，避免凝血（图 13-4）	用无菌纱布块按压穿刺点 5～10min，必要时用沙袋压迫止血 针头斜面埋入橡皮中即可

续表

操作流程	操作步骤	要点说明
核对整理记录	再次核对，脱手套，协助患者取舒适卧位，整理床单元和用物 洗手，记录	特殊标本注明采集时间
及时送检	将标本连同检验单及时送检	以免影响检验结果

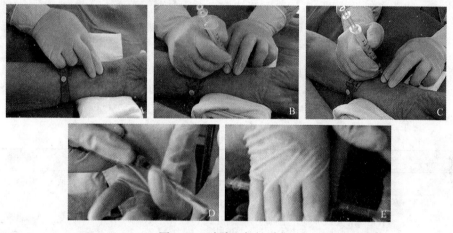

图 13-4　动脉血气针采集

A. 戴无菌手套后再次定位；B. 垂直进针；C. 动脉血运算流入注射器；
D. 拔出针头后立即刺入软塞；E. 用手搓动注射器，使血液与抗凝剂混匀

4．评价

（1）采集方法正确，送检及时。

（2）护患沟通有效，患者能配合操作，无不良反应。

【注意事项】

1．严格无菌操作，预防感染。

2．若饮热水、洗澡、运动，需休息 30min 后再采血，避免影响结果。

3．如使用注射器采血时，应先铺无菌治疗盘，再选用 0.5ml（12 500U/ 支）肝素湿润注射器后，排尽空气置于无菌治疗盘内。写好铺盘时间备用。

4．穿刺部位应压迫止血，至不出血为止。凝血功能障碍者穿刺后应延长按压时间，至少达 10min。有出血倾向者慎用。

5．标本应隔绝空气，避免混入气泡或静脉血。采集标本后 30min 内送检。

13-6 动脉血标本采集

（三）毛细血管血标本采集法

毛细血管血标本采集法是自外周血或末梢血（peripheral blood）采集标本的方法，用于血常规检查。由于该采血方法目前均由检验人员执行，故方法从略。

二、尿标本采集法

尿液的成分和性状反映机体的代谢状况，不仅与泌尿系统疾病密切相关，同时受机体各系统功能状态的影响。尿标本（urine specimen）包括常规标本、12h 或 24h 尿标本、尿培养标本。

【目的】

1. 常规尿标本　用于检查尿液的色泽、透明度、细胞及管型，测定比重，并做尿蛋白及尿糖定性。

2. 12h 或 24h 尿标本　用于尿的定量检查，如钠、钾、氯、17- 羟类固醇、17- 酮类固醇、尿蛋白定量、尿糖定量或尿浓缩查结核杆菌等。

3. 尿培养标本　采集未被污染的尿液作细菌学检查。

【操作程序】

1. 评估

（1）患者年龄、诊断、病情、自理能力及有无影响标本采集的因素。

（2）检查项目的目的及要求，女性患者是否在月经期，若在月经期，则不宜留取尿标本。

（3）患者的心理反应、认知及合作程度。

2. 计划

（1）护士准备：着装整齐，洗手，戴口罩，必要时戴手套；认真核对，向患者解释标本采集的目的及注意事项。

（2）用物准备：核对检验单，根据检验项目，选择适当的容器，按要求在容器外贴好标签。

1）常规尿标本：清洁容器，必要时备便器或尿壶。

2）12h 或 24h 尿标本：容量为 3 000～5 000ml 的清洁容器及防腐剂，常用防腐剂的作用及用法，见表 13-3。

3）尿培养标本：无菌试管、无菌手套、无菌棉签、消毒液、长柄试管夹、打火机、酒精灯、便器和屏风，必要时备外阴冲洗及导尿用物一套。

（3）环境准备：病室整洁、安静、明亮、通风。必要时，备屏风遮挡患者。

（4）患者准备：患者理解采集标本的目的、方法，愿意接受并配合。

表 13-3　常用防腐剂的作用及用法

名称	作用	用法	举例
40% 甲醛	固定尿中有机成分，防腐	每 30ml 尿液加 40% 甲醛 1 滴	爱迪氏计数
浓盐酸	防止尿中激素被氧化，防腐	24h 尿液中加 5～10 ml	17- 羟类固醇、17- 酮类固醇
甲苯	保持尿液的化学成分不变	第一次尿倒入后，每 100 ml 尿液中加 0.5%～1% 甲苯 2ml，如果测定尿钾、钠、肌酐、肌酸等则需加 10ml	尿蛋白定量、尿糖定量，尿钾、钠、肌酐、肌酸的定量检查

3. 实施（表 13-4）。

表 13-4　尿标本采集操作流程

操作流程	操作步骤	要点说明
核对解释	核对患者的床号、姓名、检验单项目，向患者及家属解释目的及方法	确认患者，取得合作
留取标本		
常规尿标本采集	能自理的患者，给予标本容器，嘱患者留取晨起第一次尿液于标本容器中（图 13-5），除测定尿比重需留取 100ml 以外，其余检验留取 30～50ml 即可	尿液采集于干净带盖容器中，不可使用未经洗涤的装药物或试剂的器皿

续表

操作流程	操作步骤	要点说明
	行动不便的患者，协助其在床上使用便器或尿壶，收集尿液于标本容器 留置导尿的患者，于集尿袋下方引流孔处打开橡胶塞收集尿液	门诊、急诊患者也可随机留尿，但结果易受多种因素影响
12h 或 24h 尿标本采集	12h尿标本：将容器置于阴凉处，嘱患者于晚7时排空膀胱后，开始留尿，至次晨7时留取最后一次尿液 24h尿标本：将容器置于阴凉处，嘱患者于晨7时排空膀胱后，开始留尿，至次晨7时留取最后一次尿液	留取最后一次尿液后，将12h或24h的全部尿液盛于集尿瓶中，测总量
尿培养标本采集	中段尿留取法：①屏风遮挡，协助患者取适宜的卧位，放好便器，清洁消毒外阴（不铺洞巾）；②嘱患者自行排尿，弃去前段尿；③用试管夹夹住无菌试管，留取中段尿10ml，再次消毒试管口和盖子，塞紧塞子 导尿术留取法：按照无菌导尿术，留取尿标本（图13-6）	按导尿术的方法清洁外阴 前段尿起到冲洗尿道的作用 留取标本时，外阴勿触及容器口
整理记录	协助患者取舒适卧位，整理床单元和用物 洗手，记录	
及时送检	将标本连同检验单及时送检	以免影响检验结果

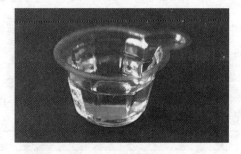

图 13-5   尿常规标本

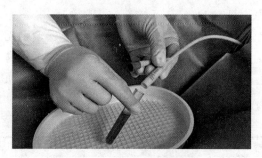

图 13-6   导尿术后留取标本

4．评价

（1）正确执行查对制度，采集方法正确，送检及时。

（2）与患者沟通有效，患者主动配合。

【注意事项】

1．常规尿标本留晨起第一次尿，以减少食物、药物及运动对检验结果的影响。

2．会阴部分泌物过多时，应先清洁或冲洗会阴后再留取。女患者月经期不宜留取尿标本。不可将经血、白带、精液、粪便或其他异物混入尿液中。

3．昏迷或尿潴留患者，可通过导尿术留取尿标本。

4．留取12h或24h尿标本应做好交接班，并根据检验要求加入防腐剂。

5．留取尿培养标本时，应严格执行无菌技术操作，选择在抗生素应用前采集。

6．不能留取尿袋中的尿液标本送检。

7．留取尿标本前不宜过多饮水。

13-7 尿标本的采集

三、粪便标本采集法

正常粪便主要成分由已消化和未消化的食物残渣、消化道分泌物、无机盐、水和细菌组成。粪便标本的检验结果有助于评估患者的消化系统功能，有无消化道炎症、出血和寄生虫感染，以协助诊断、治疗疾病。粪便标本（feces specimen）包括常规标本、隐血标本、寄生虫及虫卵标本和培养标本。

【目的】

1. 常规标本　用于检查粪便性状、颜色、混合物及寄生虫卵等。

2. 隐血标本　用于检查粪便内肉眼不能观察到的微量血液。

3. 寄生虫及虫卵标本　用于检查寄生虫成虫、幼虫及虫卵。

4. 培养标本　用于检查粪便中的致病菌。

【操作程序】

1. 评估

（1）患者年龄、病情、自理能力及有无影响标本采集的因素。

（2）检查目的及要求。

（3）患者的心理反应、认知及合作程度。

2. 计划

（1）护士准备：着装整齐，洗手，戴口罩。

（2）用物准备：核对检验单，根据检验项目，选择适当的容器，按要求在容器外贴好标签。

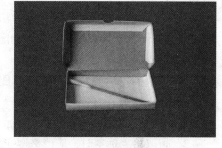

图 13-7　蜡纸盒

1）常规标本：蜡纸盒（内附有竹签）（图 13-7），清洁便器。

2）隐血标本：蜡纸盒（内附有竹签），清洁便器。

3）寄生虫及虫卵标本：蜡纸盒（内附有竹签），或载玻片及透明胶带（查找蛲虫时用），清洁便器。

4）培养标本：无菌培养瓶或无菌蜡纸盒，无菌长棉签或竹签，消毒便器。

（3）环境准备：病室整洁、安静、明亮、通风。必要时，备屏风遮挡患者。

（4）患者准备：患者理解采集标本的目的、方法，愿意接受并配合。

3. 实施（表 13-5）。

表 13-5　粪便标本采集操作流程

操作流程	操作步骤	要点说明
核对解释	核对患者的床号、姓名、检验单，向患者及家属解释目的及方法	确认患者，取得合作
留取标本		
常规标本	嘱咐患者排便于清洁便器内	粪便标本应采集于干净带盖容器中
	用竹签在不同的部位取带血或黏液的粪便约 5g（约蚕豆大小）放入蜡纸盒内	门诊、急诊患者也可随机留取
	如为水样便应取 15～30 ml 盛于容器中	
隐血标本	嘱患者在检查前 3d 内禁食肉类、肝类、血类、叶绿蔬菜等饮食，禁服铁剂	预防食物对检查结果的影响，出现假阳性反应
	于第 4 天留取 5g 粪便，置于蜡纸盒内	

操作流程	操作步骤	要点说明
寄生虫及虫卵标本	检查寄生虫卵：取不同部位带血及黏液粪便5~10g，放入蜡纸盒内送检	服驱虫剂后或做血吸虫孵化检查，应留取全部粪便
	检查阿米巴原虫：应在采集前将容器用热水加温，便后连同容器立即送检	因阿米巴原虫在低温环境可失去活力，不易查到
	检查蛲虫：嘱患者晚上睡觉前或清晨未起床前，将透明胶带贴在肛门周围处。取下并将已粘有虫卵的透明胶带面贴在载玻片上或将透明胶带对合，立即镜检	蛲虫常在午夜或清晨爬到肛门处产卵，有时需要连续数天采集
粪培养标本	患者排便于消毒便器内 用无菌棉签取中央部分粪便或者黏液脓血部分2~5g置于培养瓶内，塞紧瓶塞送检	如患者无便意时，可用长棉签蘸0.9%氯化钠溶液，由肛门插入6~7cm（幼儿2~3cm），顺一个方向轻轻旋转后退出，将棉签置于培养瓶内，塞紧瓶塞
整理记录	撤便器，协助患者取舒适卧位，整理床单元和用物 洗手，记录	
及时送检	将标本连同检验单及时送检	以免影响检验结果

4. 评价

（1）正确执行查对制度，采集方法正确，及时送检。

（2）与患者沟通有效，患者主动配合。

【注意事项】

1. 留取标本后要及时送检。粪便标本应新鲜，不可混入尿液及其他杂物，以免影响检验结果。

2. 灌肠后的粪便不宜作为检查标本。

3. 留取培养标本时，应严格遵守无菌操作。

13-8 粪便标本的采集

四、痰标本采集法

痰液主要由呼吸道分泌物和炎性渗出物组成。临床上为协助诊断呼吸系统的某些疾病，如肺部感染、肺结核、肺癌等，常采集痰标本进行细胞、细菌等检查，并观察其颜色、性质、气味和量。临床上常用的痰标本（sputum specimen）有3种：常规痰标本、24h痰标本和痰培养标本。

【目的】

1. 常规痰标本　用于检查痰液的一般性状，查细菌、寄生虫卵和癌细胞等。

2. 24h痰标本　检查24h痰液的量并观察痰的性状。

3. 培养标本　检查痰液中的致病菌。

【操作程序】

1. 评估

（1）患者的年龄、病情、治疗、排痰情况及配合程度。

（2）患者口腔黏膜有无异常。

（3）观察痰液的颜色、量、分层、气味、黏稠度和有无肉眼可见的异常物质等。

2．计划

（1）护士准备：着装整齐，洗手，戴口罩。

（2）用物准备：核对检验单，根据检验项目，选择适当的容器，按要求在容器外贴好标签。

1）常规标本：痰盒或痰杯。

2）24h 痰标本：清洁广口瓶（容量 500ml）。

3）培养标本：朵贝尔溶液，无菌培养瓶或盒。必要时备吸痰用物（电动吸引器、吸痰管等）、集痰器、手套等。

（3）环境准备：病室整洁、安静、明亮、通风。

（4）患者准备：患者理解采集标本的目的、方法，愿意接受并配合。

3．实施（表 13-6）

表 13-6　痰标本采集操作流程

操作流程	操作步骤	要点说明
核对解释	核对患者的床号、姓名、检验单，向患者及家属解释目的及方法	确认患者，取得合作
留取标本		
常规痰标本	自行咳痰患者：晨起用温开水漱口，深吸气后用力咳出呼吸道深部痰液，盛于痰盒或痰杯内 无法自然咳嗽、不合作或人工辅助呼吸的患者：协助患者取适当卧位，先叩击患者背部，然后将集痰器（图 13-8）分别与吸引器、吸痰管连接，抽吸痰液 2～5ml 于集痰器内	标本量不少于 3ml 清除口腔内的食物残渣及部分杂菌 痰液黏稠不易咳出者，可先雾化吸入生理盐水溶液，再将痰液咳出于痰盒或痰杯内
培养标本	自行留取者：晨起进食前，嘱患者先用朵贝尔溶液漱口，再用清水漱口，深呼吸数次后，用力咳出气管深处的痰液于无菌培养瓶或盒内 无法咳痰或不合作者：按无菌吸痰法吸取痰液	保持口腔清洁，避免干扰试验结果
24h 痰标本	患者起床漱口后，晨 7 时第一口痰开始留取，至次日晨 7 时漱口后最后一口痰结束。全部痰液留入集痰瓶内	广口集痰瓶内先加少量清水 注意不能将口水、鼻涕、唾液混入
整理记录	协助患者取舒适卧位，整理床单位和用物 洗手，记录	
及时送检	将标本连同检验单及时送检；如常规标本查癌细胞，瓶内应放 10% 甲醛溶液或 95% 酒精溶液固定后，送验	以免影响检验结果

4．评价

（1）正确执行查对制度，采集方法正确，送检及时。

（2）与患者沟通有效，患者主动配合。

【注意事项】

1．护士在采集过程中要注意根据检查目的选择正确的容器。

2．患者做痰培养及痰找癌细胞检查时，应及时送检。

3．留取标本时嘱患者不可将漱口水、鼻涕水等混入。

4．24h 痰标本采集时，要注明起止时间。

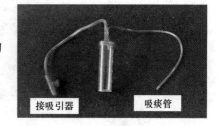

接吸引器　　吸痰管

图 13-8　集痰器

13-9 痰标本的采集

五、咽拭子标本采集法

正常人咽峡部的口腔正常菌群是不致病的，但在机体抵抗力下降和其他外界因素共同作用下出现感染而导致疾病发生。

【目的】

咽拭子（throat swab）从咽部和扁桃体处取分泌物做细菌培养，以协助诊断。

【操作程序】

1. 评估

（1）检查项目的要求。

（2）了解患者身体状况，观察患者口腔黏膜有无异常和咽部情况。

（3）解释操作目的，取得患者配合

2. 计划

（1）护士准备：着装整齐，洗手，戴口罩；认真核对，向患者解释标本采集的目的及注意事项。

（2）用物准备：检验单、无菌咽拭子培养管、酒精灯、火柴、无菌生理盐水及压舌板。

（3）患者准备：患者理解采集标本的目的、方法，愿意接受并配合。

（4）环境准备：病室整洁、安静、明亮、通风。

3. 实施（表 13-7）

表 13-7　咽拭子采集操作流程

操作流程	操作步骤	要点说明
核对解释	核对患者的床号、姓名、检验单，向患者及家属解释目的及方法	确认患者，取得合作
留取标本	点燃酒精灯 指导患者用清水漱口后，嘱患者发"啊"音，取出无菌拭子，蘸无菌生理盐水，轻柔、迅速地擦拭两侧腭弓及咽、扁桃体的分泌物（如做真菌培养时，应在溃疡面上采集分泌物） 将试管口在酒精灯火焰上消毒，将拭子插入试管中（图 13-9），塞紧瓶塞	暴露咽喉部，必要时以压舌板轻压舌部 动作轻柔，迅速，以免刺激患者咽部引起呕吐或不适
整理记录	协助患者取舒适卧位，整理床单位和用物 洗手，记录	
及时送检	将标本连同检验单及时送检	以免影响检验结果

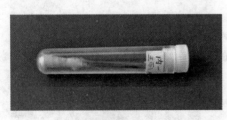

图 13-9　咽拭子培养试管

4. 评价

（1）正确执行查对制度，采集方法正确，送检及时。

（2）与患者沟通有效，患者主动配合。

【注意事项】

1. 采集标本应避免在患者进食后 2h 内进行，动作要轻柔，防止患者呕吐。

2. 防止标本污染，影响检验结果。

六、呕吐物标本采集法

留取呕吐物标本检验，可用于明确呕吐物的性质，以协助诊断。如毒物不明的中毒患者，留取呕吐物送检，以明确毒物的性质等。中毒患者洗胃时，第 1 次抽取的胃液应留标本送检。当患者呕吐时，可用痰杯或弯盘接取呕吐物后，在容器外贴好标签，及时送检。

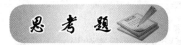

1. 患者，女性，57 岁。主诉腰背酸痛，排尿时局部有烧灼感、尿频、尿急。1d 前突然出现发冷、寒战，体温波动于 38～39.5℃，急诊入院。入院护理查体：T 38.8 ℃，P102/min，R 23/min，BP135/96mmHg。医嘱：对症降温处理，查血常规、血糖、血培养，肾功能，尿常规，尿培养。

请问：

（1）此患者血标本采集的正确顺序是什么？

（2）为检查肾功能而采集血标本时，有哪些注意事项？

（3）如何指导患者留取尿培养标本？

2. 某乡村中学某年 9 月 3 日—9 月 6 日，发生 28 例以发热，头晕、头痛、呕吐，腹痛，腹泻等症状为主的病例。首例病例有发热，头晕，呕吐，腹痛、腹泻、里急后重感，脓血便。疑为细菌性痢疾。

请问：

（1）为明确诊断留取患者粪便标本进行检查，此时留取粪便的标本类型是哪种？

（2）如何留取此类型的粪便标本？

思路解析

考一考

（刘玉雪）

危重患者的护理及抢救技术

危重患者是指病情严重，随时可能发生生命危险的患者。由于危重患者病情复杂、变化快，随时会有生命危险，因此，护士必须及时、准确地观察患者的病情变化，熟练掌握各种基本抢救技术，熟悉抢救室工作的组织管理和抢救流程，做好充分的准备工作，与医生密切配合，保证抢救工作的顺利进行，争分夺秒挽救患者生命。

第一节 危重患者的支持性护理

情景导入　患者，男性，67 岁。因"反复胸闷、气急、头晕"入院。查 T 36.5℃，P 98/min，R 26/min，BP 170/80 mmHg。患者于 3 个月前，无明显诱因在睡眠中突然出现胸闷、气急，坐起后症状自行缓解，未进行治疗。近 1 个月来胸闷、气急症状逐渐加重，并伴头晕。遂来院就诊，诊断为："心力衰竭"。医嘱给予强心、利尿、扩血管药物、氧气吸入等治疗。

请思考：1. 目前患者存在的主要问题是什么？

2. 护士应重点观察患者哪些方面的问题？

3. 如何实施相应的护理措施？

一、危重患者的病情观察

（一）病情观察的意义

病情观察是医务人员临床工作的主要内容，也是护士的基本职责，是护理危重患者的前提。及时、准确地观察病情，可以为诊断、治疗、护理和预防并发症的发生提供依据，为抢救患者赢得宝贵的时间。要求护士要有扎实的专业知识，娴熟的专业技能，敏锐的观察力和判断力。观察病情时要求做到五勤：勤巡视、勤询问、勤观察、勤思考和勤记录。

（二）病情观察的方法

护理人员通过直接的视、触、叩、听、嗅或借助仪器设备等护理体检的形式获取患者信息。

1. 视诊（inspection）　通过视觉观察了解患者的营养状况、意识状态、面容、表情、姿势、体位、四肢活动度、皮肤、呼吸，分泌物、呕吐物、排泄物的性状、颜色及量等。

2. 触诊（palpation）　通过手的触觉可以感觉到患者的体表温度、湿度、弹性、脉搏跳动、脏器的外形、大小及活动度等。

3. 叩诊（percussion）　是指通过手指叩击或手掌击拍被检查部位体表，使之震动而产生音响，根据震动和音响来了解被检查部位的大小、形状、位置及密度，如确定心界大小、有无腹水及腹水的量等。

4. 听诊（auscultation）　可以是直接听到的，也可以利用听诊器或其他仪器听取患者身体某个部位发出的声音。包括心音、呼吸音、肠鸣音以及患者的语气及语调等。

5. 嗅诊（smelling）　利用嗅觉来观察患者的各种气味，包括皮肤、呼吸、分泌物、呕吐物、排泄物等的气味，以了解患者的健康状况。

还可以通过阅读病历、检验报告、会诊报告及其他相关资料，与患者本人及其家属、医生的交流获得有关疾病的信息。

（三）病情观察的内容

1. 生命体征　动态观察生命体征，及时发现并处理其异常改变，对危重患者的护理具有重要意义。体温低于 35℃ 时，称体温不升，多见于极度衰竭、休克、早产儿等；体温突然升高，多见于急性感染的患者；持续高热、超高热或体温持续不升，均提示病情危重。脉搏与心率是反映患者心血管功能的重要指标，应注意频率、节律、强弱等方面的异常。如脉搏（心率）大于 140/min 或小于 60/min，出现绌脉、细脉、间歇脉等，甚至摸不到桡动脉，提示患者病情有变化，可能随时需要抢救。呼吸应注意观察频率、节律、深浅度、音响等变化，如出现呼吸频率高于 40/min 或低于 8/min，以及出现潮式呼吸、间断呼吸等，均是病情危重的表现。血压应注意监测收缩压、舒张压或脉压差的变化，如收缩压持续高于 180mmHg 或舒张压持续高于 110mmHg 表示重度高血压；如收缩压持续低于 70mmHg 或脉压低于 20mmHg 多见于休克患者。

2. 意识状态　意识（consciousness）是大脑功能活动的综合表现。正常人意识清楚，表现为反应灵敏、语言流畅，定向力（对地点、时间、人物判断力）准确。意识障碍（disturbance of consciousness）是指个体对外界环境刺激缺乏正常反应的一种精神状态。根据其轻重程度可分为嗜睡、意识模糊、昏睡和昏迷，也可出现谵妄。谵妄是高级神经中枢异常兴奋所致的活动失调状态，表现为意识模糊、定向力丧失、感觉错乱、言语杂乱、躁动不安，出现幻觉、错觉。

（1）嗜睡（somnolence）：是最轻的意识障碍。表现为睡眠时间延长，易唤醒，醒后能正确、简单、缓慢地回答问题，能勉强配合检查。刺激去除后又很快入睡。

（2）意识模糊（confusion）：其程度较嗜睡深，表现为思维和语言不连贯，对时间、地点、人物的定向力完全或部分障碍。此期，可出现错觉、幻觉、谵妄、烦躁或精神错乱。

（3）昏睡（stupor）：意识障碍程度加重。处于深睡眠状态，不易唤醒，强刺激下可唤醒，表现答非所问，对答含糊，停止刺激即又进入熟睡。

（4）昏迷（coma）：是最严重的意识障碍，也是病情危重的信号，按其程度可分为以下几类。

1）轻度昏迷：意识大部分丧失，无自主运动，对声、光刺激无反应，对疼痛的刺激有痛苦表情，可做出退缩或防御动作。角膜反射、瞳孔对光反射、眼球运动、吞咽反射均存在，生命体征可无明显改变。

2）中度昏迷：对各种刺激反应迟钝，对强刺激可有防御反应，角膜反射减弱，瞳孔对光反射迟钝，眼球无转动，生命体征有改变，可有大小便失禁或潴留。

3）重度昏迷：对各种强刺激无反应，全身肌肉松弛，深浅反射消失，呼吸不规则、血压下降，大小便失禁或潴留。

14-1 意识状态

3. 瞳孔　瞳孔的改变，是观察颅内疾病、中毒性疾病、昏迷等病情变化的重要指标。应注意观察两侧瞳孔的形状、大小、对称性及对光反应。

（1）瞳孔的形状、大小及对称性

1）正常瞳孔：圆形、位置居中、边缘整齐，在自然光线下，直径为2～5mm，且两侧等大等圆，对光反应灵敏。

2）异常瞳孔：①瞳孔散大，直径大于5mm。常见于颅内压增高、颅脑损伤、颠茄类药物中毒及濒死期等患者。一侧散大固定常提示同侧颅内占位性病变。②瞳孔缩小，直径小于2mm，小于1mm为针尖样瞳孔。常见于有机磷农药、吗啡、氯丙嗪等药物中毒；瞳孔时大时小提示脑干损伤。

（2）对光反应：用拇指和示指分开上下眼睑露出眼球，用聚光手电筒直接照射瞳孔，以观察瞳孔对光线照射的反应。

1）对光反应灵敏：当光线照射时瞳孔立即收缩，光线离开时迅速恢复。

2）对光反应迟钝：当光照时瞳孔缩小缓慢，撤离光线时瞳孔缓慢恢复，见于中度昏迷。

3）对光反应消失：瞳孔大小不随光照改变，见于深度昏迷或危重患者。

4. 一般情况

（1）饮食和营养：饮食在疾病的治疗中占重要地位，注意观察患者的饮食习惯、食欲、食量、进食后的反应等。通过毛发质量、光泽度以及皮肤弹性和色泽、指甲的润泽程度、皮下脂肪的丰满程度、肌肉的发育状况等综合判断其营养状况。

（2）面容和表情：疾病可使人的面容和表情发生变化，观察患者的面部表情有助于了解疾病的性质、病情的轻重缓急和患者的精神状态。如急性病容，患者表现为表情痛苦、面色潮红、烦躁不安、呼吸急促、痛苦呻吟等，见于急性感染性疾病和急腹症等；慢性病容，患者表现为面容憔悴、肤色灰黄、目光黯淡、精神萎靡、消瘦无力等，见于恶性肿瘤、结核病等慢性消耗性疾病的患者。

14-2 面容和表情

（3）皮肤和黏膜：观察患者皮肤的完整性、颜色、弹性、温度、湿度，有无出血、水肿、黄疸、发绀、皮疹、皮下结节和压疮等情况。

（4）姿势和体位：患者的姿势和体位常与疾病有密切关系。大多数患者可采取主动体位；昏迷或衰竭患者呈被动体位；急性腹痛患者常双腿蜷缩，以减轻腹部疼痛，呈被迫体位等。

（5）休息和睡眠：观察患者休息的方式、睡眠的习惯、深度、时间，有无失眠、入睡困难、易醒、多梦和嗜睡等现象。

（6）排泄物和呕吐物：排泄物包括大小便、痰液、汗液等，应注意观察其颜色、性状、气味、量及次数等；呕吐可由多种疾病引起，应观察呕吐物的性状、量、颜色和气味，呕吐的时间、次数和方式等。

5. 心理状态观察　危重患者心理状态复杂多变。疾病带来的痛苦和死亡的威胁，使患者出现恐惧、焦虑、烦躁、悲伤、绝望等不良情绪。可通过观察患者的眼神、语言及动作，了解其内心情绪变化，给予相应的护理，以取得最大程度地配合。

6. 治疗后反应的观察

（1）特殊检查后的观察：如内窥镜、造影、各种穿刺等，有可能给患者带来不适或创伤。应注意观察被检查者的面部表情、主诉和生命体征，倾听其主观感受，了解各项处置的相关注意事项，防止并发症的发生。

（2）特殊治疗后的观察：如药物、手术、吸氧、引流、输血等，要认真观察治疗后的反应。如手术伤口处有无出血；引流液的性状、量等；输血有无不良反应；吸氧治疗后疗效的观察等。

（3）用药后的观察：在用药过程中，应注意观察疗效、有无过敏反应和毒副作用。如使用利尿药和退热药，观察有无水、电解质紊乱和虚脱现象，发现问题及时处理。

二、危重患者的支持性护理

由于危重患者病情的特殊性，要求护士必须在认真观察、准确判断的基础上，给予及时准确地护理，是减轻患者痛苦、缩短病程、减少并发症和后遗症发生的关键。

（一）病情监测与记录

由于危重患者病情重、变化快的特点，需要对其各个系统进行持续性的监测，及时了解病情变化情况，及时报告医生，及时抢救。重点监测的有中枢神经系统、循环系统、呼吸系统和肾。及时准确做好各项护理记录。

（二）保持呼吸道通畅

保持呼吸道通畅是护理危重患者的关键。指导并协助患者做深呼吸，协助变换体位，轻叩背部、雾化吸入等，以促进痰液排出；对于昏迷患者，使其仰卧头偏向一侧，及时处理呕吐物与分泌物，预防异物误吸气管形成窒息或吸入性肺炎。

（三）加强临床护理

1. 口腔护理　保持患者口腔清洁，每日做口腔护理 2～3 次，可预防口腔感染，增进患者食欲。

2. 皮肤护理　危重患者长期卧床，不能自理，大小便失禁，有发生皮肤完整性受损的危险。应注意加强皮肤护理。做到"六勤一注意"，即勤观察、勤翻身、勤擦洗、勤按摩、勤更换、勤整理，注意交接班，预防压疮。如已经发生压疮，应按压疮的分期实施护理。

3. 眼睛护理　及时用湿棉签或纱布清理眼部分泌物。对眼睑不能闭合的患者，可涂金霉素眼膏或覆盖凡士林纱布，保护角膜，预防角膜感染。

（四）补充营养和水分

保证患者有足够的营养和水分摄入，以增强抵抗力。对自理缺陷的患者，应协助其进食；对不能经口进食者，可采用鼻饲或给予静脉营养；对各种原因造成体液不足的患者，应补充足够水分。

（五）维持排泄功能

协助患者大小便。如出现尿潴留，可先采取诱导的方法，必要时进行导尿，以减轻患者的痛苦；留置导尿的患者应执行留置导尿护理常规；如患者便秘，可进行简易通便或灌肠。

（六）保持引流管通畅

危重患者身上常会安置多种引流管，如胃肠减压管、留置导尿管等，应注意妥善安置，防止脱落、扭曲、阻塞或受压等，确保引流管通畅。

（七）确保安全

意识不清、烦躁的患者要有专人看护，合理使用防护具，防止坠床或碰伤等。对牙关紧闭或抽搐的患者，要用牙垫或压舌板（裹上数层纱布）放于上下臼齿之间，防止舌咬伤；且室内光线要暗，工作人员动作轻稳，避免刺激而引发抽搐。

（八）保护并促进肢体功能

经常为患者翻身，做四肢的主动或被动运动。当患者病情平稳时，应尽早协助其做肢体运动，每天 2～3 次，轮流将患者的肢体据相应关节的运动形式，进行伸屈、内收、外展、内旋、外旋等活动。同时，做按摩，促进血液循环，增加肌肉张力，帮助恢复功能。预防肌腱及韧带退化、肌肉萎缩、关节僵直、静脉血栓形成和足下垂的发生。必要时给予矫形装置。

（九）心理护理

危重患者由于受病痛的折磨、死亡的威胁、生活不能自理等，常有烦躁、焦虑、忧郁、恐惧等不良情绪。护士要细心观察其心理变化，关心、同情、理解、尊重患者，通过耐心细致的工作，恰当地利用语言及非语言的功能，消除不良因素的影响，使患者以最佳的心理状态配合治疗和护理。

第二节　危重患者的抢救技术

一、抢救工作管理

抢救危重患者是医疗护理工作的一项紧急任务，护士应具备组织管理能力，熟练掌握各种抢救技术，抢救工作做到争分夺秒，有条不紊。

（一）抢救工作的组织管理

1. 病区要制定完整的抢救制度，配置抢救小组成员　一般情况下，主管医生或值班医生为主抢救医生，责任护士或值班护士为主抢救护士；其他配合抢救人员，根据科室人员情况而定。抢救小组成员分工明确，听从指挥。

2. 立即制定抢救方案　本着先急后缓的原则，及时制定抢救护理方案和抢救护理计划。

3. 配合医生抢救，严格查对　急救药物须经两人核对后方可使用，避免差错。执行口头医嘱时，须向医生复述一遍，双方确认无误后方可执行，抢救完毕需及时由医生补写医嘱和处方。抢救中各种药物的空安瓿、输液空瓶、输血袋等应集中放置，以便统计和查对。

4. 做好抢救记录，严格交接班　抢救结束后应及时做好记录，要求字迹清楚、准确、详细、全面，且注明执行时间和执行者；补足物品和药品，严格交接班。

（二）抢救设备及其管理

1. 抢救室及其设备　抢救室应设在距医护办公室较近、且在病区中心的单间，以便观察。室内宽敞、安静、温湿度适宜、光线充足。室内配相应设备和物品。

（1）抢救床：应放在抢救室的中间，要求四不靠边。以能升降的活动床为佳，并备一块木板，以备胸外心脏按压用。

（2）抢救设备与器械：吸氧设备（氧气筒给氧或中心给氧系统）、电动吸引器（或中心吸引装置）、心电图机、电除颤仪、心脏起搏器、电动洗胃机、呼吸机、简易人工呼吸器和心电监护仪等。

（3）抢救车：抢救患者时抢救车放置患者床尾，抢救车内放置抢救药品和物品。

1）常见抢救药品（表 14-1）。也可根据专科情况，确定各科备用的急救药品种类。

表 14-1　抢救药品

类别	药物
中枢兴奋药	尼可刹米（可拉明）、洛贝林（山梗菜碱）等
升压药	去甲肾上腺素、盐酸肾上腺素、异丙肾上腺素、间羟胺、多巴胺等
降压药	硝普钠、肼屈嗪、硫酸镁注射液等
抗心力衰竭药	毛花苷丙（西地兰）、毒毛花苷 K 等
抗心律失常药	利多卡因、维拉帕米（异搏定）、普鲁卡因胺等
血管扩张药	酚妥拉明、硝酸甘油、硝普钠等
止血药	酚磺乙胺（止血敏）、卡巴克洛（安络血）、氨甲苯酸、维生素 K1 等
抗过敏药	异丙嗪（非那根）、苯海拉明、阿司咪唑等
激素类药	氢化可的松、地塞米松、可的松等
脱水利尿药	20% 甘露醇、25% 山梨醇、呋塞米（速尿）等
镇痛镇静药	哌替啶（杜冷丁）、苯巴比妥钠、氯丙嗪（冬眠灵）、吗啡等
抗惊厥药	地西泮（安定）、异戊巴比妥钠、硫喷妥钠、硫酸镁注射液等
碱性药	5% 碳酸氢钠、11.2% 乳酸钠
解毒药	碘解磷定、氯解磷定、亚甲蓝等
激素类药	氢化可的松、地塞米松、可的松等
其他药品	生理盐水、各种浓度的葡萄糖、低分子右旋糖酐、阿托品、10% 葡萄糖酸钙等

2）一般物品：治疗盘、血压计、听诊器、开口器、压舌板、舌钳、无菌敷料、无菌棉签、无菌治疗巾、无菌橡胶手套、各种规格的注射器、输液器、输血器、各种型号的引流瓶及引流管、吸氧管、吸痰管、绷带、夹板、手电筒、止血带、砂轮、应急灯、电插板和输液架等。

3）各种无菌包：静脉切开包、气管切开包、气管插管包、导尿包、开胸包，各种穿刺包等。

4）记录本：抢救车内放置物品交接班记录本。车内一切物品要每班交接并做好记录。

2. 抢救设备管理　为了不延误抢救时机，所有抢救物品应严格管理，做到"五定"，即定点安置、定专人保管、定数量品种、定期消毒灭菌并定期检查维修，确保完好率达到100%。护士还应熟悉抢救器械的性能和使用方法，并能排除一般故障，以确保急救物品随时处于可用状态。

14-3 抢救室

二、常用抢救技术

（一）氧气吸入法

情景导入　　　患者，男性，75 岁。曾患有"慢性肺源性心脏病"，自述 3d 前因患"感冒"，气促、胸闷、咳嗽、咳痰逐渐加重，咳出黄色脓痰，痰液不易咳出。今早入院治疗，医嘱立即给患者氧气吸入、吸痰、抗炎等处理。

请思考：护士应如何为患者给氧和吸痰？

氧气吸入法（oxygenic therapy）是常用的抢救措施之一，是指通过给氧提高患者的动脉血氧分压（PaO_2）和血氧饱和度（SaO_2），预防和纠正各种原因引起的缺氧状态。

1. 判断缺氧程度　根据缺氧的临床表现及血气分析检查结果，判断缺氧的程度（表14-2）。

表14-2　缺氧程度判断

程度	发绀	呼吸困难	神志	血气分析	
				氧分压（PaO_2）（kPa）	二氧化碳（$PaCO_2$）（kPa）
轻度	轻度	不明显	清楚	>6.6	>6.6
中度	明显	明显	正常或烦躁不安	4.6～6.6	>9.3
重度	显著（图14-1，彩图10）	严重，三凹征明显	昏迷或半昏迷	<4.6	>12.0

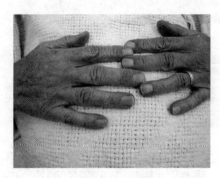

图14-1　发绀

2. 吸氧适应证

血气分析检查是用氧的客观指标，动脉血氧分压（PaO_2）正常值为10.6～13.3 kPa，当患者的动脉血氧分压低于6.6kPa（50mmHg）时，应给予吸氧。

（1）呼吸系统疾病：影响通气、换气功能，如肺炎、肺气肿、肺不张、支气管哮喘和气胸等。

（2）心功能不全：肺部充血而致呼吸困难者，如心力衰竭、心包积液等。

（3）各种中毒引起的缺氧：如药物中毒、一氧化碳中毒等。

（4）中枢抑制致缺氧：如脑血管意外或颅脑损伤所致昏迷患者，使中枢受抑制而引起缺氧。

（5）其他：某些手术前后、休克患者及分娩时产程过长或胎心音异常等。

3. 供氧装置

（1）氧气管道装置（中心供氧装置）：病室墙壁有氧气管道接口。用氧时，将氧气流量表接在氧气管道接口上，接上湿化瓶，连接氧气管，打开流量表开关即可（图14-2）。中心制氧是采用高新技术，清除空气中的氮气和其他物质，以高纯度的氧气供医院患者使用。

14-4 中心供氧法

（2）氧气筒及氧气表装置（图14-3）

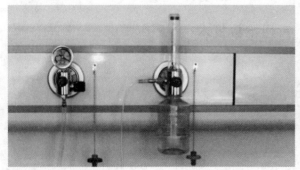

图14-2　中心供氧

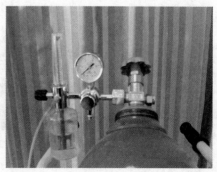

图14-3　氧气筒及氧气表

1）氧气筒：为圆柱形无缝钢筒，筒内能耐高压达 14.7MPa（150kg/cm²），容积 40L，能容纳氧气 6 000L。氧气筒顶部有一总开关，控制氧气的进出。使用时，将总开关向逆时针方向旋转 1/4 周，即可有足够的氧气流出；停用时，向顺时针方向旋紧即可。氧气筒颈部的侧面有一气门，与氧气表相连，是氧气自筒中输出的途径。

2）氧气表：由压力表、减压器、流量表、湿化瓶及安全阀组成。压力表可测知氧气筒内的压力，以 MPa（kg/cm²）表示。减压器是一种弹簧自动减压装置，将来自氧气筒内的压力减至 0.2～0.3MPa（2～3 kg/cm²），使流量平稳，保证安全。流量表用来测量每分钟氧气的流出量，流量表内有浮标，从浮标上端平面所指的刻度，可知每分钟氧气的流出量，用 L/min 表示。湿化瓶内装 1/3～1/2 蒸馏水或冷开水，通气管浸入水中，出气管和鼻导管相连。瓶内的水可湿润氧气，以免患者呼吸道黏膜受干燥气体的刺激。安全阀的作用是氧流量过大、压力过高时，安全阀内部活塞自动上推，过多的氧气由四周小孔流出，以确保安全。

3）装表法：氧气表装在氧气筒上，以备急用。方法是将氧气筒置于氧气架上，打开总开关，使少量气体从气门处流出，随即迅速关上，避免灰尘吹入氧气表。然后将氧气表稍向后倾置于氧气筒气门上，用手初步旋紧，再用扳手拧紧，使氧气表直立于氧气筒旁。接湿化瓶，先打开总开关，再打开流量开关，检查氧气流出是否通畅，各连接部位有无漏气，关紧流量开关，推至病房待用。因此，装表法可简单归纳为一吹（尘）、二上（表）、三紧（拧紧）、四查（检查）。

（3）氧气枕代替供氧装置：在抢救危重患者或转移患者途中，可用氧气枕代替供氧装置。同时，氧气枕也适用于家庭氧疗。氧气枕为一长方形橡胶枕，枕的一角有橡胶管。操作方法为将氧气枕灌满氧气，接上湿化瓶，连接导管，调节氧流量，让患者头枕氧气枕，借重力使氧气流出（图 14-4）。

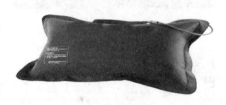

图 14-4　氧气枕

4. 给氧法种类

（1）双侧鼻导管法：是一种简单、舒适的给氧方法，适用于长期吸氧的患者。操作方法为先清洁鼻腔，将双侧鼻导管与橡胶管连接，调节适量氧流量，将双侧鼻导管插入双侧鼻孔约 1cm，再将导管绕过耳后，固定于下颌处（图 14-5）。

（2）单侧鼻导管法：将一细导管从一侧鼻孔经鼻腔到达鼻咽部，末端连接氧气的供氧方法。鼻导管插入的长度为鼻尖至耳垂的 2/3。此法因刺激鼻腔黏膜，致患者不易耐受，导管容易被分泌物堵塞。因此目前临床不常用。

（3）鼻塞法：鼻塞是一种用塑料制成的球状物，鼻塞法是将鼻塞经一侧鼻孔塞入鼻前庭内，供给患者氧气的方法（图 14-6）。此法可交替两侧鼻前庭使用，使用方便，患者感觉舒适，适用于长期吸氧的患者。

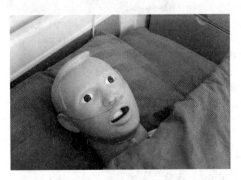

图 14-5　双侧鼻导管

（4）面罩法：将面罩置于患者的口鼻部，用松紧带固定后供给氧气的方法。氧气自下端输入，呼出的气体从面罩两侧孔排出（图 14-7）。由于口、鼻部都能吸入氧气，效果较好。给氧时必须有足够的氧流量，一般需 6～8L/min。可用于张口呼吸、病情较重，氧分压明显下降者。

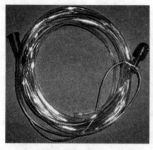

图 14-6　鼻塞吸氧管

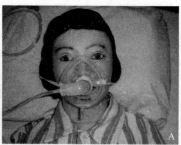

图 14-7　面罩吸氧

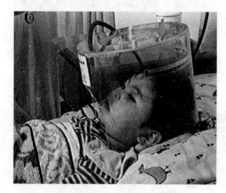

图 14-8　头罩法

但会影响患者谈话、进食、饮水、服药等活动，且翻身易移位。

（5）氧气头罩法：将患者头部置于头罩内，罩面上有多个孔，可以保持罩内一定的氧浓度、温度和湿度（图 14-8）。头罩与颈部之间要保持适当的空隙，防止二氧化碳潴留及重复吸入。此法简单、无刺激、透明的头罩便于观察病情，能根据病情调节氧浓度，主要用于小儿。

（6）氧气帐法：将患者的头胸部置于塑料帐幕内吸入氧气的方法。因设备复杂、造价高，故仅用于烧伤和新生儿的抢救。

知识拓展

家庭用氧方法

便携式供氧装置的面世，使一些慢性呼吸系统疾病和持续性低氧血症的患者可以在家中进行氧疗。家庭用氧一般采用制氧器、小型氧气瓶及氧气枕等方法，为患者的治疗提供了方便。

（1）氧立得：是一种便携式制氧器，原理为制氧剂 A 和催化剂 B 在反应仓中与水产生化学反应制造出氧气。优点是：①制氧纯度高，符合医用标准，纯度＞99.0%；②供氧快：方便快捷；③易操作：制氧器结构简单，易学易会；④好携带：制氧器小巧轻灵（加水后仅 500g），便于携带。缺点是：维持时间短（一次反应制出氧气仅维持 20min）。因此，患者如需反复用氧，要不断更换制剂，费用高（图 14-9）。

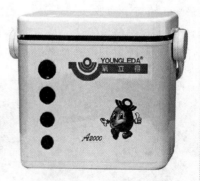

图 14-9　氧立得

（2）小型氧气瓶：小型瓶装医用氧，同医院用氧一样，系天然纯氧。具有安全、小巧、经济、实用、方便等特点。有各种不同容量的氧气瓶，如 2L、2.5L、4L、8L、10L、12L、15L 等。尤其适用于冠心病、肺心病、哮喘、支气管炎、肺气肿等慢性疾病患者的家庭氧疗。

5. 给氧操作方法（以氧气筒供氧系统的双侧鼻塞给氧法为例）

【目的】

纠正各种原因引起的缺氧，提高动脉血氧分压（PaO_2）和动脉血氧饱和度（SaO_2），增加动脉血氧含量（CaO_2）。促进组织的新陈代谢，维持机体生命活动。

【操作程序】

（1）评估

1）患者的年龄、意识、病情、治疗情况，心理状态及合作程度。

2）患者的缺氧状况，鼻腔情况。

（2）计划

1）工作人员准备：仪表端庄，衣帽整洁，修剪指甲，洗手，戴口罩。

2）用物准备（图 14-10）

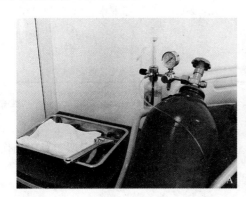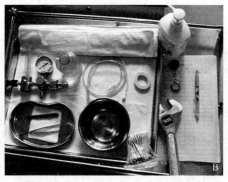

图 14-10　吸氧用物

① 氧气筒。

② 治疗车上层：治疗盘内置压力表、通气管、湿化瓶（内装冷开水或蒸馏水 1/3～1/2）、吸氧管、治疗碗（内盛冷开水）、棉签、纱布、无菌小镊、弯盘和安全别针。治疗盘外置扳手、吸氧记录单、笔、表和手消毒液等。

③ 治疗车下层：医用垃圾桶、生活垃圾桶。

3）环境准备：温湿度适宜、光线充足、环境安静、整洁、远离火源和热源。

4）患者准备：患者了解吸氧的目的、方法、注意事项及配合要点。体位舒适，情绪稳定，愿意配合。

（3）实施（表 14-3）。

表 14-3　氧气筒双侧鼻塞给氧法

操作流程	操作步骤	要点说明
核对解释	物品备齐，携至床旁，核对床号、姓名，向患者及家属解释吸氧目的、方法、注意事项及配合要点	确认患者，取得合作
清洁鼻腔	用湿棉签清洁鼻腔	避免分泌物堵塞
冲气门	打开氧气筒总开关，使小量气体流出，吹去气门处灰尘，随即关好总开关	防止灰尘进入氧气表
装氧气表	将氧气表稍后倾接于氧气筒的气门上，用手旋紧，再用扳手旋紧，使氧气表与地面垂直	
检查漏气	检查流量表是否关闭，打开总开关，检查衔接处有无漏气	防止漏气，检查完后不关总开关
连接瓶、管	连接通气导管和湿化瓶，连接鼻导管	

续表

操作流程	操作步骤	要点说明
调节流量	打开流量表开关,调节氧流量,鼻塞放入水中有水泡,检查氧气流出是否通畅、有无漏气以及全套装置是否适用	
插管固定	将鼻塞轻轻插入两侧鼻孔,固定,安置患者舒适卧位,告知用氧注意事项	保证用氧安全和舒适
整理、记录	整理用物,洗手,记录用氧时间和氧流量,并签全名	便于观察疗效
观察	观察氧疗的效果,缺氧症状是否改善	确保氧疗效果
停止用氧	先取下吸氧管,再关闭氧气筒总开关,打开流量表放出余气,关上流量表开关	防止操作不当,造成肺损伤
清洁安置	帮助患者清洁鼻部,安置舒适卧位	使患者整洁、舒适
整理、记录	整理用物,洗手,记录停氧时间和用氧效果	避免交叉感染

14-5 给氧技术 - 吸氧、停氧

(4)评价

1)患者缺氧症状改善,生命体征平稳,感觉舒适,操作规范,未发生呼吸道黏膜损伤及其他意外。

2)患者及家属了解安全用氧的知识。

【注意事项】

(1)用氧前,检查氧气装置有无漏气,是否通畅。

(2)严格操作规程,注意用氧安全,做好"四防",即防火、防热、防油、防震。氧气筒应放于阴凉处,周围严禁烟火及易燃品,至少距明火 5m,距暖气 1m;氧气筒搬运时避免倾倒、撞击;氧气筒、氧气表开关及螺旋口等严禁涂油,防止引起燃烧、爆炸。

(3)吸氧时,应先调节氧流量,再插管应用;中途需要调节氧流量时,应先将患者吸氧管取下,调节好氧流量后再连接;停止吸氧时,应先取下吸氧管,再关流量表。以免一旦关错开关,大量氧气突然冲入呼吸道而损失肺组织。

(4)用氧过程中,应密切观察患者的缺氧症状有无改善,定时测量脉搏、血压,观察其精神状态、皮肤颜色和温度、呼吸方式等,以便选择适当的用氧浓度。

(5)持续吸氧的患者,应保持管道通畅,吸氧过程中,保持呼吸道通畅,及时清理呼吸道分泌物。持续单侧鼻导管用氧者,每日更换鼻导管 2 次以上,双侧鼻孔交替插管;鼻塞给氧应每日更换鼻塞;面罩给氧应 4~8h 更换一次面罩。

(6)氧气筒内氧不可用尽,压力表指针降至 0.5MPa(5kg/cm^2)时,即不可再用,以免灰尘进入筒内,再次充气时引起爆炸。对未用或已用空的氧气筒,应分别悬挂"满"或"空"的标志,以便及时更换,避免急救时搬错,影响抢救效率。

6. 氧气吸入的浓度及其换算法

(1)氧气吸入浓度:吸氧浓度对纠正缺氧起着重要的作用。

1)如氧浓度低于 25%,则与空气中氧含量(20.93%)相似,无治疗价值。

2)如氧浓度高于 60%,持续时间超过 24h,则会发生氧中毒,患者表现为恶心、呕吐、烦躁不安、干咳、胸痛和进行性呼吸困难等。

3)对缺氧和二氧化碳潴留同时并存者,应给予低流量、低浓度持续给氧。因慢性缺氧患者长期二氧化碳分压高，其呼吸主要依靠缺氧刺激颈动脉和主动脉体化学感受器，沿神经上传至呼吸中枢，反射性地引起呼吸。如给予高浓度吸氧，则缺氧反射性刺激呼吸的作用消失，从而导致呼吸抑制，甚至呼吸停止。

（2）吸氧浓度和氧流量的换算法

氧浓度和氧流量的换算公式：吸氧浓度（％）＝21＋4×氧流量（L/min）

7. 氧疗副作用及预防

（1）氧中毒：高浓度、长时间给氧，会出现恶心、呕吐、烦躁不安、进行性呼吸困难、脉搏减弱、血压下降，甚至昏迷。预防应避免高浓度氧气持续吸入，经常做血气分析，动态观察氧疗的效果。

（2）肺不张：吸入高浓度氧气后，肺泡内氮气被大量置换，一旦支气管有阻塞时，其所属肺泡内的氧气被肺循环血液迅速吸收，引起肺不张。患者出现烦躁、呼吸、心率增快，血压上升，继而出现呼吸困难、发绀、昏迷。预防应控制给氧浓度，鼓励患者做深呼吸，多咳嗽和经常改变卧位，及时排痰。

（3）呼吸道干燥：氧气是一种干燥气体，吸入后可导致呼吸道黏膜干燥，分泌物黏稠、结痂、不易咳出。预防应加强吸入气体的湿化，定期做雾化吸入。

（4）晶状体后纤维组织增生：仅见于新生儿，以早产儿多见。眼球的视网膜血管对高氧分压非常敏感，由于视网膜血管收缩，引起晶状体后纤维组织增生，从而导致不同程度的视力丧失，甚至失明。预防应控制给氧浓度在 40％ 以下，控制 PaO_2 在 13.3～16.0 kPa（100～120mmHg），控制给氧时间，定期监测视力。

（5）呼吸抑制：常见于慢性呼吸衰竭患者吸入高浓度氧时，可使呼吸中枢抑制加重，甚至呼吸停止。预防应低流量、低浓度持续给氧，维持 PaO_2 在 8kPa（60mmHg）左右。

（二）吸痰法

吸痰法（aspiration of sputum）是利用负压吸引的原理，用导管经口、鼻或人工气道将呼吸道内的分泌物吸出，以保持呼吸道通畅的方法。此法是预防吸入性肺炎、肺不张、窒息等并发症的一种方法。临床上主要适用于危重、新生儿、昏迷、麻醉未清醒等各种原因引起的，不能有效咳嗽、排痰的患者。

1. 吸痰法种类

（1）中心吸引装置吸痰法：各大医院均设有中心负压装置，吸引器管道连接到各病房床单位。使用时，只需接上负压表，连接吸痰管，打开吸引开关，调节合适的负压，试吸通畅后，即可进行抽吸，使用非常方便。

（2）电动吸引器吸痰法：由马达、偏心轮、气体过滤器、压力表、安全瓶、储液瓶组成（图 14-11）。安全瓶和储液瓶可各储液 1 000ml，瓶塞上有两根玻璃导管，并通过橡胶管相互连接。接通电源后马达带动偏向轮，从吸气孔吸出瓶内空气，并由排气孔排

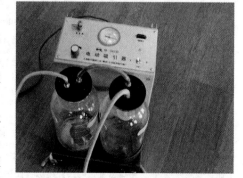

图 14-11　电动吸痰器

出，不断循环转动，使瓶内产生负压，连接吸痰管，将痰液吸出。

（3）注射器吸痰法：在紧急状态下，可用 50～100ml 注射器或手动吸引器，连接吸痰导管，抽吸出痰液或呕吐物。

2. 吸痰操作方法（以电动吸引器吸痰法为例）

【目的】

（1）清除呼吸道分泌物，保持呼吸道通畅。改善肺通气，促进呼吸功能。预防窒息、吸入性肺炎等并发症。

（2）取痰标本做培养和药敏试验，协助诊断和治疗。

【操作程序】

（1）评估

1）年龄、病情、意识状况、心理反应和合作程度。

2）呼吸道分泌物的量、黏稠度、部位，排痰的能力。口、鼻腔黏膜有无异常，鼻腔有无阻塞，是否人工气道等。

（2）计划

1）工作人员准备：仪表端庄，着装规范，剪指甲，洗手，戴口罩。

2）用物准备

① 治疗车上层：治疗盘内备有盖罐2只（一只盛无菌生理盐水，一只盛放12～14号无菌吸痰管数根）、弯盘、无菌纱布、无菌血管钳或镊子、手套、玻璃接管。必要时，备压舌板、开口器、舌钳。治疗盘外备电动吸引器或中心吸引器，试管（内盛有消毒液，系于床栏处，用于消毒吸引器上玻璃接管），手消毒液。必要时，备电插板。

② 治疗车下层：医用垃圾桶、生活垃圾桶。

3）环境准备：温湿度适宜、光线充足、环境安静、整洁。

4）患者准备：了解吸痰目的、方法及配合要点。

（3）实施（表14-4）。

表14-4 电动吸引器吸痰法

操作流程	操作步骤	要点说明
核对解释	备齐用物，携至床旁；核对床号、姓名，向患者及家属解释吸痰的目的及配合要点	确认患者，取得合作
接电源、检查、调负压	接通电源，打开开关，检查吸引器的性能，调节合适的负压为：成人300～400mmHg（即40.0～53.3KPa）；儿童＜300mmHg（即＜40.0KPa）；婴幼儿100～200mmHg；新生儿＜100mmHg	防止负压过大损伤呼吸道
取体位	帮助患者取合适卧位，将患者的头转向操作者，检查患者口腔，取下活动义齿	防止义齿脱落误吞入食管或掉入气管引起窒息；保持呼吸道通畅
接管试吸	连接吸痰管，试吸生理盐水，润滑冲洗吸痰管，检查负压大小、吸痰管是否通畅	连接吸痰管时可用无菌镊子或戴手套
插管吸痰	嘱患者张口，昏迷患者使用压舌板帮助其张口。一手将吸痰管末端折叠，以免负压损伤黏膜，另一手用无菌镊持吸痰管插入口腔咽部（10～15cm），放松折叠处，先吸净口腔咽部的分泌物，更换吸痰管，再吸气管内分泌物。吸痰过程中，观察患者的反应，吸出液的颜色、性质及量等。	抽吸痰液时，采用左右旋转，向上提拉，由浅入深，依次吸尽分泌物。动作应轻柔、敏捷，每次吸痰时间不超过15s，以防缺氧

续表

操作流程	操作步骤	要点说明
冲管	每次导管退出后，立即用生理盐水抽吸冲洗	以免痰液堵塞
消毒整理	吸痰毕，关闭吸痰器开关，取下吸痰管，将玻璃管插入消毒液试管中浸泡，清洁患者的口鼻及面部，脱手套，协助患者取舒适体位，整理床单位，分类处理用物	预防交叉感染
洗手记录	洗手，记录患者吸痰后的情况，吸出液的量、颜色和性质等	

（4）评价

1）患者和家属能理解吸痰的重要性，并能配合。

2）患者呼吸道分泌物及时清除，呼吸道保持通畅，感觉舒适。吸痰过程中，患者呼吸道未发生损伤。

【注意事项】

（1）密切观察病情，保持呼吸道通畅。如发现患者排痰不畅或喉头有痰鸣音，应及时吸痰。

（2）吸痰时动作轻柔，插管时不可有负压，以免损伤呼吸道黏膜；吸痰管应左右旋转、缓慢上移、向上提拉，以利于呼吸道分泌物的充分吸引。

（3）吸痰时间不宜超过 15s，以免造成缺氧；使用呼吸机或缺氧严重的患者，吸痰前后应增加氧气的吸入，以防缺氧。

（4）吸痰过程中严格执行无菌操作，治疗盘内吸痰用物每天更换 1～2 次，吸痰导管应每次更换，并做好口腔护理。

（5）如痰液黏稠时，可协助患者变换体位，配合拍背、叩击、雾化吸入等方法，通过振动、稀释痰液，使之易于吸出。

（6）昏迷患者可用压舌板或开口器协助张口，再进行吸痰。自口腔吸痰困难者，可由鼻腔进行。鼻腔、口腔、气道切开处需同时吸痰时，先吸气管切开处，再吸口腔，最后吸鼻腔。如为气管插管或气管切开患者，需经气管插管或套管内吸痰，应严格无菌操作。婴幼儿吸痰，吸痰管要细，负压不可过大，以免损伤黏膜。

（7）储液瓶内的吸出液应及时倾倒，一般不应超过 2/3，以防痰液吸入吸痰器，造成损坏。

知识拓展

经气管插管 / 气管切开吸痰法

对于气管插管或气管切开的患者，吸痰时先通过气管插管或气管切开处抽吸。戴手套，左手反折吸痰管末端，右手用无菌镊子或止血钳夹吸痰管前段，插入气管插管或气管切开处的套管内 10～15cm，然后松开导管末端，抽吸时左右旋转，缓慢向上提拉，每次导管退出后用生理盐水抽吸冲洗，注意严格无菌操作。

14-6 吸痰法 - 评估及准备、实施及注意事项

（三）洗胃法

洗胃法（gastric lavage）是将大量溶液饮入或通过胃管灌入胃内，以冲洗并排除胃内容物的方法。

1. 各种药物中毒的灌洗溶液和禁忌药物，见表 14-5。

表 14-5   常用洗胃溶液

毒物种类	常用溶液	禁忌药物
酸性物	镁乳、蛋清水、牛奶	
碱性物	5%醋酸、白醋、蛋清水、牛奶	
氰化物	口服3%过氧化氢溶液后引吐,1:15 000～1:20 000高锰酸钾洗胃	
敌敌畏	2%～4%碳酸氢钠、1%盐水、1:15 000～1:20 000高锰酸钾洗胃	
1605,1059,4049(乐果)	2%～4%碳酸氢钠洗胃	高锰酸钾
敌百虫	1%盐水或清水洗胃、1:15 000～1:20 000高锰酸钾洗胃	碱性药物
DDT(灭害灵)、666	温开水或生理盐水洗胃,50%硫酸镁导泻	油性药物
酚类、煤酚类、	用温开水、植物油洗胃至无酚味为止,洗胃后多次服用牛奶、蛋清保护胃黏膜	液体石蜡
苯酚(石碳酸)	1:15 000～1:20 000高锰酸钾洗胃	硫酸镁
巴比妥类(安眠药)	1:15 000～1:20 000高锰酸钾洗胃,硫酸钠导泻	
异烟肼(雷米封)	1:15 000～1:20 000高锰酸钾洗胃,硫酸钠导泻	
灭鼠药(磷化锌)	1:15 000～1:20 000高锰酸钾洗胃、0.1%硫酸铜洗胃,口服0.5～1%硫酸铜溶液,每次10ml,每5～10分钟1次,催吐	鸡蛋、牛奶、脂肪及其他油类食物

注:①蛋清水、牛奶可黏附于黏膜表面或创面上,从而起到保护作用,并可减轻患者疼痛。②氧化剂可将某些化学性毒物氧化,改变其性能,从而减轻或去除其毒性。③1605、1509、4049(乐果)等禁用高锰酸钾洗胃,否则可氧化成毒性更强的物质。④敌百虫遇碱性药物可分解出毒性更强的敌敌畏,其分解过程随碱性的增强和温度的升高而加速。⑤巴比妥药物采用硫酸钠导泻,是利用其在肠道内形成的高渗透压,而阻止肠道水分和残存的巴比妥类药物的吸收,促其尽早排出体外。硫酸钠对心血管神经系统没有抑制作用,不会加重巴比妥类药物的中毒。⑥磷化锌中毒时,口服硫酸铜可使其成为无毒的磷化铜沉淀,阻止吸收,并促使其排出体外。磷化锌易溶于油类物质,忌用鸡蛋、牛奶、油类等脂肪类食物,以免加速磷的溶解,促进其吸收,加重中毒反应。

2. 洗胃方法

14-7 漏斗胃管洗胃法

【目的】

(1)解毒:清除胃内毒物或刺激物,减少毒物吸收,还可利用不同灌洗液进行中和解毒。清除胃内毒物需尽早进行,服毒后4～6h内洗胃最有效。

(2)减轻胃黏膜充血水肿:幽门梗阻患者饭后常有滞留现象,引起上腹胀满、不适、恶心、呕吐等症状,通过洗胃,减轻潴留物对胃黏膜的刺激,减轻胃黏膜水肿、炎症。

(3)某些手术或检查前的胃肠道准备:如胃部、食管下段、十二指肠手术前。

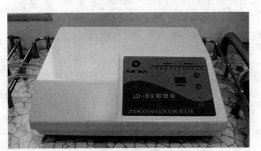

图 14-12   自动洗胃机

【操作程序】

（1）评估

1）患者年龄、病情、医疗诊断、意识状态、生命体征和心理状态等。

2）患者口腔黏膜有无损伤，有无活动义齿，既往健康状况，对洗胃的耐受能力、合作程度等。

3）中毒的时间、途径，中毒物质的名称、量及浓度等。

（2）计划

1）工作人员准备：仪表端庄，着装规范，剪指甲，洗手，戴口罩。

2）用物准备

① 口服催吐法

治疗盘内：量杯（或水杯）、压舌板、水温计、弯盘、塑料围裙或橡胶单（防水布），另备水桶 2 只（一个盛洗胃液，一个盛污水）。

洗胃溶液：按医嘱根据毒物性质准备洗胃液。一般量为 10 000～20 000ml，温度 25～38℃。为患者准备洗漱用物。

② 胃管洗胃法

治疗盘内：无菌洗胃包（内有胃管、镊子、纱布或使用一次性胃管），塑料围裙或橡胶单、治疗巾、检验标本容器或试管、量杯、水温计、压舌板、弯盘、棉签、50ml 注射器、听诊器、手电筒、润滑油、胶布、手套，必要时备张口器、牙垫、舌钳放于治疗碗中。水桶 2 只。洗胃溶液（同催吐法）。

洗胃设备：电动吸引器洗胃法备电动吸引器、"Y"形三通管、调节夹或止血钳、输液架、输液瓶（输液器）；漏斗胃管洗胃法备漏斗洗胃管；全自动洗胃机洗胃法另备全自动洗胃机。

3）环境准备：整洁、安静、温度适宜、光线适中。必要时，用屏风或床帘遮挡。

4）患者准备：了解洗胃的目的、方法、注意事项及配合要点。

（3）实施（表 14-6）。

表 14-6 洗胃法

操作流程	操作步骤	要点说明
核对解释	备齐用物，携至床旁；核对床号、姓名，告知患者洗胃的目的及配合方法，以取得合作	确认患者，取得合作
安置体位	根据洗胃方法选择体位：①口服催吐法取坐位。②胃管洗胃取坐位或半坐位。③中毒较重者取左侧卧位（可减慢胃排空，延缓毒物进入十二指肠的速度）。④昏迷患者取去枕平卧位，头偏向一侧	确保患者安全，减少毒物的吸收
洗胃		
口服催吐法	围好围裙，取下活动义齿，将污水桶置于患者座位前，用压舌板刺激患者咽后壁或者舌根诱发其呕吐，遵医嘱留取毒物标本送检，协助患者每次饮洗胃液 300～500ml 后再呕吐。如此反复进行，直至吐出液澄清无味为止	用于服毒量少、清醒、愿意合作的患者

续表

操作流程	操作步骤	要点说明
自动洗胃机洗胃法	接通电源，检查机器性能，连接管道，将3根橡胶管分别与机器上的进液管（药管）、胃管、排污管的管口连接，将药管和污水管分别放于备好的洗胃液桶和污水桶内。围好围裙，取下活动义齿，弯盘置于口角旁。按鼻饲法插入胃管，证实胃管在胃内后，用胶布固定。将胃管连接至洗胃机，先按"手吸"键，吸尽胃内容物，遵医嘱留取毒物标本送检。调节参数启动"自动"键即可自动洗胃，每次注入洗胃液300～500ml，至洗出液澄清无味为止，按"停机"键	插胃管后，确定胃管是否在胃内的方法同鼻饲法
电动吸引器洗胃法	接通电源，检查吸引器功能，调节负压，保持在13.3kPa左右。将输液瓶连接输液管，下接"Y"形三通管主管，"Y"形三通管另两端分别与胃管及储液瓶的橡胶管相连，将灌洗液倒入输液瓶内，夹紧输液管挂至输液架上。按鼻饲法插入胃管，固定。打开吸引器，吸出胃内容物后夹紧引流管，关闭吸引器，开放输液管，使洗胃液流入胃内300～500ml时，夹紧输液管，开放引流管，开动吸引器，吸出灌洗液。如此反复灌洗，直至洗出澄清无味液体为止	利用负压吸引原理进行洗胃，吸引器负压维持在13.3kPa左右。若压力过高，容易损伤胃黏膜
漏斗胃管洗胃法	按鼻饲法插入胃管，先将漏斗低于胃部水平位置，挤压橡皮球，抽尽胃内容物。必要时，留标本送检做毒物鉴定。漏斗上举距患者头部30～50cm，将洗胃液缓慢倒入漏斗，一次300～500ml，当漏斗内液体尚余少许时，将漏斗降至低于胃部的位置，倒置于污水桶内，引流出胃内灌洗液。利用虹吸原理，将胃内容物及毒物排出。引流不畅时，可挤压橡胶球，以助引流。反复灌洗直至洗出液澄清无味为止	毒物性质不明时，应先抽吸胃内容物送检
注射器洗胃法	按鼻饲法插入胃管，证实胃管在胃内后用胶布固定好，先用注射器抽尽胃内容物后，再注入洗胃液每次约200ml。如此反复灌洗，直至洗出澄清无味液体为止	
观察	密切观察患者病情、生命体征变化及洗胃情况，观察洗胃液出入量的平衡，洗出液的颜色、气味。如有腹痛、休克现象或洗出液呈血性，应立即停止洗胃，及时报告医生，采取急救措施	发现异常及时处理
拔管整理	洗胃毕，反折胃管末端，拔出胃管。协助患者漱口、洗脸，取舒适卧位，清理用物	必要时反复间断洗胃
洗手记录	洗手，记录灌洗液的名称、量；洗出液性质、气味、颜色、量以及患者的反应	

（4）评价

1）动作轻巧，插管及灌洗顺利，达到洗胃目的。

2）爱护患者，患者无创伤或其他并发症。

3）护患沟通有效，患者及家属理解洗胃的目的，愿意接受并主动配合。

【注意事项】

（1）急性中毒患者应迅速采取口服催吐法，必要时进行洗胃，每次洗胃前应先吸尽胃内容物，才行洗胃，以减少毒物的吸收。洗胃插管时动作要轻快，切勿损伤食管或误入气管。

（2）当中毒物质不明时，应抽出胃内容物送检，以明确毒物性质。先用温开水或生理盐水洗胃，待确定毒物性质后，再选用对抗剂洗胃。

（3）吞服强酸、强碱等腐蚀性药物后，禁忌洗胃，以免造成胃穿孔。可遵医嘱给予药物解毒或给予牛奶、豆浆、蛋清水等，以保护胃黏膜。

（4）肝硬化伴食管胃底静脉曲张、近期曾有上消化道出血、胃穿孔的患者，禁忌洗胃；食管堵塞、消化性溃疡、胃癌等患者不宜洗胃；昏迷患者洗胃应谨慎，可采用去枕平卧位，头偏向一侧，以防窒息。

（5）洗胃过程中密切观察病情，如有血性液体流出或出现休克、腹痛等现象，应立即停止洗胃，及时采取相应措施，并通知医生进行处理。每次灌入量以 300～500ml 为宜，一般不能超过 500ml，并保持吸入量与吸出量平衡，以免造成窒息或急性胃扩张。

（6）幽门梗阻的患者洗胃，宜在餐后 4～6h 或空腹进行，应记录胃内潴留量，以了解梗阻情况，供补液参考。

（7）电动洗胃时，动作要轻快，负压不可过大（保持在 100mmHg，即 13.3kPa），以免造成食管及胃黏膜的损伤。

（8）小儿洗胃灌入量不宜过多，婴幼儿每次以 100～200ml 为宜。小儿胃呈水平位，插管不宜过深，动作应轻柔。

14-8 洗胃法 - 评估及准备、实施、拔管及注意事项

（四）人工呼吸器使用法

人工呼吸器（artificial respirator）是进行人工呼吸最有效的装置之一。分为两种：一种是简易呼吸器，另一种是人工呼吸机，分别通过人工和机械装置产生通气，从而对无自主呼吸的患者进行强迫通气，对通气障碍的患者可进行辅助呼吸，达到维持和增加机体通气量，纠正低氧血症的目的。常用于各种原因所致的呼吸停止或呼吸衰竭的抢救及麻醉期间的呼吸管理。

1. 人工呼吸器的构造及原理

（1）简易呼吸器：简易呼吸器是一种结构简单、借助器械加压的人工呼吸装置。它由呼吸囊、呼吸活瓣、面罩及衔接管组成，需通过手工挤压呼吸囊来完成。

（2）人工呼吸机：呼吸机是一种能代替、控制或改变人的正常生理呼吸，增加肺通气量，改善呼吸功能，节约心脏储备能力的装置。是借助机械动力建立肺泡与气道通口（即肺泡与大气压）的压力差，使肺泡充气和排气。可分为定压型、定容型和混合型。

2. 人工呼吸器使用法

【目的】

维持并增加机体通气量，纠正低氧血症。

【操作程序】

（1）评估

1）患者的年龄、病情、生命体征和意识状态等。

2）患者的呼吸状况，有无自主呼吸，呼吸道是否通畅，有无义齿。

3）患者心理状况及配合程度。

（2）计划

1）工作人员准备：着装整齐，修剪指甲，洗手，戴口罩。

2）用物准备：①简易呼吸器、患者适宜的面罩、固定带及衔接管。必要时，备氧气装置。

②人工呼吸机、电源等。

　　3）环境准备：病室整洁、安静、空气新鲜。

　　4）患者准备：了解人工呼吸器使用的目的、方法、注意事项及配合要点。

（3）实施（表 14-7）。

表 14-7　人工呼吸器使用法

操作流程	操作步骤	要点说明
核对、解释	核对患者床号、姓名，解释人工呼吸器使用的方法及配合方式	确认患者，取得合作
使用人工呼吸器		
简易呼吸器		在未行气管插管建立紧急人工气道的情况下及辅助呼吸机突然出现故障时使用
衔接呼吸器各管道	连接简易呼吸器、面罩。必要时，连接氧气管道	
打开气道、体位正确	戴上一次性无菌手套，清除呼吸道分泌物，有义齿者取下；解开衣领、腰带，患者去枕仰卧，头后仰	
扣紧面罩	操作者站在患者头侧，面罩紧扣患者口鼻部（图 14-13）	避免漏气
挤压气囊	有节律地挤压气囊，每次挤压可有 500ml 左右的空气进入肺内，频率保持在 10/min	使空气或氧气通过吸气活瓣进入患者肺部，放松时，肺部气体随呼气活瓣排出。患者若有自主呼吸，应注意与人工呼吸同步，即患者吸气初顺势挤压呼吸囊，达一定潮气量后完全松开气囊，让患者自行完成呼气动作
人工呼吸机		用于危重患者，长期循环、呼吸支持者
连接、设置、开机检查	开机前连接电源、呼吸机各管道、湿化瓶等，设置好呼吸机各个参数，启动机器，检查呼吸机性能	
连接呼吸机与患者气道		
面罩法	面罩盖住患者口、鼻后与呼吸机连接	
气管插管法	气管内插管后与呼吸机连接	
气管切开法	气管切开放置套管后与呼吸机连接	
观察	观察胸廓起伏，判断通气量是否合适，患者呼吸是否改善，呼吸机工作是否正常，有无漏气，管路连接处有无脱落，定期进行血气分析和电解质测定	
调节呼吸机参数	根据患者症状表现，调节呼吸机参数（表 14-8）	
使用呼吸器中记录	记录呼吸机参数、使用时间、效果、患者反应及测得的血气分析值	

续表

操作流程	操作步骤	要点说明
撤离呼吸机/停止挤压简易呼吸器	根据医嘱执行,分离面罩或拔出气管内插管,关闭呼吸机或停止挤压简易呼吸器	
整理、记录	整理用物及床单位,清洁患者口鼻及面部并协助患者取舒适体位。记录呼吸机使用参数、时间、停用时间、患者情况等	

表 14-8 呼吸机主要参数的设置

项目	数值
呼吸频率(R)	10~16/min
每分通气量(VE)	8~10L/min
潮气量(VT)	600~800ml
呼吸时比(I/E)	1:(1.5~3.0)
呼气压力(EPAP)	0.147~1.96kPa
呼气末正压(PEEP)	0.49~0.98 kPa
供氧浓度(FiO_2)	30%~40%

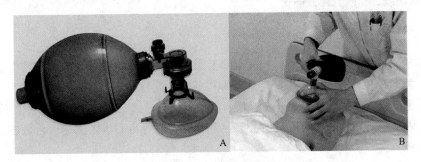

图 14-13 简易呼吸器

(4)评价

1)患者呼吸功能改善,患者和家属都能理解、配合操作。

2)操作方法正确,通气量适宜,无不良反应发生。

【注意事项】

(1)严密观察病情变化:观察生命体征、尿量、意识状态、心肺功能,是否有自主呼吸,呼吸机是否与之同步等,了解通气量是否合适。

1)通气不足:因二氧化碳潴留,患者皮肤潮红、烦躁不安、多汗、血压升高、脉搏加快、表浅静脉充盈消失。

2)通气过度:患者出现昏迷、抽搐等碱中毒的症状。

3)通气合适:吸气时能看到胸廓起伏、肺部呼吸音清晰,生命体征较平稳。

(2)保持呼吸道通畅:保持气道通畅,湿化吸入的气体,防止气道干燥,分泌物堵塞;多鼓励患者咳嗽、咳痰、深呼吸,协助翻身、拍背,促进痰液排出;必要时吸痰。

(3)观察呼吸机工作情况:检查呼吸机各管道连接是否紧密,有无脱落、漏气等,各参数是否符合患者需要,遵医嘱定期监测血气分析及电解质的变化。

（4）加强呼吸机的管理：调节呼吸机悬背（支架）或给患者翻身时，应妥善固定好人工气道，防止因管道牵拉，造成气管插管或套管脱出，导致患者窒息；长期使用呼吸机的患者，应每日更换雾化器、呼吸机各管道、螺纹管、呼吸机接口等，并用消毒液浸泡消毒；呼吸机上的过滤网应每天清洗；及时添加湿化瓶内蒸馏水；保持集水杯在管道的最低位，及时倾倒集水杯和管道内的冷凝水。

（5）使用简易呼吸器时，患者如有自主呼吸，应注意与人工呼吸同步，当患者吸气时，顺势挤压呼吸囊，达到一定的潮气量后完全松开气囊，让患者自行完成呼气动作。

（6）做好生活护理：患者生活不能自理，帮助患者做好口腔护理、皮肤护理、眼睛护理，加强其营养和水分的摄入，必要时给予鼻饲或静脉营养。

（五）心肺复苏术

1．心搏骤停的临床表现和判断

（1）先兆征象：大多数患者心搏骤停发生前无明显先兆症状。部分患者在发病前数分钟至数十分钟有头晕、乏力、心悸、胸闷等非特异性症状。

（2）典型临床表现

1）突然意识丧失，有时伴有短暂抽搐。

2）大动脉（颈动脉、股动脉）搏动消失，听诊心音消失，血压测不出。

3）呼吸断续，呈叹息样或停止。

4）面色苍白或发绀。

5）瞳孔散大，对光反射消失。

（3）心搏骤停的判断：心搏骤停出现最早且最可靠的临床征象是突然意识丧失、大动脉搏动消失，此两个征象存在，心搏骤停的诊断即可成立。此外，还可能出现呼吸停止、发绀、瞳孔散大等征象。由于脑细胞对缺氧十分敏感，一般循环停止4～6min，大脑将发生不可逆损害。要求在10s内确定诊断，切不可反复听心音、测血压，或等待心电图测定后再做出诊断，以免延误抢救时机。

2．基础生命支持　基础生命支持（basic life support，BLS）又称初期复苏处理或现场CPR，是在心搏骤停后，以徒手方法对患者进行紧急复苏抢救，使心、脑、肺等重要器官获得最低限度的紧急供氧，延续到建立进一步生命支持或使患者恢复自主循环、呼吸活动（表14-9）。其主要步骤包括立即识别心搏骤停并启动应急反应系统、快速除颤终止室颤、早期心肺复苏（图14-14）。

表14-9　成人、儿童、婴儿实施CPR比较

内容	成人和青少年	儿童（1～12岁）	婴儿（不足1岁，新生儿除外）
判断意识	呼喊、轻拍	呼喊、轻拍	拍击足底、捏指上臂
识别心搏骤停	10s内同时检查呼吸和脉搏	同成人	同成人
吹气方式	口对口、口对鼻	口对口、口对鼻	口对口鼻
无高级气道的　按压-通气比	1或2名施救者30：2	1名施救者　30：2 2名以上施救者　15：2	同儿童
有高级气道的　按压-通气比	以100～120/min的速率持续按压 每6秒给予1次呼吸（10/min）	同成人	同成人

续表

内容	成人和青少年	儿童（1~12岁）	婴儿（不足1岁，新生儿除外）
按压速率	100~120/min	同成人	同成人
按压深度	至少5cm，但不超过6cm	至少为胸部前后径的1/3，约5cm	至少为胸部前后径的1/3，约4cm
按压位置	将双手放在胸骨的下半部，两乳头连线中点的胸骨处（即胸骨中下1/3交界处）	将双手或一只手放在胸骨的下半部，两乳头连线中点的胸骨处（即胸骨中下1/3交界处）	1名施救者：将2根手指放在胸部中央，两乳头连线中点下一指 2名以上施救者：将双手拇指环绕放在婴儿胸部中央，两乳头连线中点下一指
胸廓回弹	每次按压后使胸廓充分回弹，不可在每次按压后倚靠在患者胸上	同儿童	
尽量减少中断	中断时间限制在10s以内	同成人	同成人

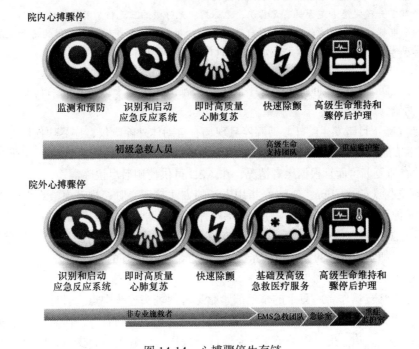

图 14-14　心搏骤停生存链

（1）现场心肺复苏的基本程序：心肺复苏（cardiopulmonary resuscitation，CPR）是对由于外伤、疾病、中毒、低温、淹溺和电击等各种原因，导致呼吸停止、心搏骤停，必须紧急采取重建和促进心脏、呼吸有效功能恢复的一系列措施。心肺复苏的基本程序是 C-A-B，由人工循环、开放气道、人工呼吸组成。

1）快速判断：在评估环境安全、做好自我防护的情况下，快速识别和判断心搏骤停。

① 环境判断：在眼睛看、耳朵听、鼻子闻并综合分析的基础上判断环境是否安全，环境安全可以进入现场救人；若环境不安全先解除不安全因素或协助患者脱离危险环境，同时根据现

场条件尽可能做好自身防护。

② 判断患者情况：采取轻拍或轻轻摇动患者双肩，靠近耳边大声呼叫，观察患者有无反应判断意识。操作者通过观察鼻翼和胸腹起伏情况判断有无呼吸或有效呼吸，同时并拢右手的示指和中指，从患者的气管正中部位向一侧滑移 2～3cm 至胸锁乳突肌内侧缘的凹陷处轻触颈动脉搏动，儿童可检查股动脉，婴儿可检查肱动脉或股动脉，时间不超过 10s。

③ 启动应急反应系统：一旦发现患者无反应需立即启动应急反应系统，通过向他人快速求救或移动通讯设备启动，同时要快速获取体外自动除颤仪（automatic external defibrillator, AED）。如果是 2 名施救人员以上，一名施救者做心肺复苏术，同时另一名施救者启动应急反应系统并取回 AED 和急救设备。

知识拓展

体外自动除颤仪

体外自动除颤仪是一种稍加学习就能熟练使用，又便于携带和易于操作，专为现场急救设计的急救设备，AED 有别于传统除颤器，可以经内置电脑分析和确定发病者是否需要予以电除颤。除颤过程中，AED 的语音提示和屏幕显示使操作更为简单。

操作前首先确定患者是否具有无意识、无脉搏、无呼吸的三无征。具体操作步骤：打开电源开关，将两个电极固定在患者胸前，仪器自动采集和分析心律，可获得仪器提供的语音或屏幕信息。一旦确定为致命性心律失常，语音提示急救人员按动除颤键钮。

置患者于复苏体位，即仰卧于硬质平面上，头颈部应与躯干保持在同一轴面上，将双上肢放置在身体两侧，解开衣服，暴露胸壁。

2）早期除颤：目睹发生院外心搏骤停且现场有自动体外除颤仪，应尽快使用除颤仪。若成人在未受监控的情况下发生心搏骤停，或不能立即取得 AED 时，应在他人前往获取以及准备AED 时开始心肺复苏，而且根据患者情况，在 AED 可供使用后尽快除颤。

3）循环支持（circulation，C）：是指用人工的方法挤压心脏，推动血液在血管内流动，为心脏、脑和其他重要器官提供血液灌注。包括两种方法：胸外心脏按压和开胸心脏按压。

① 胸外心脏按压：是对胸骨下段有节律地按压，产生血流使携有新鲜氧气的血液为大脑和心肌输送少量但却至关重要的氧气和营养物质，是建立人工循环的主要方法。

按压部位，见表 14-9，图 14-15。

胸外按压方法：操作者一只手的掌根部紧贴患者两乳头连线中点胸骨处，另一只手掌根叠放在上，两手手指交叉相扣，手指尽量向上，避免触及胸壁和肋骨，按压者身体稍前倾，双肩在患者胸骨正上方，肩、肘、腕关节呈一条直线，按压时以髋关节为支点，应用上半身的力量垂直向下用力快速按压（图 14-16）。儿童还可用单手按压，婴儿用两根手指进行按压。

按压的频率和深度，见表 14-9。

按压和放松时间：按压和放松所需时间相等，比例为 1∶1，施救者在操作时要避免在按压间隙倚靠在患者胸上，以保证每次按压后胸部回弹到正常位置，但手掌根部不能离开胸壁。

施救者应尽可能减少胸外按压中断的次数和时间，中断时间限制在 10s 以内。

② 开胸心脏按压：主要适用于由于胸部创伤引起的心搏骤停患者或经胸外心脏按压无效者。此法能产生较高的动脉压和血流量，心排出量比胸外心脏按压高 1 倍左右。具体操作方法是施救者右手经胸部切口入胸，大鱼际和拇指置于心脏前面，另 4 个手指和手掌放在心脏后面，

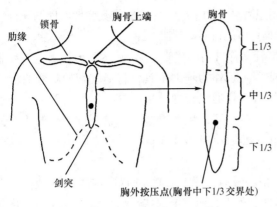

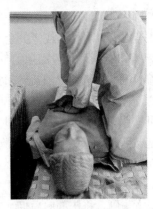

图 14-15　胸外按压部位　　　　　　　图 14-16　胸外心脏按压的方法

以 80/min 的速度规律地按压心脏。

4）开放气道（airway，A）　心搏骤停后，患者会厌部肌肉松弛，常可致舌根后坠，使气道阻塞，为了保持呼吸道通畅，首先需开放气道，清除口鼻分泌物和气道异物，有义齿者应取出义齿。现场徒手处理常用方法如下。

①仰头举颏法：是解除无颈部创伤患者舌后坠最安全、有效的方法。患者平卧，施救者一手小鱼际侧置于患者前额，用力向后加压使头后仰，另一手的示指和中指置于患者下颏，向上抬起，在上抬下颏时，手指不能深压颏下软组织，以防阻塞气道（图 14-17）。

②仰头抬颈法：不宜用于有颈椎损伤的患者。患者平卧，施救者一手小鱼际侧置于患者前额将头后压，另一手放于颈后将颈部上抬，但不要使颈部过度伸展（图 14-18）。

③双手托颌法：适用于怀疑有头、颈部有创伤的患者。患者平卧，施救者位于患者头侧，双肘置患者头部两侧，将双手示、中、环指放于患者下颌角后方，向前托起下颌，双拇指推开患者口唇，用手掌根部及腕部使头后仰即可开放气道（图 14-19）。

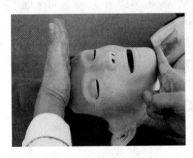
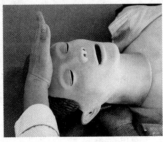
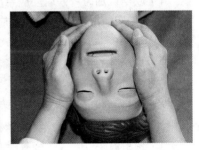

图 14-17　仰头举颏法　　　　图 14-18　仰头抬颈法　　　　图 14-19　双手托颌法

5）人工呼吸（breathing，B）　人工呼吸是用人工的方法，使气体被动吹入肺泡，通过肺的间歇性膨胀，以达到维持肺泡通气和氧合作用，从而减轻机体缺氧和二氧化碳潴留。如果患者没有呼吸或为无效呼吸，应立即做口对口（鼻）、口对面罩、球囊对面罩或人工气道等人工呼吸方法。无论采用何种方法，每次通气应超过 1s，使胸廓明显隆起，保证有足够的气体进入肺部。

① 口对口（鼻）人工呼吸操作方法：操作者用置于患者前额部的拇指与示指捏紧患者的鼻孔，另一只手在下颏下方抬起患者的头部保持气道通畅。用口唇把患者的口全部包住（婴幼儿可连同鼻一块包住，不可漏气），正常吸气，缓慢吹气 2 次，每次吹气至患者胸部上抬后，即脱

离患者口（鼻），轻轻抬起头部同时放松捏闭患者鼻部的手指，使胸廓依其弹性而回缩导致气体呼出。若成人口周外伤或牙关紧闭、张口困难者可用口对鼻呼吸。

②经口咽通气管或面罩通气：口咽通气管又称口咽导气管，多为"S"形管，是一种非气管导管性通气管道。人工通气时，用舌钳或压舌板作为辅助工具，将通气管的咽弯曲沿舌面顺势送至上咽部，将舌根与口咽壁分开，用口含住通气管的外口吹气。通气面罩一般为透明的，可密闭于口腔周围，操作时，维持患者气道打开，将面罩覆盖于整个口和鼻部并妥善固定，施救者经面罩送气至患者胸廓抬起为止，然后将口离开面罩，使患者呼出气体通过活瓣活动而排出。

③球囊-面罩通气：又称简易呼吸器，由呼吸囊、呼吸活瓣、面罩及衔接管组成。施救者位于患者头侧，将头部向后仰，并托牢下颌使其朝上，使气道保持通畅；用"CE"手法将面罩扣住口鼻，即用拇指和示指呈"C"形紧紧按住面罩，其他的手指呈"E"形紧按住下颌；另外一只手挤压呼吸囊，每次送气 400～600ml，频率 10/min，将气体送入肺中，规律性地挤压呼吸囊，提供足够的吸气（呼气）时间。

一名医护人员进行抢救时，胸外心脏按压和人工呼吸的比例 30：2，对于儿童和婴儿，如果有 2 名医护人员配合抢救时比例 15：2。一旦建立了高级人工气道，急救人员不再需要胸外心脏按压与人工通气交替实施，胸外按压的频率为 100～120/min，同时以 10/min 的频率持续人工通气。

《2010 美国心脏协会心肺复苏及心血管急救指南》中将 30 次胸外按压和 2 次人工通气称为一个循环，完成 5 个循环或 2min 后对患者进行评估。

（2）心肺复苏效果的判断：大动脉恢复搏动，意识恢复，有眼球运动、睫毛反射与对光反射等，面色及口唇由发绀转为红润，瞳孔由大变小，同时出现对光反射，出现自主呼吸，说明复苏有效。

（3）注意事项

1）及早识别患者并启动应急反应系统：一旦发现患者没有反应，医护人员必须立即就近呼救，但在现实情况中，医护人员应继续同时检查呼吸和脉搏，然后再启动应急反应系统（或请求支援）。

2）按压者的更换：多个复苏者时，可同时完成多个步骤和评估，以足够的速率和深度进行按压，保证每次按压后胸廓回弹，尽可能减少按压中断，并避免过度通气。对于没有高级气道接受心肺复苏的心搏骤停成人患者实施心肺复苏的目标应该是尽量提高胸部按压在整个心肺复苏中的比例，目标比例为至少 60%，中断时间限制在 10s 内。

3）预防胃胀气：人工通气时吹气时间要长，气流速度要慢，从而降低最大吸气压，才能防止胃胀气的发生。若发生胃胀气，则可用手轻按上腹部，便于胃内气体排出；也可置胃管抽出胃内空气。

4）胸外心脏按压并发症：肋骨骨折；气胸、血胸；肝脾破裂。

5）心肺复苏的终止：①院前急救的终止。已恢复有效自主循环和自主呼吸；有更专业的生命抢救小组参与；医生已确认其死亡；继续复苏会对施救者或自身产生危险。②院内心肺复苏的终止。院内终止复苏时要考虑诸多因素，如患者的既往身体状态、心搏骤停时有无目击者、CPR 时间、导致心搏骤停的原因、复苏过程中是否出现过自主循环恢复、20min 心肺复苏后插管患者呼气末二氧化碳的数值等。③临床死亡判断标准。患者对任何刺激无反应；无自主呼吸；无循环特征，无脉搏，血压测不出；心肺复苏 30min 后心脏自主循环仍未恢复，心电图为一直线（3 个以上导联）。

14-9 CPR（成人）

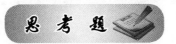
思 考 题

患者，女性，28 岁。因与其婆婆争吵，服农药自杀后被家人发现，送医院急诊。入院时，患者神志不清，呼之不应，瞳孔呈针尖样改变，小便失禁，口腔内闻及蒜臭味。经询问，得知患者服用敌敌畏农药，估计服用量约 30ml。诊断为有机磷中毒，医嘱立即为患者洗胃。

请问：
（1）护士为患者洗胃时，应选择何种洗胃液？为什么？
（2）如何正确洗胃？每次灌注入胃内洗胃液的量是多少？

思路解析
考一考

（徐　涛）

第15章

临终患者的护理

📖 **学习目标**

1. 掌握临终患者的心身变化及护理要点，死亡的标准及分期，尸体护理的流程。
2. 熟悉临终关怀及死亡的相关概念。
3. 了解临终关怀的发展；临终关怀的理念。
4. 能够正确识别临终患者的生理、心理变化，并对临终患者及家属给予相应护理措施和健康指导；能够进行尸体护理。
5. 具有良好的人文关怀、护患沟通能力，具有慎独精神。

第一节 临终患者的心身反应及护理

从生到死是人的必经过程，临终则是生命的最后阶段。在此阶段，一般更希望得到他人的关心和照护。护理人员应具备相关的知识和技能，了解临终患者的心身变化，提供必要的帮助，以减轻患者的痛苦，提高其生存质量，尽量使患者平静地死亡。同时，护理人员也需对临终患者家属给予安抚，以保持其心身健康。

一、临 终 概 述

临终是指由于疾病和损伤的原因造成人体主要器官功能趋于衰竭，生命活动趋向终结，濒临死亡但尚未死亡的阶段。

美国把无治疗意义、存活期在6个月内的患者定义为临终患者，而我国把预计生存期为2~3个月的患者视为临终患者。

对于走向生命末期的患者来说，往往会在生理和心理上发生巨大地改变，护理人员应提供各种帮助以使患者尽快适应这些变化。

二、临终患者的心理反应及护理

临终患者因被疾病折磨及对生的渴望、对死的恐惧等情绪影响，心理反应十分复杂。美国医学博士库勒·罗斯（Dr. Kubler Ross）将临终患者的复杂心理反应过程总结为5个阶段，即否认期、愤怒期、协议期、忧郁期和接受期。但5个阶段并非完全按顺序发生和发展，有的阶段可以提前，有的可以推后，有的可以重叠，各阶段的持续时间也各不相同。护理人员应该仔细观察患者的心理和行为反应，以提供适当的帮助。

（一）否认期（denial）

1. 心理反应　患者得知病情后，常说的话是："不，不可能是我，一定是搞错了！这不是真的！"他们不承认自己患有绝症或病情正在恶化，认为是医生误诊，企图逃避现实，到处求医。"否认"是患者得知自己即将死亡后的第一反应，在一定程度上可缓解心理上的应激，这是暂时性的自我保护。多数患者能很快停止否认，而有些患者将此期延续到死亡。

2. 护理措施

（1）护理人员应理解和接受患者的反应，不揭穿患者的否认心理，不强迫患者接受事实，应给予患者一定时间，以真诚的态度与患者沟通。

（2）对患者的病情解答，医护人员及其家属应注意保持说法一致。

（3）认真倾听患者的诉说并顺势诱导，使患者逐步面对现实。

（4）经常陪伴患者，让患者感受到护理人员及家属的关爱。

（二）愤怒期（anger）

1. 心理反应 当疾病的坏消息被证实时，患者常会愤愤地想："为什么是我，这不公平！"气愤命运作弄自己。患者常以谩骂或破坏性行为对家人、医护人员、朋友等发泄心中的不满。愤怒在一定程度上可缓解患者内心的紧张和痛苦，但持续的愤怒却不利于疾病的治疗。

2. 护理措施

（1）护理人员耐心倾听患者的抱怨，允许患者发泄不满，避免意外事件发生。

（2）给患者提供合适的发泄环境，以宣泄心中的忧虑和恐惧。

（3）给患者家属及朋友做思想工作，避免冲突，给予患者关心和爱护。

（三）协议期（bargaining）

1. 心理反应 患者愤怒的心理消失后，开始接受患病的事实，他们常会表现出："如果让我好起来，我一定……"希望尽可能延长生命，并期望奇迹出现。此时的患者变得非常和善、宽容，对生存抱有期望，积极配合治疗。

2. 护理措施

（1）护理人员应积极与患者进行沟通，鼓励其说出内心感受，积极鼓励和引导，使其更好地配合治疗，减轻痛苦。但不应给予患者不切实际的承诺和保证。

（2）尽量满足患者的合理需求。

（四）忧郁期（depression）

1. 心理反应 随着病情的恶化，患者已认识到协商无法改变死亡的事实，自己将不久于人世。于是产生的想法是："好嘛，那就是我。"此期主要表现为悲伤、失落、抑郁、绝望、哭泣、沉默寡言和反应迟钝等，患者希望有喜爱的人陪伴，并开始交代后事，少数人有轻生的念头。

2. 护理措施

（1）护理人员经常陪伴患者，更多地给予同情和照顾，允许患者表达其悲哀的情绪。

（2）安排亲朋好友陪伴，多鼓励和支持患者，尽量满足患者的合理要求。

（3）密切观察患者，给予心理疏导，预防患者产生自杀倾向。

（五）接受期（acceptance）

1. 心理反应 "好吧，既然是我，那就去面对吧。"此期患者情绪平静、安详，不再抱怨命运，喜欢独处，情感减退，睡眠时间增加。此时所有的事情已安排妥当，等待与亲人的最终告别。

2. 护理措施

（1）护理人员应帮助患者完成心愿，满足其合理需求。

（2）提供安静、舒适环境，不强迫与其交谈，减少外界干扰。

（3）加强生活护理，继续提供关心支持，使其保持安静、安详。

15-1 临终患者心理反应及护理

三、临终患者的生理反应及护理

临终患者的生理变化是一个渐进的过程，各器官功能均已衰竭。护理人员要让患者在临终期间生理需要得到基本满足、症状得以控制、疼痛得以减轻，提高生存质量。

（一）临终患者的生理反应

1. 循环衰竭　表现为皮肤苍白或发绀、湿冷，大量出汗，脉搏快而弱、不规则，血压逐渐下降，少尿等。

2. 呼吸衰竭　表现为呼吸频率变快或变慢，呼吸深度变浅，出现鼻翼呼吸、潮式呼吸、张口呼吸等，由于分泌物无法咳出，出现痰鸣音或鼾声呼吸。

3. 胃肠道功能减弱　表现为恶心、呕吐、腹胀、食欲缺乏、便秘或腹泻、脱水等。

4. 肌张力丧失　表现为大小便失禁，吞咽困难，无法维持良好、舒适的功能体位（卧于被动体位），软弱无力等。呈希氏面容，即面容消瘦、呈铅灰色、眼眶凹陷、目光呆滞、嘴微张且下颌下垂。

5. 感知觉改变　表现为视觉逐渐减退，从视物模糊到只有光感，最后视力消失，眼睑干燥，分泌物增多。听觉常是人体最后消失的一个感觉。

6. 意识改变　表现为睡眠障碍或淡漠、嗜睡、昏睡、昏迷，也可产生幻觉等。

7. 疼痛　多数临终患者都会出现疼痛，表现为烦躁不安，心率和呼吸变快，大声呻吟，甚至出现五官扭曲、眉头紧锁、咬牙等痛苦面容。

（二）护理措施

1. 观察病情，定期观察意识状态，监测生命体征、各重要脏器功能，观察肢端循环状况。有异常，进行相应处理。

2. 改善呼吸功能

（1）定期通风换气，保持室内空气新鲜。

（2）昏迷患者取仰卧位头偏向一侧，利于呼吸道分泌物流出，防止窒息或引起肺部并发症。清醒患者如病情允许，可采取半坐卧位或抬高头及肩，以扩大胸腔容量，改善呼吸困难。

（3）用雾化吸入法，并配合拍背，利于痰液咳出。必要时，用吸痰法吸出痰液，保持呼吸道通畅。

（4）根据患者情况给予氧气吸入，改善呼吸功能。

3. 饮食及相关护理

（1）解释恶心、呕吐的原因，以减轻患者的焦虑。

（2）定期给患者漱口，保持口腔清洁卫生，注意观察口腔情况，有口唇干裂者涂石蜡油，有溃疡或其他感染者可酌情用药。

（3）给予流质或半流质饮食，便于患者吞咽，注意饮食多样化，增进患者食欲。

4. 皮肤护理

（1）保持皮肤及床单元的整洁、干燥。如患者大小便失禁或大量出汗，应及时擦洗干净，勤换衣裤及床单。

（2）定时更换卧位，避免局部组织长期受压；按摩受压部位，以促进血液循环，防止发生压疮。

5. 减轻感知觉改变的影响

（1）提供安静、空气清新、适当照明的环境，增加患者的安全感。

（2）用清洁的温湿毛巾将其眼睛从内眦到外眦顺序擦洗干净，避免分泌物黏糊在眼睛上影响视觉，对于干燥结痂者可先对双眼湿热敷后擦净。眼睑不能闭合者，定期涂眼药膏或覆盖凡士林纱布，防止角膜干燥发生溃疡或结膜炎。

（3）听觉是患者最后消失的感觉，护理人员应语气柔和，语言清晰并辅以非语言沟通方式，消除患者孤独感。切忌在床旁讨论病情，避免不良刺激。

6. 注意安全　患者神志不清、躁动不安时，可使用床档、约束带等加以保护。

7. 减轻疼痛

（1）注意观察患者疼痛的部位、性质、程度、持续时间及发作规律。

（2）选择非药物的方法，如与患者沟通交流、听音乐、按摩等转移其注意力。

（3）帮助患者选择最有效地减轻疼痛的方法，一般采用 WHO 推荐的 3 步阶梯疗法止痛，注意观察用药后的反应。

四、临 终 关 怀

随着人类社会文明的进步，及人口老龄化速度的加快，人们不仅对生存质量有了更高要求，对死亡质量也提出了更高的要求，而能够满足这一需求的则是越来越被社会认可和重视的临终服务方式——临终关怀。

（一）概念

临终关怀（hospice care）是指社会各阶层组成的机构（医务工作者、社会志愿者、慈善人士等）向临终患者及家属提供生理、心理、社会等全面的照护，其目的是提高患者生存质量，使患者能够使患者无痛苦、安详地走完人生最后旅程，并给家属提供慰藉，维护其身心健康。

（二）发展

临终关怀出现于中世纪的欧洲，当时是指设立在修道院附近为朝圣者和旅行者提供中途休息和获得休养的场所，并无偿地为长途跋涉的朝圣者提供膳宿和服务，精心照顾病患，安葬死去的人，并为之祈祷。在中国，孟子在《离娄篇》中提到"养生不足以当大事，惟送死者可以当大事"，强调了临终关怀的重要性。

现代的临终关怀始于 20 世纪 60 年代，1967 年桑德斯博士在英国创办了世界上第一所临终关怀护理院——圣克里斯多弗临终关怀院，点燃了临终关怀运动的灯塔。

1988 年，天津医科大学崔以泰教授等学者，在美籍华人黄天中博士的支持下，于天津医科大学成立我国第一个临终关怀研究中心，并于 1990 年建立了临终关怀病房。1988 年 10 月，在上海诞生了中国第一所临终关怀医院——南汇护理院。

（三）理念

1. 以照料为主　对于临终患者应由传统的治愈为主的方式，转变为对症为主的照料，以减轻痛苦，控制症状，使患者安详地度过最后阶段。

2. 尊重患者的权利　维护患者的尊严、隐私，允许患者保留原有的生活方式，尊重患者的权利，满足其合理的需求，鼓励其参与医护方案的制定。

3. 提高生存质量　由单纯的延长患者的生命转变为提高生存质量，应尽可能减轻疼痛，安排家人朋友陪伴，让患者做力所能及的、有意义的事情。

4. 加强死亡教育　帮助患者及家属科学、人道地认识死亡和对待死亡，耐心地倾听与交流，注意沟通技巧，让患者对死亡持乐观、顺应态度，使其安详、舒适地离开。

5. 整体照护　这里的整体，第一是指服务的对象不仅是患者，还包括家属；第二是指提供的服务是连续24h；第三是对患者的照护是全方面的，包括生理、心理、社会等；第四是指整个临终过程。

（四）死亡教育

1. 概念　死亡教育是就如何认识死亡和对待死亡而对人进行的教育。是将有关死亡、濒死及其与生活关系的知识传递给人们及社会的教育过程。

2. 死亡教育现状　在我国尚属起步和探索阶段。在我国以前的整个科学及教育体系中大多是生的教育，几乎没有死的教育。

3. 死亡教育的内容　死亡教育是多学科相互融合的领域，其内容基本分为3类。

（1）死亡本质的教育；

（2）有关死亡及濒死态度的教育；

（3）对死亡和濒死调适处理教育。

15-2 走进临终关怀

第二节　死亡的概念和分期

一、濒死及死亡的概念

（一）濒死

濒死（dying）指患者已接受治疗或姑息性的治疗后，虽然意识清楚，但病情加速恶化，各种迹象显示生命即将终结，是生命活动的最后阶段。

（二）死亡

死亡（death）是指个体生命活动的永久停止。呼吸、心搏停止是传统的判断死亡的标准。事实证实，通过及时有效的心肺复苏等技术可使部分呼吸、心搏停止的人"死而复生"。因此，"呼吸、心搏的停止"已失去作为死亡标准的权威性。目前医学界提出以脑死亡（brain death）作为判断死亡的标准。脑死亡即全脑死亡，包括大脑、中脑、小脑和脑干的不可逆死亡，提示人的生命已经结束。目前医学界基本沿用1968年美国哈佛大学提出的脑死亡诊断标准，如下。

1. 不可逆的深度昏迷。

2. 自主呼吸停止。

3. 脑干反射消失。

4. 脑电波平直。

上述4条诊断标准于24h内反复复查后结果无改变，并排除体温过低（＜32.2℃）以及中枢神经抑制剂的影响，才可诊断脑死亡。

知识拓展

安 乐 死

安乐死指快乐、无痛苦地死亡。包括主动安乐死（如通过注射药物结束患者生命）和被动安乐死（如除去维持患者生命的仪器）。安乐死一般用于不治之症的患者在垂危状态下，不愿再受病痛折磨，经过医生和患者双方同意后而采取的了结生命的措施。安乐死是人类在生死观念上的进步，是精神境界上的升华。荷兰是世界上首个承认安乐死合法化的国家，但安乐死对于许多国家来说，仍是一个法律上的难题。就连一向以立法处于前沿而著称的美国，在安乐死立法上也是保守的。目前已允许安乐死的有俄勒冈州、华盛顿州和蒙大拿州等地。在我国，虽然上海等地有悄悄实施安乐死的案例，但安乐死并未获得合法地位。

二、死亡过程的分期

死亡不是生命的骤然结束，而是一个逐渐进展的过程。医学上一般将死亡分为 3 期：濒死期、临床死亡期及生物学死亡期。

（一）濒死期（agonal stage）

又称临终期。机体主要器官生理功能趋于衰竭，脑干以上的神经中枢功能处于抑制或丧失状态，脑干功能依然存在。表现为意识模糊或丧失，反射迟钝，肌张力减弱或消失，循环功能减退，四肢发绀，皮肤湿冷，心搏减弱，血压下降，出现潮式呼吸或间断呼吸。此期若得到及时、有效的治疗及抢救，生命可复苏。某些猝死患者可不经过此期，直接进入临床死亡期。

（二）临床死亡期（clinical death）

又称躯体死亡期。此期中枢神经系统的抑制过程由大脑皮质扩散至皮质下部位，延髓也处于深度抑制状态。临床表现为心搏、呼吸停止，各种反射消失，瞳孔散大，但各种组织细胞仍有短暂而微弱的代谢活动。此期持续时间一般为 5～6min，此阶段若得到及时有效的急救措施，患者生命仍有复苏的可能。时间过长，则大脑将发生不可逆的变化。

（三）生物学死亡期（biological death stage）

又称细胞死亡期。此期整个中枢神经系统和机体各器官的新陈代谢相继终止，出现不可逆变化。已无复苏可能。随着此期的进展，会相继出现一些尸体现象，如尸冷、尸斑、尸僵、尸体腐败等。

1. 尸冷（algor mortis） 是死亡后最先发生的尸体现象。死亡后，机体产热停止，散热继续，尸体温度逐渐下降。一般死亡 10h 内，尸温下降约为每小时 1℃，10h 后约为每小时 0.5℃，大约 24h 后，尸温与环境温度相同。

2. 尸斑（livor mortis） 死亡后由于血液循环停止，加之地心引力的作用，血液向身体最低处坠积，致该处皮肤呈暗红色斑块或条纹，称该斑纹为尸斑。尸斑出现时间为死亡后 2～4h。

3. 尸僵（rigor mortis） 死亡后肌肉中的三磷酸腺苷不断分解却不能再合成，使肌肉收缩变硬。尸僵一般在死后 1～3h 出现，12～16h 达到高峰，24h 后肌肉逐渐变软。

4. 尸体腐败（postmortem putrefaction） 死亡后机体的蛋白质、脂肪和糖类因细菌的分解而发生尸臭、尸绿等现象。死后 24h 最先在右下腹开始出现，然后波及全身。

第三节 死亡后的护理

死亡后的护理主要包括尸体护理和死者家属的护理。做好尸体护理不仅是对死者的尊重，也是对家属的最大安慰。

一、尸　体　护　理

尸体护理（postmortem care）是医生开具死亡诊断书后，护理人员尽快对尸体进行的一系列清洁、整理工作，是临终关怀的重要内容之一。护理人员在操作时，应持唯物主义的死亡观和严肃的态度。

【目的】

1. 使尸体清洁、姿势良好，维持良好的尸体外观。

2. 易于辨认。

3. 使家属得到安慰。

【操作程序】

1. 评估

（1）患者的诊断、死亡时间、死亡原因、死亡诊断书，是否有传染病。

（2）尸体的清洁程度，有无伤口、引流管等。

（3）死者的民族习惯、宗教信仰以及家属对尸体护理的态度。

2. 计划

（1）护理人员准备　着装整齐，洗手，戴口罩，戴手套。

（2）用物准备

1）治疗盘内：血管钳、剪刀、弯盘、松节油、绷带、棉签、不脱脂棉球、梳子和尸体识别卡 3 张。

2）治疗盘外：衣裤、鞋、袜、尸单和擦洗用具。按需备换药敷料，必要时备隔离衣。

（3）环境准备　安静、肃穆。必要时，用屏风遮挡。

3. 实施（表 15-1）。

表 15-1　尸体护理

操作流程	操作步骤	要点说明
填卡通知	接到死亡通知后，再次核对，填写 3 张尸体识别卡（图 15-1），并通知家属，探视遗体	确认死亡
劝慰家属	携用物至床旁，屏风遮挡，劝家属节哀	注意遮挡遗体，维护死者尊严
撤去用物	撤去一切治疗用物，如氧气管、输液装置等	拔管过程中，动作切记鲁莽
安置体位	将床放平，尸体仰卧，头下垫一软枕，防止面部淤血变色。用大单遮盖尸体	防止面部淤血变色
处理伤口	有引流管者，拔出后缝合或用蝶形胶布封闭并包扎；有伤口者更换敷料	维持遗体完整性
清洁全身	有义齿者将其装上，闭合眼、口。眼睑不能闭合者，用热毛巾湿敷或按摩眼睑使其闭合。口不能闭合者，按摩下颌或用四头带使其闭合。脱去衣裤，擦净全身，有胶布痕迹可用松节油擦净	可避免面部变形，使面部稍显丰满；口、眼闭合以维持良好外观，符合习俗。擦洗过程注意遮挡遗体
填塞孔道	用血管钳夹取棉球，填塞口、鼻、耳、阴道、肛门等孔道，以免体液外溢	使用不脱脂棉球。注意棉球不外露

续表

操作流程	操作步骤	要点说明
更衣系卡	穿上衣裤，梳发。系1张尸体识别卡于死者右手手腕上	必要时与其家属合作更换寿衣
包尸系卡	尸单斜放在平车上，移尸体于尸单上，先用尸单遮盖下肢，再包裹左右两侧，最后遮盖头部（图15-2）。用绷带分别固定颈、腰、踝部（图15-3），固定后系第2张尸体识别卡于腰部尸单上	注意遗体包裹、转运时的安全，切勿跌落
运送系卡	盖大单于尸体上，送往太平间，置于停尸屉内，将第3张尸体识别卡系于停尸屉外	与太平间工作人员进行严格交接
整理床单位及遗物	取回大单与其他被服一并消毒处理，清洁消毒床单元及用物，清点遗物交给家属 传染病者按终末消毒处理。	若家属不在，需由两人共同清点，并列出清单交护士长保存
整理病历	填写死亡通知单在当日体温单40～42℃之间用红钢笔纵向填写死亡时间，注销各种执行单，整理病历，完成各项记录，办理出院手续	为家属提供帮助，满足合理要求

尸体识别卡

姓名：_____　住院号：_____　年龄：_____　性别：_____

病室：_____　床　号：_____　籍贯：_____　诊断：_____

住址：_____

死亡时间：_____年_____月_____日_____时_____分

护士签名：_____

_____医院

图 15-1　尸体识别卡

4. 评价

（1）尸体整洁、表情安详、易于辨认。

（2）死者家属对尸体护理表示满意。

【注意事项】

1. 尸体护理必须在医生开出死亡证明，并得到家属许可后实施。

2. 患者死亡后应及时进行尸体护理，以免尸僵造成护理困难，或出现尸斑影响尸体外观。

3. 操作时，态度应严肃、认真，动作要轻柔，尊重死者。

4. 如为传染病患者，应用消毒液擦拭尸体，并用1%氯铵溶液浸泡的棉球填塞孔道，包裹

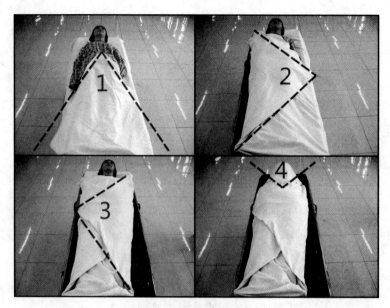

图 15-2　尸单遮盖尸体

尸体用一次性的尸单，并装入不透水的袋子中，外面作传染标志。

15-3 尸体护理

二、丧亲者的护理

死亡对患者来讲是一切的结束，对亲属来说是悲哀的延续，甚至丧亲者承受的痛苦在患者逝去后相当一段时间内都持续存在。护理人员应理解和同情他们，尽量给予方便和帮助。

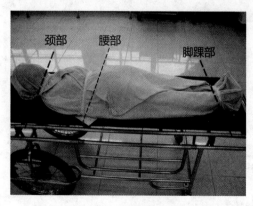

图 15-3　绷带固定

以使他们能从悲伤中解脱出来，恢复身心健康，更快回归正常的生活。护理内容主要有以下几个方面。

（一）心理疏导

护理人员应创造适当的环境，耐心倾听丧亲者的诉说，鼓励其发泄，哭泣是其最常见的情感表达方式。

（二）解决实际困难

了解丧亲者的家庭实际困难，尽量满足合理需要，对于无法满足的要求，可提出建议并教会其处理问题的方法。

（三）协助建立新的人际关系

鼓励丧亲者参加各种社会活动，培养新的兴趣爱好，逐渐淡化悲伤。

15-4 认识死亡

思 考 题

患者，女，36 岁。乳癌晚期，入院时不能接受自己的病情，经常发脾气，经医护人员和家属共同帮助和鼓励，近日患者非常配合治疗和护理工作，依从性极高。常常独自在窗前祈祷，祈求出现奇迹。

请问：

（1）患者目前处于临终患者心理反应过程分期的哪个阶段？

（2）如何对处在这一阶段的患者进行临终护理？

思路解析

考一考

（李熹雯）

医疗护理文件的书写与保管

第 **16** 章

📖 **学习目标**

1. 掌握住院病历、出院病历的正确排序，医嘱的种类，医嘱处理的注意事项。
2. 熟悉医疗和护理文件书写的原则及管理要求。
3. 了解医疗和护理文件书写的重要性，病区交班报告书写顺序及要求。
4. 能够正确地绘制体温单、正确处理各种医嘱及书写其他护理文件。
5. 具有慎独精神，关心患者。

医疗护理文件包括医疗文件和护理文件。医疗护理文件记录了患者疾病的发生、诊断、治疗、发展和转归的全过程，其中一部分由护士书写。护理文件是护理人员对患者实施整体护理的原始文字记载，是临床护理工作的重要组成部分。同时，医疗护理文件是医院和患者的重要档案资料，也是教学、科研、管理及法律上的重要资料。因此，在临床护理工作中必须认真做好医疗护理文件的书写并妥善保管，以保证其原始性、完整性、正确性和规范性。

第一节　医疗护理文件的书写和保管要求

情景导入　　患者，男性，48岁。因大量饮酒后突然发生中上腹持续性胀痛，伴有反复恶心、呕吐，呕吐物为胃内容物，入消化内科治疗，入院体检：T：37.9℃，P：86/min，R：22/min，BP：110/70mmHg，体重58kg，身高168cm。

　　请思考：1. 护士应怎样将以上信息记录于体温单上？
　　　　　　2. 针对该患者的情况，如何书写护理记录单？

一、医疗和护理文件的重要性

（一）提供患者的信息资料

医疗和护理文件记录了患者的病情变化、诊断、治疗及护理的全过程，是最原始的文件记录，方便医务人员及时、动态地了解患者的全面信息，是诊断、治疗、护理的重要参考依据，也保证了诊疗、护理工作的连续性和完整性，同时，还加强了医护间的合作及协调。

（二）提供教学及科研的重要资料

完整的医疗和护理文件是医疗、护理教学和科研工作的重要资料，特殊病例还为个案教学提供依据。同时，完整的原始记录，也为疾病调查、流行病学研究、传染病的管理等提供了医学统计学资料，为卫生行政机构制定和实施政策方针提供了重要依据。

（三）提供评价依据

完整的医疗和护理文件可反映医院的医疗护理服务质量，是衡量医院管理、学术和技术水平的重要标志之一。同时也可作为医院等级评定、医护人员考核评定的参考资料。

（四）提供法律依据

完整的医疗和护理文件具有重要的法律作用。在发生医疗纠纷、保险索赔及进行伤残处理等调查过程中，必须依据医疗护理文件记录加以判断，以明确相关人员的法律责任。

二、医疗和护理文件的书写要求

（一）及时

医疗和护理文件记录必须及时，不可提早或拖延，更不能漏记，以保证记录的时效性。若因抢救或手术时不能及时记录，相关医护人员应在抢救结束后 6h 内据实补写，并加以注明。

（二）准确

医疗和护理记录的内容必须准确、真实，不可主观臆断，描述应详细、客观，单位采用法定的计量单位。

（三）完整

医疗和护理文件的眉栏、页码、各项记录必须逐项填写完整，避免遗漏，记录应连续，不留空白，记录者签全名，以明确职责。

（四）简要

医疗和护理文件记录的内容应尽量简明扼要，语句通顺，重点突出，使用规范的医学术语，并使用公认的缩写，避免过多修饰、笼统及含糊不清。

（五）清晰

医疗和护理文件应分别使用红、蓝钢笔书写，字体清楚、端正，不出格，不跨行，也不得涂改、剪贴，或滥用简化字，以保持文件的整洁。如有错误，应在相应文字上画双横线，就近书写正确文字并签全名。

三、医疗和护理文件的保管要求

1. 医疗和护理文件应按规定放置，记录或使用后必须放回原处。

2. 注意保持医疗和护理文件的清洁、整齐、完整，防止破损、污染、拆散和丢失，收到化验单等检验报告单应及时进行粘贴。

3. 患者及家属或其代理人有权复印和复制病历资料，包括门（急）诊病历、住院志、体温单、医嘱单、化验单、医学影像检查资料、特殊检查（治疗）同意书、手术同意单、手术及麻醉记录单、病理报告、护理记录单及国务院卫生行政部门规定的其他病历资料，医疗机构应当提供服务，并在复印和复制的病历资料上加盖证明印记。

4. 医疗和护理文件应妥善保存。住院期间由病房负责保管，未经护士同意患者和家属不得随意翻阅，不得将病历携带出病区；出院或死亡后，应将其整理好交病案室，并按卫生行政部门规定的保存期限保管。体温单、医嘱单、特别护理记录单随病历放病案室保存至少 30 年，特殊情况则永久保存；门（急）诊病历档案的保存时间自患者最后一次就诊之日起不少于 15 年；病室报告由本病区保存 1 年，医嘱本保存 2 年，以备查阅。

四、病历排列顺序

（一）住院病历的排列顺序

1. 体温单（按时间先后倒排）

2. 医嘱单（按时间先后倒排）

3. 入院病历及入院记录

4. 病史及体格检查单

5. 病程记录（手术、分娩记录单及特殊治疗记录单等）

6. 会诊记录

7. 各项检验和检查报告单

8. 护理记录单

9. 长期医嘱执行单

10. 住院病历首页

11. 门（急）诊病历

（二）出院病历的排列顺序

1. 住院病历首页

2. 出院记录或死亡记录

3. 入院病历及入院记录

4. 病史及体格检查单

5. 病程记录

6. 会诊记录

7. 各项检验和检查报告单

9. 医嘱单

10. 体温单（按时间先后顺排）

门诊病历交还患者或家属保管。

第二节　医疗护理文件的书写

一、体　温　单

体温单记录了患者的生命体征及有关情况，医护人员通过阅读可以快速了解患者的概况，为治疗和护理提供依据，体温单的绘制是护理人员必须掌握的实践技能之一。

（一）体温单的内容

体温单主要用于记录患者的生命体征及有关情况，内容包括患者的姓名、年龄、性别、科别、床号、入院日期、住院号、住院日数、手术后或产后日数，出入院、手术、分娩、转科或死亡时间，体温、脉搏、呼吸、血压、出入量、大便次数、体重、身高、过敏试验结果、页码及其他情况等。

（二）体温单的填写（图 16-1，彩图 11）

1. 眉栏

（1）用蓝（黑）色水笔书填写患者姓名、科别、病室、床号、住院号、日期及住院天数等项目。

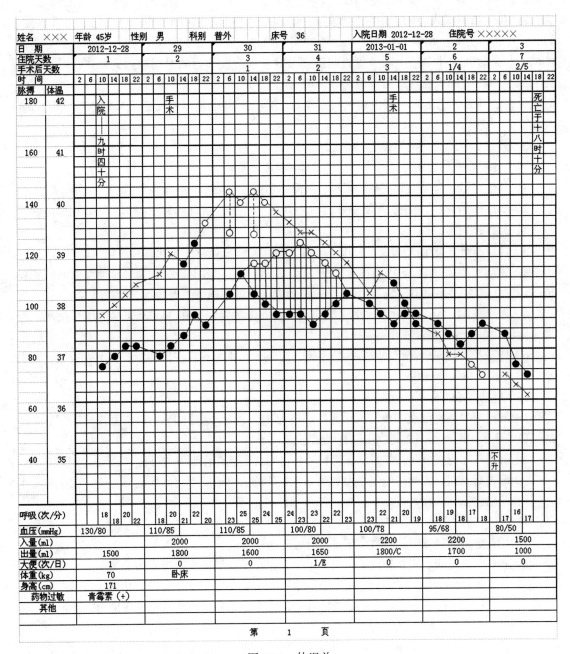

图 16-1　体温单

（2）填写"日期"栏时，每页第 1 天应填"年 - 月 - 日"，中间用短线隔开，其余 6 天只写日。在 6 天中遇到新的年度或月份，则应写年、月、日或月、日。

（3）填写"住院天数"栏时，从患者入院当天为第 1 天开始填写，直至出院。

（4）填写"手术（分娩）后天数"栏时，以手术（分娩）次日为第 1 天，依次填写至 14d 为止。14d 内行第 2 次手术，则以分数表示，将第 1 次手术日数作为分母，第 2 次手术日数作为分子进行填写，记录至最后 1 次手术后 14d 为止。

2. 40～42℃横线之间：用红色水笔在 40～42℃之间相应时间栏内，纵向填写患者入院、转入、手术、分娩、出院、转科、死亡的时间。如"入院——九时四十分"，其中破折号占两小格。如果时间与体温单上的整点时间不一致时，填写在靠近的时间栏内，如"八时十分入院"则填写在"10"栏内，而不填写在"6"栏内。除手术不写具体时间外，其余均按 24 小时制，精确到分钟。转入时间由转入科室填写，死亡时间应当以"死亡于 X 时 X 分"的方式表述。

3. 体温、脉搏曲线绘制和呼吸的记录

（1）体温曲线的绘制

1）体温符号：口温以蓝"●"表示，腋温以蓝"×"表示，肛温以蓝"○"表示。

2）每小格为 0.2℃，按实际测量数值，用蓝色笔绘制于体温单 35～42℃之间，相邻体温符号之间用蓝线相连。

3）体温不升，低于 35℃者，可用蓝笔将"不升"二字竖写在 35℃线以下。

4）物理或药物降温 30 分钟后测量的体温以红圈"○"表示，绘制在降温前温度的同一纵格内，用红虚线与降温前的体温相连。下一次体温应与降温前的体温相连。

5）若患者因拒测、外出进行诊疗活动或请假而未测体温，在 34～35℃之间填写拒测、外出或请假，前后两次体温断开不连接。

6）体温若与前次相差较大或与病情不符，应重测，重测相符在原体温符号上方用蓝笔写上小写英文字母"v"（verified，核实）。

（2）脉搏、心率曲线的绘制

1）脉搏符号：以红点"●"表示，每小格为 4 次 / 分，相邻的脉搏以红直线相连。心率用红"○"表示，两次心率之间也用红直线相连。

2）脉搏与体温重叠时，先绘制体温符号，再用红色笔在体温符号外画"○"，如"⊗"。

3）脉搏短绌时，需同时绘制心率和脉率，相邻的心率或脉率之间用红线相连，脉率与心率之间用红笔画直线填满。

（3）呼吸的记录

1）用蓝笔书写，以阿拉伯数字记录每分钟呼吸次数。

2）相邻两次呼吸，应在相应的栏目内上下交错记录，第 1 次呼吸应当记录在上方。使用呼吸机患者的呼吸以 R 表示，在体温单相应时间内，呼吸 30 次横线下，顶格用黑笔画 R；或在呼吸栏内写次数，在护理记录中注明为"辅助呼吸"（由于不同医院所用电子病历的软件不同，记录有所不同，但记录都应表明患者为"辅助呼吸"）。

4. 底栏 底栏包括血压、入量、出量、大便、体重、身高等需观察和记录的内容。各栏已注明计量单位名称，只需填写阿拉伯数字。

（1）血压：以 mmHg 为单位填入。新入院患者当日应当测量并记录血压；以后根据患者病情及医嘱测量并记录；住院期间每周至少测量并记录一次。如为下肢血压应当标注。记录方式：收缩压 / 舒张压（如 130/80）。

（2）入量：以 ml 为单位填入。将前一日 24h 总入量记录在相应日期栏内，每隔 24 小时填写 1 次。

（3）出量：以 ml 为单位填入。将前一日 24h 总出量记录在相应日期栏内，每隔 24 小时填写 1 次。

（4）大便：以"次／日"（/d）为单位填入。将前日 24h 大便次数记录在相应日期栏内，每隔 24 小时填写 1 次。特殊情况：患者无大便，以"0"表示；灌肠缩写符号为"E"，灌肠后的大便次数以分数表示。如灌肠后排便 1 次，用 1/E 表示；灌肠后无大便，用 0/E 表示；自行排便 1 次，灌肠后又排便 1 次，用 1^1/E 表示；3/2E 表示两次灌肠后排大便 3 次；"※"表示大便失禁，"☆"表示人工肛门。

（5）体重：以千克（kg）为单位填入。新入院患者当日应当测量体重并记录；以后根据患者病情及医嘱测量并记录；住院期间每周至少测量并记录一次。特殊情况：如因病情重或特殊原因不能测量者，在体重栏内可填上"卧床"。

（6）身高：以厘米（cm）为单位填入。新入院患者当日应当测量身高并记录。

（7）空格栏：作为机动用，根据病情需要可记录特殊用药、腹围、药物过敏、管路情况等。使用 HIS 系统（医院信息系统）等医院，在系统中建立可供选择项，在相应空格栏中予以体现。

16-1 体温单

（三）体温单填写注意事项

1. 每页体温单都应在相应的地方用蓝（黑）水笔填写页码。

2. 填写体温单各项时，应仔细核对姓名、床号、日期、时间等。绘制体温、脉搏要求数据准确，符号大小一致，连线平直，达到准确、整洁、美观。

二、医　嘱　单

医嘱（physician order）是医生根据患者病情需要而拟定的书面嘱咐。由医生开写，医务人员共同执行。目前有的医院直接将医嘱写在医嘱单上，有的医院直接将医嘱输入计算机，各不相同。医嘱单是护士执行医嘱的重要依据。

（一）医嘱的内容

包括开写医嘱的日期、时间、床号、姓名、护理常规、隔离种类、护理级别、饮食、卧位、药物治疗（名称、剂量、浓度、用法、时间）、其他治疗等、各种检查、化验、术前准备、手术名称、时间、麻醉种类和医生及护士签名等。

（二）医嘱的种类

1. 长期医嘱　医嘱自开写之日起，有效时间在 24h 以上，当医生注明停止时间后即失效。如二级护理、普通饮食、盐酸氨溴索片 30mg po tid 等。长期医嘱单，见表 16-1。

2. 临时医嘱　有效时间在 24h 以内，应在短时间内执行，一般只执行一次。有的需要立即执行，如阿托品 0.5mg H st；有的需要在限定时间内执行，如手术、会诊、治疗及各项特殊检查等，如肥皂水灌肠 8pm、明早 9am 手术等。此外，出院、转科、死亡等也列入临时医嘱，临时医嘱单，见表 16-2。

3. 备用医嘱　包括长期备用医嘱（prn）和临时备用医嘱（sos）。

（1）长期备用医嘱（prn）：有效时间在 24h 以上，需要时使用，两次执行之间有时间间隔，医生注明停止时间方为失效，如哌替啶 50mg im q6h prn。

（2）临时备用医嘱（sos）：仅在 12h 内有效，必要时使用，只执行一次，过期尚未执行则失效，如地西泮 5mg po sos。

表 16-1　长期医嘱单

姓名：×××　　性别：女　　年龄：38 岁　　科别：内六科　　床号：18　　住院号：×××××

开　始			医师签名	护士签名	停　止			
日期	时间	医　嘱	医师签名	护士签名	日期	时间	医师签名	护士签名
18-1-2	8：00	内科护理常规	张伟	李想				
1-2	8：00	二级护理	张伟	李想				
1-2	8：00	普通饮食	张伟	李想				
1-2	8：00	血氧饱和度监测　bid	张伟	李想				
1-2	8：00	持续心电监测	张伟	李想	1-3	8：00	张伟	陈纯
1-2	8：00	氯化钠注射液（0.9%）100ml	张伟	李想				
1-2	8：00	哌拉西林 - 三唑巴坦粉针 6.75g ivgtt　qd	张伟	李想				
1-2	8：00	葡萄糖氯化钠注射液 100ml	张伟	李想	1-3	8：00	张伟	陈纯
1-2	8：00	薄芝糖汰注射液 6ml ivgtt　qd	张伟	李想	1-3	8：00	张伟	陈纯
1-2	8：00	盐酸氨溴索片 30mg 口服　tid	张伟	李想				
1-2	8：00	氯化铵合剂 10ml 口服　tid	张伟	李想				

表 16-2　临时医嘱单

姓名：×××　　性别：女　　年龄：38 岁　　科别：内六科　　床号：18　　住院号：×××××

日期	时间	医嘱	医师签名	执行护士签名	执行时间
18-1-5	8：00	血常规	王强	杨帆	8：00
1-5	8：00	尿常规	王强	杨帆	8：00
1-5	8：00	大便常规	王强	杨帆	8：00
1-5	8：00	X 线片	王强	杨帆	8：00
1-5	8：00	青霉素皮试（－）	王强	杨帆	8：30
1-5	8：00	哌替啶 50mg，im，st	王强	杨帆	8：00
1-6	15：00	心电图	王强	王小明	15：05
1-9	9：00	今日出院	王强	刘芸	9：10

（三）医嘱的处理

1. 医嘱的处理原则　先急后缓，先执行临时医嘱，再执行长期医嘱。

2. 医嘱的处理方法

（1）长期医嘱：医生开写在长期医嘱单上，注明日期和时间并签全名。护士将长期医嘱栏内的医嘱分别转抄至各种长期治疗单或治疗卡上（如服药卡、注射卡、治疗单、饮食单等），注明执行时间并签全名。

（2）临时医嘱：医生开写在临时医嘱单上，注明日期和时间并签名。有限定执行时间的临时医嘱，护士应转抄到临时治疗本或交班记录本上并做好交班；需立即执行的临时医嘱应安排护士马上执行；各种检查、会诊申请单等应及时转送到有关科室。执行后，由执行临时医嘱的护士填写执行时间并签名。

（3）备用医嘱

1）长期备用医嘱：医生开写在长期医嘱单上，按长期医嘱处理。每次执行后，在临时医嘱单上记录执行时间并签名，供下一班次参考。每次执行前须先了解上一班次的执行时间。

2）临时备用医嘱：医生开写在临时医嘱单上，待患者需要时执行，执行后按临时医嘱处理。过期未执行自动失效，护士用红笔在该项医嘱栏内写"未用"两字。

（4）停止医嘱：医生直接在长期医嘱单相应医嘱的停止栏内注明日期、时间，签名。护士在有关执行单或治疗卡上注销该医嘱，注明停止日期、时间、签全名。然后在医嘱单相应医嘱的停止日期栏内注明停止日期、时间，在执行者栏内签全名。

（5）重整医嘱

1）当长期医嘱调整项目较多时，需要重整医嘱。重整医嘱时，在医嘱最后一行下面用红笔画一横线，在红线下面用红笔写上"重整医嘱"，再将红线以上有效的长期医嘱，按原始日期、时间的排列顺序抄于红线下的医嘱单上。抄录完毕需两人核对。无误后，抄录者签全名。

2）患者转科、手术、分娩后，需要重整医嘱。即在原医嘱最后一行下面用红笔画一横线，以表示前面医嘱一律作废，同时护士将执行本或单上的相应医嘱也停止。医生在红线下面用红笔写上"转科医嘱"或"手术医嘱"或"分娩医嘱"，然后重新开写医嘱，护士处理医嘱。

（四）处理医嘱的注意事项

1. 所有医嘱必须经医生签名后方为有效，一般情况下不执行口头医嘱。在抢救或手术过程中，医生提出口头医嘱，护士必须向医生复诵一遍，双方确认无误后方可执行，抢救结束后需及时由医生补写医嘱。

2. 严格执行查对制度，医嘱须每班、每日核对，每周总查对，查对者在登记本上注明查对时间，并签全名。

3. 护士应严格执行医嘱，但不能机械、盲目执行。发现有疑问，必须找医生核对清楚，无误后方可执行。

4. 凡需下一班执行的临时医嘱，要进行交接班，并在护士交班记录本上注明。

5. 护士在处理医嘱的过程中，注意力要集中，做到认真、细致、准确、及时。字迹清楚、整齐，不得涂改。

16-2 医嘱单

三、特别护理记录单

特别护理记录单是护士根据医嘱和病情需要，对危重、抢救、大手术后、特殊治疗或需严密观察病情变化的患者，所做的客观记录。目的是及时掌握患者的病情动态变化，观察治疗、抢救、护理后的效果（图 16-2）。

（一）记录内容

包括患者的生命体征、神志、瞳孔、出入液量、用药情况、病情动态变化、给予的各种检查、治疗和护理措施及其效果等。

科别：呼吸内科　姓名：×××　性别：男　年龄：45 岁　住院号：××××　入院日期：2013-01-13　诊断：1. 肺部感染　2. 高血压心脏病

日期	时间	意识	体温 ℃	脉搏 次/分	呼吸 次/分	血压 mmHg	血氧饱和度 %	吸氧 L/min	入量 名称	ml	出量 名称	ml	颜色性状	咳嗽	咳痰	皮肤情况	管路护理	病情观察及措施	护士签名
2013-1-13	17：00	神清	37.4	94	22	148/88	95		10%GS	500	尿	200		少许	白黏			患者平车推入，嘱卧床休息，做好入院宣教及健康教育，予二级护理，测血压、抗炎治疗。刘红护理组长查房指示：嘱指导有效咳嗽排痰，宜低盐低脂饮食，控制输液速度，已执行	刘芸
									入量	500	出量	200							刘芸
	19：00	神清	38.4	98	21	142/88	95							少许	白黏			嘱多饮水	李响
	20：00	神清	37.7	92	20	140/88	95				尿	300		少许	白黏			嘱多饮水	李响
	21：00	神清	37.1	96	20	138/86	95							少许	白黏			嘱适当多饮水	李响
	22：00	神清	36.7	94	18	138/86	95							少许	白黏			输液完毕，无不良反应	李响
	23：00	神清	36.5	94	18	140/88	97											已入睡	李响
1-14	1：00	神清	37.0	88	18	134/86	97											生命体征平稳，睡	王阳

图 16-2　特别护理记录单

（二）记录方法

1. 眉栏各项用蓝（黑）水笔填写。

2. 上午 7 时至下午 7 时用蓝（黑）水笔记录，下午 7 时至次晨 7 时用红色水笔记录。

3. 首次书写特别护理记录单者，须有疾病诊断、目前病情，手术者应记录何种麻醉、手术名称、手术部位、术中概况、术后病情、伤口和引流等情况。

4. 及时准确地记录患者的病情变化、治疗、护理措施及效果，每次记录后应签全名。

5. 出入液量应每 12 小时进行一次小结，每 24 小时作一次总结。并用蓝笔把 24h 总出入量填写在体温单相应栏内。

四、病室报告

病室报告又称交班记录，是由值班护士对值班期间病室的情况及病区内患者的病情动态变化所作的书面交班记录（图 16-3）。通过阅读和交接班，使医护人员能快速了解病区内患者的情况，使治疗和护理工作能够连续、有计划地进行。

（一）书写要求

1. 病室报告应于各班交班前书写完成。

2. 各班均用蓝（黑）水笔，要求字迹清楚，不得随意涂改，并签全名。

3. "特殊交班"应书写各班需要交代的相关事项，文字应简明扼要。

4. 对新入院、转入、手术、分娩及危重患者，在诊断栏目下分别用红笔注明"新"、"转入"、"手术"、"分娩"，危重患者应作出特殊红色标记"※"，或用红笔注明"危"以示醒目。

（二）书写顺序

1. 用蓝墨水笔填写眉栏各项　包括科别、日期、页码、患者总数、请假/外出、特级护理、一级护理、入院、出院、转入、转出、病危、分娩、手术、死亡的人数等。

2. 书写交班报告的顺序　按出院、转出、死亡、新入院、转入、手术、分娩、病危、病重、特殊交班等顺序逐项书写，每项按床号顺序书写。

病区：三病区   2012 年 11 月 17 日   第1页

	上午八时至下午五时 患者总数 54 人	下午五时至午夜十二时 患者总数 54 人	午夜十二时至上午八时 患者总数 54 人
	入院 1　出院 1　转出 0	入院 0　出院 0　转出 0	入院 0　出院 0　转出 0
	转入 0　手术 0　分娩 0	转入 0　手术 0　分娩 0	转入 0　手术 0　分娩 0
	出生 0　病危 0　死亡 0	出生 0　病危 0　死亡 0	出生 0　病危 0　死亡 0
2 床　×× 支气管炎	于 9:30 出院		
10 床　××× 肺部感染 "新"	患者，女性，60 岁。因"咳嗽、气促 3 天"，于 9:00 收住入院，平车推入。T37℃，P98/min，R 26/min，BP140/89mmHg。神志清楚，精神差，立即给予氧气吸入，平喘、消炎等对症支持治疗，补液已结束，无不良反应。请加强病情观察，明晨空腹抽血。	20:30 T36.7℃，P88/min，R 18/min，BP 138/86mmHg。患者偶有咳嗽，无气促，呼吸平稳，21:00 暂停给氧，已入睡，病情稳定。	7:00 T37℃，P98/min，R 26/min，BP 134/82mmHg。患者病情稳定，睡眠好，已采集血标本。
26 床　×× 咯血原因待查 "※"	16:00 T37℃，P88/min，R20/min，BP120/82mmHg。10:00 送介入室行支气管动脉栓塞术，12:00 安全返回病房，穿刺点无渗血，足背动脉搏动好，术后予右下肢制动 6h，本班未见咯血，请加强病情观察。	20:00 T37℃，P86/min，R20/min，BP110/80mmHg。患者病情稳定，右股动脉穿刺点无渗血，足背动脉搏动好，本班未见咯血，无不适主诉，请继续观察。	7:00 T37℃，P98/min，R26/min，BP120/89mmHg。患者病情稳定，夜间睡眠好，晨起无不适主诉。

图 16-3　病室报告

（三）交班内容

1. 出院、转出、死亡的患者　出院患者说明离开医院的时间；转出患者注明转出时间及转往何院、何科；死亡患者注明抢救过程及死亡时间。

2. 新入院或转入的患者　应报告入科的时间和方式（步行、平车、轮椅等），患者主诉和主要症状、体征，给予的治疗、护理措施及效果，需要重点观察的项目及注意事项。

3. 危重患者　应报告患者的生命体征、瞳孔、神志、病情动态变化、抢救治疗、护理措施及效果，下一班需重点观察和注意的事项等。

4. 手术后患者　应报告实施何种麻醉、手术名称及过程、清醒时间、回病室的情况，如生命体征、切口敷料有无渗血、是否已排尿、各种引流管是否通畅，输液、输血和镇痛药的应用等。

5. 产妇　产前应报告胎次、胎心、宫缩及破水情况；产后应报告产式、产程、分娩时间、新生儿性别及评分、会阴切口及恶露情况、自行排尿时间等。

6. 病情突然有变化的患者：应报告病情变化情况，采取的治疗、护理措施及效果，需要连续观察和注意的事项。

注意，每班书写完毕，在表格下相应位置签名。夜间记录还应注明患者的睡眠情况。

五、护 理 病 历

护理病历是护理人员在临床护理活动过程中，应用护理程序，对患者的健康资料、护理诊断、护理目标、护理措施、护理记录和效果评价进行的书面记录。

各医院设计的护理病历不尽相同，一般包括入院评估表、住院评估表、护理计划单、护理记录单、出院指导和健康教育等。

1. 入院评估表　对新入院患者进行初步评估，通过评估找出患者的健康问题，确立护理诊断。主要内容包括患者的一般资料、现在健康状况、既往健康状况、心理状况、社会状况等。

2. 住院评估表　可及时、全面掌握患者病情变化，护士对分管患者视病情每班、每天或数天进行评估。评估内容可因病种、病情不同而有所不同。

3. 护理计划单　是护理人员对患者实施整体护理的具体方案。包括护理诊断、护理目标、护理措施和效果评价等。

"标准护理计划"是预先编制好每种疾病的护理诊断及相应的护理措施、预期目标等，护士参照它为患者实施护理。"标准护理计划"最大的优点是减少了常规护理措施的书写，护士有更多的时间和精力用于对患者的直接护理上。但容易使护士忽略患者的个体差异性，一味的按照"标准护理计划"实施护理。因此，使用时一定要根据患者需要恰当选择并进行必要的补充。

4. 护理记录单　是护士运用护理程序的方法为患者解决问题的记录。其内容包括患者的护理诊断/问题、护士所采取的护理措施及执行措施后的效果等。常采用的记录格式有两种：P（problem）、I（intervention）、O（outcome）格式和 S（subjective data）、O（objective data）、A（assessment）、P（plan）、E（evaluation）格式。

5. 健康教育计划　是为恢复和促进患者健康，保证患者出院后能获得有效的自我护理能力，制订和实施的帮助患者掌握健康知识的学习计划与技能训练计划。主要内容包括：

（1）住院期间的健康教育计划：①入院须知、病区环境介绍、医护人员概况；②疾病的诱发因素、发生与发展过程及心理因素对疾病的影响；③可采取的治疗护理方案；④有关检查的目的及注意事项；⑤饮食与活动的注意事项；⑥疾病的预防及康复措施等。

（2）出院指导：出院指导是对患者出院后的活动、饮食、服药、伤口护理、复诊等方面进行指导。可采用讲解、示范、模拟、提供书面或视听材料等方式。对于需要患者及其家属了解或掌握的有关知识和技能，护理专家已经编制成标准健康教育计划和标准出院指导。护理人员可参照其进行健康教育和出院指导。护士使用时应根据患者的文化程度、理解能力让患者自行阅读，有针对性地解答问题或边讲解边示范，直至患者掌握。同时，对处于不同疾病阶段的患者，护士应给予针对性的指导。

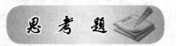

思考题

患者，女性，55 岁。咳嗽，痰不多，白色黏液，伴胸痛，急诊收入院。查体：T：39.8℃，P：96/min，R：21/min，BP：120/80mmHg，两肺底闻及湿啰音。医嘱：急查血常规，胸部 X 线片，青霉素皮试，青霉素 400 万 U 静脉滴注 bid，乙醇试浴。

请问：

（1）护士应怎样将以上信息记录于体温单上？

（2）针对该患者，护士如何正确处理医嘱？

思路解析
考一考

（陈薇嘉）

参 考 文 献

邓辉，张蒙. 急危重症护理. 北京：人民卫生出版社，2016

付能荣，吴姣鱼. 护理学基础. 第 4 版. 北京：科学出版社，2017

付能荣. 护理技术. 第 3 版. 北京：科学出版社，2013

李丽娟，付能荣. 基础护理与技术［M］. 北京：中国医药科技出版社，2015

李小寒，尚少梅. 基础护理学.［M］. 北京：人民卫生出版社，2017

龙霖，付能荣. 基础护理［M］. 北京：人民卫生出版社，2016

王慧玲. 护理学基础. 案例版. 北京：科学出版社，2015

晏燕. 老年临终关怀［M］. 北京：科学出版社，2017

周春美，陈焕芬. 基础护理技术［M］. 北京：人民卫生出版社，2016

周春美，邢爱红. 基础护理技术. 第 2 版. 北京：科学出版社，2013

周逸萍，单芳. 临终关怀［M］. 北京：科学出版社，2018

《基础护理》教学基本要求

一、课程性质和任务

基础护理是护理、助产专业的一门专业核心课程，其主要内容包括帮助护理对象满足生理、心理和治疗需求的护理基本知识及技能，主要包括一般护理技术、日常生活护理技术、基本诊疗护理技术、生命支持护理技术等。

本课程的任务是以培养学生良好的职业素质为核心，使学生具有较强的护理实践技能及必备的护理基本知识，培养学生分析和解决实际问题的能力，使之初步具备护理工作的职业能力，并为临床护理课程的学习奠定良好的基础。

二、课程教学目标

（一）知识目标

掌握护理基本知识，为临床护理课程学习和临床实践打下坚实的基础。

（二）能力目标

1. 具有规范、熟练的基础护理操作技能。
2. 具有分析和解决临床常见护理问题的实际能力。
3. 具有良好的人际沟通能力。
4. 具有运用护理基本知识及技能进行评估患者的病情及进行健康教育的能力。

（三）素质目标

1. 具有良好的职业道德，热爱护理专业，关心、爱护病人，团结协作。
2. 具备严谨求实的工作作风和正确的护理行为意识。
3. 具有良好的护士职业素质和行为习惯。

三、学时分配建议

序号	教学内容	学时数		
		理论	实践	合计
1	医院和住院环境	4	6	10
2	患者入院和出院的护理	4	2	6
3	舒适与安全	4	4	8
4	休息与活动	2	2	4
5	医院感染的预防和控制技术	6	8	14
6	清洁护理技术	6	8	14

续表

序号	教学内容	学时数		
		理论	实践	合计
7	生命体征的观察与护理	6	4	10
8	饮食与营养的护理	4	4	8
9	排便和排尿护理	4	8	12
10	冷、热疗技术	2	2	4
11	给药技术	10	10	20
12	静脉输液和输血	8	8	16
13	标本采集技术	2	2	4
14	危重患者的护理及抢救技术	6	6	12
15	临终患者的护理	2	2	4
16	医疗护理文件的书写与保管	2	2	4
		2	8	10
	总计	74	86	160

四、教学内容和要求

章	教学内容	教学要求	教学活动参考	参考学时	
				理论	实践
第1章　医院和住院环境	第一节　医院概述		理论讲授	4	
	一、医院的性质和特点	掌握	情景教学		
	二、医院的任务	掌握	多媒体演示		
	三、医院的种类	熟悉	讨论		
	四、医院的组织结构	熟悉			
	第二节　门诊部的设施及护理工作				
	一、门诊	熟悉			
	二、急诊	熟悉			
	第三节　病区				
	一、病区的设置与布局	熟悉			
	二、病区的护理工作	掌握			
	三、病区的环境管理	熟悉			
	四、病床单位及其设备	掌握			
	实践1：参观医院	学会	见习		6
	实践2：铺备用床	熟练掌握	示教		
	实践3：铺暂空床	熟练掌握	技能实践		
	实践4：铺麻醉床	熟练掌握			
第2章　患者入院和出院的护理	第一节　患者入院的护理		理论讲授	4	
	一、入院程序	熟悉	情景教学		
	二、患者入病区后的初步护理工作	掌握	多媒体演示		
	三、分级护理	掌握	讨论		

章	教学内容	教学要求	教学活动参考	参考学时 理论	参考学时 实践
第2章 患者入院和出院的护理（续）	第二节 患者出院的护理				
	一、出院方式	了解			
	二、患者出院前的护理工作	熟悉			
	三、患者出院后的护理工作	熟悉			
	第三节 运送患者法				
	一、轮椅运送法	掌握			
	二、平车运送法	掌握			
	三、担架运送法	熟悉			
	实践1：轮椅运送技术	熟练掌握	示教		2
	实践2：平车运送技术	熟练掌握	技能实践		
	实践3：担架运送技术	学会			
第3章 舒适与安全	第一节 舒适		理论讲授	4	
	一、舒适的概念	了解	情景教学		
	二、影响舒适的因素	掌握	多媒体演示		
	三、促进患者舒适的措施	掌握	讨论		
	第二节 患者的卧位				
	一、卧位的性质	掌握			
	二、常用卧位的安置	掌握			
	第三节 协助患者更换卧位的方法				
	一、协助患者翻身法	熟悉			
	二、协助患者移向床头法	熟悉			
	第四节 保护具的应用				
	一、保护具常用种类	熟悉			
	二、保护具使用技术	掌握			
	实践1：安置各种卧位	熟练掌握	示教		4
	实践2：协助病人更换卧位	熟练掌握	技能实践		
	实践3：保护具的使用技术	学会			
第4章 休息与活动	第一节 休息及睡眠			2	
	一、休息的意义	熟悉			
	二、休息的条件	掌握			
	三、睡眠	掌握			
	第二节 活动				
	一、活动受限的原因	熟悉			
	二、活动受限对机体的影响	熟悉			
	三、满足患者活动需要的护理	掌握			
	实践：协助患者活动	熟练掌握	示教 技能实践		2
第5章 医院感染的预防和控制技术	第一节 医院感染概述	熟悉	理论讲授		
	一、医院感染的概念及分类	熟悉	情景教学		
	二、医院感染的条件	熟悉	多媒体演示		
	三、医院感染的主要因素	掌握			
	四、医院感染的预防与控制				
	第二节 清洁、消毒和灭菌	掌握			
	一、清洁、消毒、灭菌的概念	掌握			
		掌握			

续表

章	教学内容	教学要求	教学活动参考	参考学时	
				理论	实践
第5章　医院感染的预防和控制技术（续）	二、清洁的方法 三、消毒、灭菌的方法 第三节　手卫生		理论讲授 情景教学 多媒体演示	6	
	一、概念	熟悉			
	二、洗手	掌握			
	三、卫生手消毒	掌握			
	第四节　无菌技术				
	一、概念	掌握			
	二、无菌技术操作原则	掌握			
	三、无菌技术基本操作法	掌握			
	第五节　隔离技术				
	一、隔离基本知识	熟悉			
	二、隔离病区的管理	掌握			
	三、隔离消毒原则	掌握			
	四、隔离技术基本操作	掌握			
	实践1：物理、化学消毒技术	学会	技能实践		8
	实践2：无菌技术基本操作法	熟练掌握	见习		
	实践3：隔离技术基本操作法	熟练掌握			
	实践4：参观供应室	学会			
第6章　清洁护理技术	第一节　口腔护理		理论讲授	6	
	一、口腔护理相关解剖知识	了解	情景教学		
	二、口腔护理相关评估	熟悉	多媒体演示		
	三、口腔清洁护理操作法	掌握	讨论		
	第二节　头发护理				
	一、床上梳头、洗头	掌握			
	二、头虱及虮灭除法	掌握			
	第三节　皮肤的清洁护理				
	一、淋浴、盆浴和床上擦浴法	掌握			
	二、压疮的预防和护理	掌握			
	第四节　卧有患者床整理及更换	掌握			
	第五节　会阴部护理	掌握			
	第六节　足部护理	熟悉			
	第七节　晨晚间护理				
	一、晨间护理	掌握			
	二、晚间护理	掌握			
	实践1：特殊口腔护理法	熟练掌握	多媒体演示		8
	实践2：床上洗头法	熟练掌握	示教		
	实践3：床上擦浴法	熟练掌握	技能实践		
	实验4：足部护理法	学会			
	实验5：卧有患者床整理法	熟练掌握			
	实验6：卧床患者更换床单法	熟练掌握			

章	教学内容	教学要求	教学活动参考	参考学时	
				理论	实践
第7章 生命体征的观察与护理	第一节 体温的观察与护理		理论讲授	6	
	一、体温的产生与调节	掌握	情景教学		
	二、正常体温及其生理变化	掌握	多媒体演示		
	三、异常体温的观察与护理	掌握			
	四、体温的测量	掌握			
	第二节 脉搏的观察与护理				
	一、正常脉搏及其生理变化	掌握			
	二、异常脉搏的观察与护理	掌握			
	三、脉搏的测量	掌握			
	第三节 呼吸的观察与护理				
	一、正常呼吸及其生理变化	熟悉			
	二、异常呼吸的观察与护理	掌握			
	三、呼吸的测量	掌握			
	第四节 血压的观察与护理				
	一、正常血压及其生理变化	掌握			
	二、异常血压的观察与护理	掌握			
	三、血压的测量	掌握			
	实践1:体温、脉搏、呼吸测量	熟练掌握	示教		4
	实践2:血压测量	熟练掌握	技能实践		
	实践3:生命体征的测量	熟练掌握			
第8章 饮食与营养的护理	第一节 医院饮食		理论讲授	4	
	一、基本饮食	熟悉	情景教学		
	二、治疗饮食	掌握	讨论		
	三、试验饮食	掌握			
	第二节 一般饮食的护理				
	一、营养的评估	熟悉			
	二、一般饮食的护理	掌握			
	第三节 管饲饮食	掌握			
	第四节 肠外营养支持				
	一、肠外营养的概念	熟悉			
	二、适应证和禁忌证	熟悉			
	三、营养素及制剂	掌握			
	四、输注方式及输注途径	掌握			
	五、并发症及护理措施	掌握			
	第五节 出入液量记录				
	一、记录内容与要求	掌握			
	二、记录方法	掌握			
	实践1:患者喂食	学会	多媒体演示		4
	实践2:鼻饲法	熟练掌握	示教 技能实践		

续表

章	教学内容	教学要求	教学活动参考	参考学时	
				理论	实践
第9章 排便和排尿护理	第一节　排便护理		理论讲授	4	
	一、与排便有关的解剖和生理	熟悉	情景教学		
	二、与排便有关的评估	掌握	多媒体演示		
	三、排便异常患者的护理	掌握			
	四、与排便有关的护理技术	掌握			
	第二节　排尿护理				
	一、排尿概述	熟悉			
	二、排尿的评估	掌握			
	三、排尿异常患者的护理	掌握			
	四、导尿术	掌握			
	五、留置导尿术	掌握			
	六、膀胱冲洗	掌握			
	实践1：不保留灌肠术	熟练掌握	示教		8
	实践2：保留灌肠术	熟练掌握	技能实践		
	实践3：肛管排气法	学会			
	实验4：女病人导尿术	熟练掌握			
	实验5：男病人导尿术	熟练掌握			
	实验6：留置导尿术	熟练掌握			
	实验7：膀胱冲洗术	学会			
第10章 冷、热疗技术	第一节　概述		理论讲授	2	
	一、冷、热疗法的概念	熟悉	情景教学		
	二、冷、热疗法的效应	掌握	多媒体演示		
	三、影响冷、热疗法效果的因素	掌握			
	第二节　冷疗法				
	一、冷疗法的作用	掌握			
	二、冷疗的禁忌证	掌握			
	三、冷疗的方法	掌握			
	第三节　热疗法				
	一、热疗法的作用	掌握			
	二、热疗的禁忌证	掌握			
	三、热疗的方法	掌握			
	实践1：冰袋、冰囊使用法	学会	示教		2
	实践2：冰帽使用法	学会	技能实践		
	实践3：冷湿敷法	学会			
	实验4：温水（乙醇）擦浴	学会			
	实验5：热水袋使用法	学会			
	实验6：烤灯使用法	学会			
	实验7：热湿敷法	学会			
第11章 给药技术	第一节　给药的基本知识		理论讲授	10	
	一、药物的种类、领取与保管	掌握	情景教学		
	二、给药原则	掌握	多媒体演示		
	三、给药途径	掌握			
	四、给药时间及时间间隔	掌握			

续表

章	教学内容	教学要求	教学活动参考	参考学时	
				理论	实践
第11章 给药技术	第二节 口服给药法	掌握	理论讲授	10	
	第三节 吸入给药法		情景教学		
	一、目的	掌握	多媒体演示		
	二、常用药物	熟悉			
	三、常用方法	掌握			
	第四节 注射法				
	一、注射原则	掌握			
	二、注射用物	熟悉			
	三、药液抽吸法	掌握			
	四、常用注射技术	掌握			
	第五节 药物过敏试验法				
	一、药物过敏反应的特点	了解			
	二、常用药物过敏试验法	掌握			
	第六节 局部给药技术				
	一、滴药法	熟悉			
	二、插入治疗法	熟悉			
	三、皮肤给药法	熟悉			
	四、舌下给药法	熟悉			
	实践1：口服给药技术	熟练掌握	示教		10
	实践2：超声波雾化吸入法	熟练掌握	技能实践		
	实践3：氧气雾化吸入法	熟练掌握			
	实践4：药液抽吸法	熟练掌握			
	实践5：皮内注射法	熟练掌握			
	实践6：皮下注射法	熟练掌握			
	实践7：肌内注射法	熟练掌握			
	实践8：静脉注射法	熟练掌握			
	实践9：电脑微量注射泵	学会			
	实践10：青霉素皮试液的配制及过敏试验法	熟练掌握			
第12章 静脉输液和输血	第一节 静脉输液法		理论讲授	8	
	一、静脉输液的目的	熟悉	情景教学		
	二、常用溶液	熟悉	多媒体演示		
	三、常用输液部位	掌握			
	四、静脉输液技术	掌握			
	五、输液速度与时间的计算	掌握			
	六、常见输液故障及排除方法	掌握			
	七、常见输液反应及其防治	掌握			
	八、输液微粒污染及其防护	熟悉			
	第二节 静脉输血法				
	一、静脉输血的目的及原则	熟悉			
	二、血液制品的种类	熟悉			
	三、静脉输血方法	掌握			
	四、输血反应及护理	掌握			

续表

章	教学内容	教学要求	教学活动参考	参考学时	
				理论	实践
第 12 章　静脉输液和输血技术（续）	实践 1：密闭式周围静脉输液法	熟练掌握	示教		8
	实践 2：头皮静脉输液法	熟练掌握	技能实践		
	实践 3：颈外静脉输液法	学会			
	实践 4：外周静脉留置针输液法	学会			
	实践 5：间接静脉输血法	学会			
第 13 章　标本采集技术	第一节　标本采集的原则	熟悉	理论讲授	2	
	第二节　各种标本采集法		情景教学		
	一、血标本采集法	掌握	多媒体演示		
	二、尿标本采集法	掌握			
	三、粪便标本采集法	掌握			
	四、痰标本采集法	掌握			
	五、咽拭子标本采集法	熟悉			
	六、呕吐物标本采集法	熟悉			
	实践 1：静脉血标本采集	熟练掌握	示教		2
	实践 2：动脉血标本采集	学会	多媒体演示		
	实践 3：尿标本采集	熟练掌握	技能实践		
	实验 4：粪便标本采集	熟练掌握			
	实验 5：痰标本采集	熟练掌握			
	实验 6：咽拭子标本采集	学会			
第 14 章　危重患者的护理及抢救技术	第一节　危重患者的支持性护理		理论讲授	6	
	一、危重患者的病情观察	掌握	情景教学		
	二、危重患者的支持性护理	掌握	多媒体演示		
	第二节　危重患者的抢救技术				
	一、抢救工作管理	掌握			
	二、常用抢救技术	掌握			
	实践 1：给氧法	熟练掌握	多媒体演示		6
	实践 2：吸痰法	熟练掌握	技能实践		
	实践 3：洗胃法、CPR	熟练掌握			
第 15 章　临终患者的护理	第一节　临终患者的心身反应及护理		理论讲授	2	
	一、临终概述	熟悉	情景教学		
	二、临终患者的心理反应及护理	掌握	多媒体演示		
	三、临终患者的生理反应及护理	熟悉			
	四、临终关怀	熟悉			
	第二节　死亡的概念和分期				
	一、濒死及死亡的概念	掌握			
	二、死亡过程的分期	掌握			
	第三节　死亡后的护理				
	一、尸体护理	掌握			
	二、丧亲者的护理	熟悉			
	实践 1：尸体护理	学会	示教		2
			技能实践		

续表

章	教学内容	教学要求	教学活动参考	参考学时	
				理论	实践
第16章 医疗护理文件的书写与保管	第一节 医疗护理文件的书写和保管要求		理论讲授情景教学多媒体演示	2	
	一、医疗和护理文件的重要性	熟悉			
	二、医疗和护理文件的书写要求	掌握			
	三、医疗和护理文件的保管要求	熟悉			
	四、病历排列顺序	了解			
	第二节 医疗护理文件的书写				
	一、体温单	掌握			
	二、医嘱单	熟悉			
	三、特别护理记录单	了解			
	四、病室报告	了解			
	五、护理病历	了解			
	实践1：体温单填写	熟练掌握	多媒体演示技能实践		2

五、教 学 要 求

（一）学时

本教学要求主要供高等卫生职业教育护理、助产专业使用。总学时为160学时，理论74学时，实践教学86学时。其中，机动总学时为10学时，便于各学校根据自己教学的实际情况灵活调整。

（二）教学要求

1. 本教学要求对理论教学要求分："了解"、"熟悉"、"掌握"三个层次。"了解"：指对基本知识、基本理论能有一定的认识，能够记忆所学的知识要点。"熟悉"：指能够领会概念、原理的基本涵义，解释护理现象。"掌握"：指对基本知识、基本理论有较深刻的认识，并能综合、灵活地运用所学的知识解决实际问题。

2. 本教学要求重点突出以能力为本位的教学理念，在实践技能方面的教学要求分"学会、掌握、熟练掌握"三个层次。学会：能在教师的指导下正确地完成难度较大的技术操作。掌握：能正确地完成护理常用技术操作和配合。熟练掌握：能独立、流畅、正确地完成护理常用技术操作。

（三）教学建议

1. 建议多采用理实一体化教学，时间分配比例参考理论和实践教学的时间分配比例。

2. 教学中，应根据教学内容采取灵活多样的教学手段和方法，尤应注重以案例导入教学。用好文中案例，使学生有身临其境的感觉，能够尽快进入护士角色，从而提高教学效率。

3. 教学中，转变教学观念，用好数字化资源，适应教育教学信息化改革，满足新媒体时代的教学要求，提高教学效率和质量。

彩　图

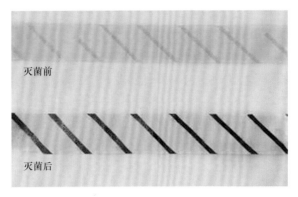

彩图 1　化学指示胶带（灭菌前后对照）

灭菌前

灭菌后

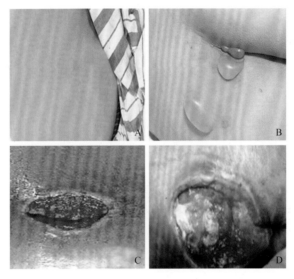

彩图 2　压疮的分期

A. 淤血红润期；B. 炎性浸润期；C. 浅度溃疡期；D. 坏死溃疡期

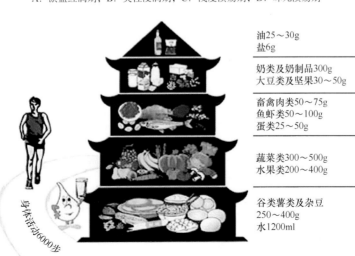

油25～30g
盐6g

奶类及奶制品300g
大豆类及坚果30～50g

畜禽肉类50～75g
鱼虾类50～100g
蛋类25～50g

蔬菜类300～500g
水果类200～400g

谷类薯类及杂豆
250～400g
水1200ml

身体活动6000步

彩图 3　中国居民平衡膳食宝塔

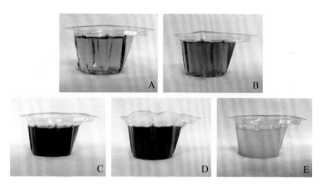

彩图 4　尿液颜色
A. 正常尿；B. 血尿；C. 血红蛋白尿；D. 胆红素尿；E. 乳糜尿

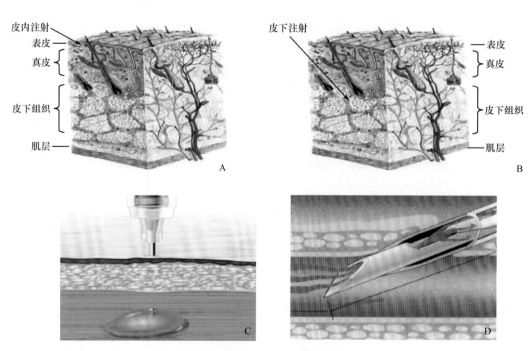

彩图 5　各种注射法的进针深度
A. 皮内注射；B. 皮下注射；C. 肌内注射；D. 静脉注射

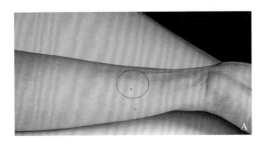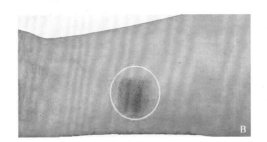

彩图 6　青霉素过敏皮试结果判断
A.阴性；B.阳性

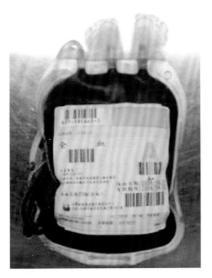

彩图 7　库存血

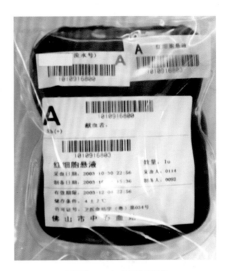

彩图 8　红细胞悬液

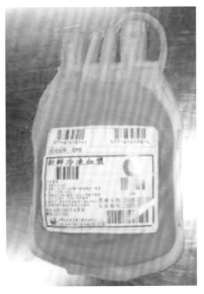

彩图 9　机器单采浓缩血小板

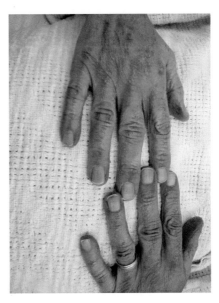

彩图 10　发绀

| 姓名 ××× 年龄 45岁 性别 男 科别 普外 床号 36 入院日期 2012-12-28 住院号 ××××× | | | | | | | | | | | | | | | | | | | | | | | | | | | | | | | | | | | | | | | | |

日 期	2012-12-28						29						30						31						2013-01-01						2						3					
住院天数	1						2						3						4						5						6						7					
手术后天数													1						2						3						1/4						2/5					
时 间	2	6	10	14	18	22	2	6	10	14	18	22	2	6	10	14	18	22	2	6	10	14	18	22	2	6	10	14	18	22	2	6	10	14	18	22	2	6	10	14	18	22

脉搏	体温
180	42
160	41
140	40
120	39
100	38
80	37
60	36
40	35

入院 一九时四十分　手术　手术　死亡于十八时十分　不升

呼吸(次/分)		18 18	20 22			18	20 21	22 20		25 23	25	24 25		24 23	23 22	22 23		23	22 21	20 19		18	19 18	17		17 16	17
血压(mmHg)	130/80			110/85			110/85			100/80			100/78			95/68			80/50		
入量(ml)				2000			2000			2000			2200			2200			1500		
出量(ml)	1500			1800			1600			1650			1800/C			1700			1000		
大便(次/日)	1			0			0			1/E			0			0			0		
体重(kg)	70			卧床																	
身高(cm)	171																				
药物过敏	青霉素 (+)																				
其他																					

第　1　页

彩图 11　体温单